全国高等院校医学实验教学规划教材

人体寄生虫学实验指导

第 2 版

主　编　段义农　陈晓宁
副主编　杜娈英　陈金铃
编　者　（以姓氏笔画为序）
　　　　冯金荣　朱丹丹　杜娈英　郦玉艳
　　　　陈金铃　陈晓宁　周　全　赵　蕾
　　　　段义农　秦永伟

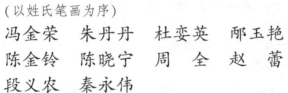

北　京

·版权所有 侵权必究·

举报电话:010-64030229;010-64034315;13501151303(打假办)

内 容 简 介

本书为全国高等医药院校规划教材,是人体寄生虫学实验的教学用书。全书分为11章,包括实验总则、医学蠕虫实验、医学原虫实验、医学节肢动物实验、寄生虫标本的采集、保存与鉴别,以及综合思考题和病案分析等内容。各章主要依据虫种分节,每节由内容提要、目的要求、示教标本、自学标本、复习要点及复习题等部分组成。图文并茂,简明实用。

本教材适合于高等医学院校五年制和长学制的学生使用,也可作为临床检验人员、卫生防疫人员、教学及科研人员的参考书。

图书在版编目(CIP)数据

人体寄生虫学实验指导 / 段义农,陈晓宁主编.—北京:科学出版社,2013.7
全国高等院校医学实验教学规划教材
ISBN 978-7-03-038035-7

Ⅰ.人… Ⅱ.①段… ②陈… Ⅲ.医学-寄生虫学-实验-医学院校-教学参考资料 Ⅳ.R38-33

中国版本图书馆 CIP 数据核字(2013)第 136051 号

责任编辑:杨鹏远 胡治国 / 责任校对:郭瑞芝
责任印制:徐晓晨 / 封面设计:范璧合

版权所有,违者必究。未经本社许可,数字图书馆不得使用

科学出版社 出版
北京东黄城根北街 16 号
邮政编码:100717
http://www.sciencep.com

北京建宏印刷有限公司 印刷
科学出版社发行 各地新华书店经销

*

2008 年 6 月第 一 版 开本:787×1092 1/16
2013 年 6 月第 二 版 印张:11 插页:1
2018 年 6 月第八次印刷 字数:257 000
定价:29.80 元
(如有印装质量问题,我社负责调换)

第 2 版前言

《人体寄生虫学实验指导》(第 2 版)由南通大学医学院和承德医学院合作编写,作为"人体寄生虫学"实验教学的教材。人体寄生虫学是高等医学院校必修的基础课程之一,寄生虫学实验不仅是寄生虫学的重要组成部分,而且是一个必要的实践教学环节。它有助于学生掌握基本理论、基本知识和基本技能。为了适应医学人才培养模式的改革,加快高层次、高水平、应用型医学专门人才的培养,提高教学质量,满足实验教学需要,根据高等医学院校五年制和八年制学生培养计划和教学大纲的要求,在总结第 1 版教材使用情况的基础上对本教材进行了修订。

本教材分为 11 章,包括实验总则 1 章、医学蠕虫实验 3 章、医学原虫实验 3 章、医学节肢动物实验 2 章、寄生虫标本的采集、保存与鉴别 1 章,以及综合思考题和病案分析 1 章。实验项目依据虫种分节进行编写,方便不同院校针对不同专业、层次学生实验教学的内容进行取舍与重新组合,每节由内容提要、目的要求、示教标本、自学标本、复习要点及复习题等部分组成。这次修订中补充了一些标本照片插图,使学生在实验中对照图片能正确地认识标本的形态结构。将第 1 版中的"第二部分考试题解"删除,精选了部分复习题插入相应章节中,旨在帮助学生巩固所学的理论知识,检查学习效果。第 11 章中增加了病案分析,供学生讨论,以提高学生分析问题、解决问题的能力。

本书适合于高等医学院校临床医学、预防医学、医学检验、口腔医学、全科医学、影像医学、护理学等专业五年制和八年制的学生使用,也可作为临床检验人员、卫生防疫人员、教学人员及科研人员的参考书。

本书在编写过程中参考了国内有关教材、专著的内容,在此对这些书的作者表示诚挚的感谢。同时在编写出版过程中得到了南通大学教务处、杏林学院领导的关心和支持,在此一并表示衷心的感谢。由于知识水平所限,本书的瑕疵在所难免,敬请各位老师、同学及读者批评指正。

段义农
2012 年 11 月

第 1 版前言

  人体寄生虫学是高等医药院校必修的基础课程之一,寄生虫学实验不仅是寄生虫学的重要组成部分,而且是一个必要的实践教学环节。它有助于学生掌握基本理论、基本知识和基本技能。为了适应医学教育新的发展形势,提高教学质量,满足实验教学需要,根据高等医药院校 5 年制和长学制学生培养计划和教学大纲的要求,南通大学医学院和承德医学院合作编写了《人体寄生虫学实验指导》,作为目前教学使用的《人体寄生虫学》、《医学寄生虫学》等的配套教材。

  全书分为两个部分,第一部分是实验指导,包括实验总则、常见寄生虫的实验及寄生虫标本的采集、保存与鉴定等。实验项目以虫种为基本线索进行编写,方便不同院校在教学过程中根据教学安排和教学顺序,进行实验内容的取舍与重新组合。书中虫种编排顺序基本按照形态教学的一般规律和多数院校的安排,先易后难,即按照线虫、吸虫、绦虫、原虫和节肢动物的顺序。每个虫种分为内容提要、目的要求、自学标本、示教标本、实验操作、实验报告和思考题等标题。凡在自学标本中出现的内容,示教标本中不再重复叙述。书中编入许多寄生虫的显微结构模式插图,使学生在实验中对照插图能正确地认识标本的形态结构。第二部分是人体寄生虫学考试题解,旨在帮助学生巩固所学的理论知识,检查学习效果,复习迎考。试题类型包括选择题(A 型题、X 型题)、是非题、填空题、名词解释和问答题。试题注重基本理论、基本知识和基本技能方面的考核,同时注意将基础知识与临床实际相结合。试题按虫种编入各章节,方便学生使用。参考答案力求准确、简明扼要。书的附录中收集了部分寄生虫学网址,可供学生拓展课堂教学内容,丰富寄生虫学知识,了解最新研究动态,提高学习的兴趣。

  本书适合于高等医药院校临床医学、预防医学、医学检验、口腔医学、全科医学、影像医学、护理学等专业 5 年制和长学制的学生使用,也可作为临床检验人员、卫生防疫人员、教学人员及科研人员的参考书。本书在编写过程中参考了国内有关教材、专著的内容,在此对这些书的作者表示诚挚的感谢。同时在编写出版过程中得到了南通大学教务处领导的关心和支持,在此一并表示衷心的感谢。由于知识水平所限,本书的错误和不足之处在所难免,敬请同道批评指正。

编 者

2008 年 5 月

目 录

第一章 实验总则 (1)
第1节 实验守则 (1)
第2节 光学显微镜的使用 (1)
第3节 显微测微尺的使用 (6)
第4节 体视显微镜的使用 (8)
第5节 寄生虫学实验方法 (9)
第6节 实验报告 (10)

第二章 线虫 (12)
第1节 似蚓蛔线虫 (12)
第2节 毛首鞭形线虫 (17)
第3节 蠕形住肠线虫 (18)
第4节 十二指肠钩口线虫与美洲板口线虫 (22)
第5节 旋毛形线虫 (27)
第6节 班氏吴策线虫与马来布鲁线虫 (30)

第三章 吸虫 (35)
第1节 华支睾吸虫 (35)
第2节 布氏姜片吸虫 (39)
第3节 卫氏并殖吸虫 (42)
第4节 斯氏并殖吸虫 (46)
第5节 日本裂体吸虫 (48)

第四章 绦虫 (58)
第1节 链状带绦虫与肥胖带绦虫 (58)
第2节 微小膜壳绦虫 (63)
第3节 细粒棘球绦虫 (65)
第4节 多房棘球绦虫 (68)
第5节 曼氏迭宫绦虫 (70)

第五章 叶足虫 (74)
第1节 溶组织内阿米巴 (74)
第2节 其他消化道阿米巴 (78)

第六章 鞭毛虫 (80)
第1节 杜氏利什曼原虫 (80)
第2节 蓝氏贾第鞭毛虫 (84)
第3节 阴道毛滴虫 (88)

第七章　孢子虫 (92)
第1节　疟原虫 (92)
第2节　刚地弓形虫 (99)
第3节　隐孢子虫 (103)
第4节　肺孢子虫 (104)

第八章　昆虫 (107)
第1节　蚊 (107)
第2节　蝇 (112)
第3节　白蛉 (116)
第4节　蚤 (118)
第5节　虱 (121)
第6节　臭虫 (123)
第7节　蜚蠊 (123)

第九章　蜱、螨 (126)
第1节　蜱 (126)
第2节　螨 (131)

第十章　寄生虫的采集、保存与鉴定 (136)
第1节　寄生虫的采集与保存 (136)
第2节　寄生虫的鉴定 (139)

第十一章　综合思考题与病案分析 (144)
第1节　综合思考题 (144)
第2节　病案分析 (150)

主要参考资料 (167)

附录　寄生虫学常用网站 (168)

彩图

第一章 实验总则

人体寄生虫学实验教学是人体寄生虫学教学的重要组成部分。学生通过实验学习可以验证、巩固和加深理解本学科的基本理论知识;掌握常见寄生虫的形态结构和实验观察方法;掌握和熟悉寄生虫学实验的基本操作技能;培养学生实事求是的科学态度和分析问题、解决问题的能力,为从事寄生虫病的诊断、防治和研究工作奠定基础。

第1节 实验守则

(1) 实验课前学生应认真预习实验指导,明确本次实验的要求和实验内容,做到心中有数。准备实验报告纸及绘图文具,在上课时一并带上。

(2) 进实验室必须穿着实验工作服,按规定座位入座。上课时不得迟到、早退或无故缺席。

(3) 实验开始前要认真检查本次实验所用的实验仪器、器材、实验标本等是否完好、齐全。如有缺损,应及时报告任课老师处理。

(4) 实验时按照实验指导规程进行实验。仔细观察实验标本,记录观察内容。观察显微镜下示教标本时,不得擅自移动标本,以免所示标本移位,影响其他学生观察。标本如不清晰,可适当调节光源或焦距细调节器,必要时请任课老师解决。

(5) 实验中遵守纪律,保持实验室整洁、安静。严禁大声喧哗、谈笑或随意走动。不做与本次实验无关的事情,如玩手机等。实验中出现事故或意外情况,应及时报告老师处理。实验室内禁止进食、禁止吸烟。

(6) 实验结束时应认真清点整理实验仪器、器材和实验标本,放回或送还原处,如有缺损应立即向任课老师报告。实验的污物必须放在指定地点,严禁随意丢弃具有感染性的病原体、实验动物尸体及排泄物等,以免污染环境。

(7) 实验报告应在规定的时间内完成,及时交给任课老师。

(8) 实验课后值日学生应做好实验室整理、清洁工作。关好门、窗、水、电后方可离开。

第2节 光学显微镜的使用

寄生虫学实验中最常用的仪器是光学显微镜,学生应该了解显微镜的基本构造,熟练掌握显微镜的使用方法,尤其是油浸镜的使用方法。现将显微镜的基本构造、光学原理、使用方法及注意事项介绍如下:

(一) 基本构造与原理

普通光学显微镜的构造可分为机械装置和光学系统两大部分(图1-1)。

1. 机械装置 显微镜的机械装置包括镜座、镜筒、物镜转换器、载物台、推进器、粗调节器、细调节器等部件。

(1) 镜座(base):是显微镜的底座,用以支持整个镜体。

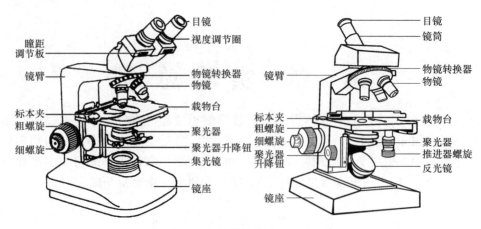

图 1-1 光学显微镜的构造

(2) 镜臂(arm):一端连于镜座,一端连于镜筒。镜臂有固定式和活动式两种,活动式的镜臂可改变角度。

(3) 镜筒(body tube):连在镜臂的前上方,镜筒上端装有目镜,下端装有物镜转换器。镜筒有单筒和双筒两种,单筒又可分为直立式和后倾式两种。而双筒则都是倾斜式的,倾斜式镜筒倾斜45°。双筒中的一个目镜有屈光度调节装置,以备在两眼视力不同的情况下调节使用。

(4) 物镜转换器(旋转器)(nosepiece):接于棱镜壳的下方,可自由转动,盘上有3~4个圆孔,是安装物镜部位。转动转换器,可以调换不同倍数的物镜,当听到碰叩声时,表示物镜光轴恰好对准通光孔中心,光路接通,此时方可进行观察。

(5) 载物台(镜台)(specimen stage):在镜筒下方,形状有方、圆两种,用以放置玻片标本,中央有一通光孔,我们所用的显微镜其镜台上装有玻片标本推进器(推片器),推进器一侧有弹簧夹,用以夹持玻片标本,镜台下有推进器调节螺旋,可使玻片标本作左右、前后方向的移动。在纵横架杆上刻有刻度的游标卡尺,构成很精密的平面坐标系。如果我们须重复观察已检查标本的某一部分,在第一次检查时,可记下纵横标尺的数值,以后按数值移动推动器,就可以找到原来标本的位置。

(6) 调节器(adjustment):是装在镜背上的大小两种螺旋,可调节物镜和标本间距离。有粗调节器(coarse adjustment,又称粗螺旋)和细调节器(fine adjustment,又称细螺旋),利用它们使镜筒或镜台上下移动,当物体在物镜和目镜焦点上时,则得到清晰的图像。粗螺旋转动时可使镜台作快速和较大幅度的升降。细螺旋转动时可使镜台缓慢地升降。用粗螺旋调节的焦距幅度较大,要得到最清晰的物像,需要用细螺旋做进一步微调。老式显微镜粗螺旋上方向前转动,镜头下降接近标本。新近出产的显微镜(如 Nikon 显微镜)粗螺旋和细螺旋是共轴的,镜检时右手向前转动,载物台上升,让标本接近物镜,反之则下降,标本远离物镜。

2. 光学系统 光学系统一般包括目镜、物镜、聚光器、光源等。

(1) 目镜(eyepieces,ocular lens):装于镜筒上端,由两块透镜组成。上端的一块透镜称"接目镜",下端的透镜称"场镜"。上下透镜之间或在两个透镜的下方,装有金属制的环状光阑或叫"视场光阑(field diaphragm)",物镜放大后的中间像就落在视场光阑平面处,所以其上可安置目镜测微尺。目镜把物镜造成的像再次放大,不增加分辨率,上面一般标有5×、

10×、15×等放大倍数,可根据需要选用。一般可按目镜与物镜放大倍数的乘积等于物镜数值孔径的 500~700 倍为宜,最大也不能超过 1000 倍。目镜的放大倍数过大,反而影响观察效果。

（2）物镜(objective):物镜安装在镜筒下端的转换器上,因接近被观察的物体,故又称接物镜。其作用是将物体作第一次放大,是决定成像质量和分辨能力的重要部件。

物镜上通常标有数值孔径(也称镜口率)、放大倍数、镜筒长度、焦距等主要参数。镜口率反映该镜头分辨率的大小,其数字越大,表示分辨率越高。工作距离是指显微镜处于工作状态(物像调节清楚)时物镜前透镜的表面与盖玻片(盖玻片的厚度一般为 0.17mm)上表面之间的距离。物镜的放大倍数愈大,它的工作距离愈小(表 1-1)。如:NA 0.25;10×;160/0.17;16mm。其中"NA 0.25"表示数值孔径(numerical aperture,NA),"10×"表示放大倍数,"160/0.17"分别表示镜筒长度和所需盖玻片厚度(mm),16mm 表示焦距。

表 1-1 光学显微镜物镜参数

物镜放大倍数	镜口率(NA)	工作距离(mm)
10×	0.25	5.40
40×	0.65	0.39
100×	1.30	0.11

根据物镜前透镜与被检物体之间的介质不同,物镜可分为:①干燥系物镜:以空气为介质,如常用的 40×以下的物镜,数值孔径均小于 1。②油浸系物镜:常以香柏油为介质,此物镜又叫油镜头,其放大率为 90×~100×,数值孔值大于 1。

根据放大倍数的不同,物镜可分为低倍物镜(10 倍以下)、中倍物镜(20 倍左右)、高倍物镜(40~65 倍)。显微镜的放大倍数是物镜的放大倍数与目镜的放大倍数的乘积,如物镜为 10×,目镜为 10×,其放大倍数就为 10×10=100。

（3）聚光器(condenser):又称集光器,位于镜台下方的聚光器架上,由聚光镜和光圈组成,其作用是把光线集中到所要观察的标本上。①聚光镜(focusing lens):由一片或数片透镜组成,起汇聚光线的作用,加强对标本的照明,并使光线射入物镜内,镜柱旁有一调节螺旋,转动它可升降聚光器,以调节视野中光亮度的强弱。②光圈(aperture):又称虹彩光圈(iris diaphragm),在聚光镜下方,由十几张金属薄片组成,其外侧伸出一柄,推动它可调节其开孔的大小,以调节光量。

（4）光源(light source):较新式的显微镜其光源通常是安装在显微镜的镜座内,通过按钮开关来控制;老式的显微镜大多是采用附着在镜臂上的反光镜。反光镜是一个双面镜子,一面是平面,另一面是凹面。在使用低倍镜和高倍镜观察时,用平面反光镜;使用油镜或光线弱时可用凹面反光镜。

（5）滤光片(filter):可见光是各种颜色的光组成的,不同颜色的光线波长不同。如只需某一波长的光线时,就要用滤光片。选用适当的滤光片,可以提高分辨率,增加影像的反差和清晰度。滤光片有紫、青、蓝、绿、黄、橙、红等各种颜色,分别透过不同波长的可见光,可根据标本本身的颜色,在聚光器下加相应的滤光片。

3. 基本原理 显微镜的放大效能(分辨率)是由所用光波长短和物镜数值孔径决定,缩短使用的光波波长或增加数值孔径可以提高分辨率,可见光的光波幅度比较窄,利用减小光波长度来提高光学显微镜分辨率是有限的,提高数值孔径是提高分辨率的理想措施。要增加数值孔径,可以提高介质折射率。

油镜与其他物镜的不同是载玻片与物镜之间不是隔一层空气,而是隔一层油质,称为油浸系。这种油常选用香柏油,因香柏油的折射率 $n=1.515$,与玻璃相近。当光线通过载

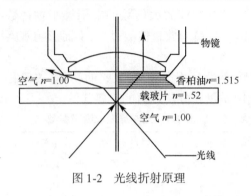

图 1-2 光线折射原理

玻片后,可直接通过香柏油进入物镜而不发生折射。如果玻片与物镜之间的介质为空气,则称为干燥系,当光线通过玻片后,受到折射发生散射现象,进入物镜的光线显然减少,这样就减低了视野的照明度(图 1-2)。

利用油镜不但能增加照明度,更主要的是能增加数值孔径,因为显微镜的放大效能是由其数值孔径决定的。所谓数值孔径,即光线投射到物镜上的最大角度(称为镜口角)的一半正弦,乘上玻片与物镜间介质的折射率所得的乘积,可用下列公式表示:

$$NA = n \times \sin\alpha$$

式中 NA = 数值孔径;n = 介质折射率;α = 最大入射角的半数,即镜口角的半数。

因此,光线投射到物镜的角度愈大,显微镜的效能就愈大,该角度的大小决定于物镜的直径和焦距。

显微镜的分辨率是指显微镜能够辨别两点之间最小距离的能力。它与物镜的数值孔径成正比,与光波长度成反比。因此,物镜的数值孔径愈大,光波波长越短,则显微镜的分辨率愈大,被检物体的细微结构也愈能明晰地区别出来。因此,一个高的分辨率意味着一个小的可分辨距离,这两个因素成反比关系。显微镜的分辨率是用可分辨的最小距离来表示的。

$$能辨别两点间最小距离 = \frac{\lambda}{2NA}$$

式中 λ = 光波波长,NA = 数值孔径。

我们肉眼所能感受的光波平均长度为 0.55μm,假如采用放大率为 40 倍的高倍物镜(NA = 0.65)和放大率为 25 倍的目镜,总放大率为 1000 倍,它能辨别两点之间的距离为 0.42μm。而用 100 倍的油镜(NA = 1.25)和放大率为 10 倍的目镜,总放大率也是 1000 倍,却能分辨出 0.22μm 间的距离。因此,增加目镜的放大率,不能提高分辨率。

(二) 使用方法

1. 观察前的准备

(1) 取镜和放置:显微镜从显微镜柜或镜箱内拿出时,要用右手紧握镜臂,左手托住镜座,平稳地将显微镜搬运到实验桌上。将显微镜放在自己身体的左前方,离桌子边缘约 10cm 左右,右侧可放记录本或绘图纸。

(2) 对光:不带电光源的显微镜,可利用灯光或自然光通过反光镜来调节光照,但不能用直射阳光,直射阳光会影响物像的清晰并刺激眼睛。移动物镜转换器(切忌手持物镜移动),使低倍镜对准镜台的通光孔,当转动听到碰叩声时,说明物镜光轴已对准镜筒中心。打开光圈,上升聚光器,并将反光镜转向光源,用眼睛在目镜上观察(单筒目镜以左眼观察,右眼睁开),同时调节反光镜方向,直到视野内的光线均匀明亮为止。光线较强时,用平面反光镜,光线较弱时,用凹面反光镜。自带光源的显微镜,可通过调节电流旋钮来调节光照强弱。凡检查染色标本时,光线宜强;检查未染色标本时,光线宜弱。可通过扩大或缩小光圈、升降聚光器、旋转反光镜调节光线强弱。

(3) 调节光轴中心:显微镜在观察时,其光学系统中的光源、聚光器、物镜和目镜的光轴及光阑的中心必须跟显微镜的光轴同在一直线上。

2. 低倍镜观察 镜检任何标本都要养成必须先用低倍镜观察的习惯。因为低倍镜视野较大，易于发现目标和确定检查的位置。具体操作：

（1）放置玻片标本：将标本片放置在载物台上，一定使有盖玻片的一面朝上，切不可放反。用标本夹夹住，移动推进器，使被观察的标本处在物镜正下方。

（2）调节焦距：首先从显微镜侧面注视物镜镜头，同时旋转粗螺旋，使载物台缓慢地上升（或镜筒下降）至物镜距标本片约5mm处。切勿在目镜上观察时上升载物台，以免上升过多，造成镜头或标本片的损坏。不过现在多数显微镜载物台上升有限位点，低倍镜下镜头不会接触到标本。然后再从目镜里观察视野，左手慢慢转动粗螺旋使载物台缓慢下降（或镜筒上升），直至视野中出现物像为止，如物像不清晰再用细螺旋调节。用推进器移动标本片，找到合适的目的像并将它移到视野中央进行观察（注意移动玻片的方向与视野物像移动的方向是相反的）。如果视野内的亮度不合适，可通过升降聚光器的位置或开闭光圈的大小来调节。

注意：如果在调节焦距时，载物台下降已超过工作距离（>5.40mm）而未见到物像，可能由以下原因引起：①旋转粗螺旋太快，超过焦点，应按上述步骤重新调节焦距；②标本没有放到视野内，应移动标本寻找观察对象；③光线太强，尤其观察没有染色的标本或比较透明的标本时，易出现这种现象，应将光线调暗一些再观察；④物镜没有对正，重新对正后再观察。

3. 高倍镜观察

（1）选好目标：一定要先在低倍镜下把需进一步观察的部位调到中央，同时把物像调节到最清晰的程度。

（2）转换物镜：转动物镜转换器，换上高倍镜头。转换高倍镜时转动速度要慢，并从侧面进行观察，防止高倍镜头碰撞玻片。较好的显微镜，低倍、高倍镜头是同焦的，在正常情况下，高倍物镜的转换不应碰到载玻片或其上的盖玻片。如果高倍镜头碰到玻片，可能原因是：①低倍镜的焦距没有调好，应重新调焦；②标本片放反（即玻片有标本的一面朝下），应放正标本后重新操作；③高倍镜与低倍镜不配套，应直接用高倍镜如上所述调焦；④物镜偶尔也会松动，应拧紧后再操作。

（3）调节焦距：转换好高倍镜后，用眼睛在目镜上观察，此时一般能见到一个不太清楚的物像，再用细螺旋顺时针或逆时针方向转动（一般不要超过1圈），直至物像清晰。切勿再用粗螺旋调节！如果视野的亮度不合适，可用集光器和光圈加以调节。

观察中如需要更换标本片时，应该先将载物台下降（或镜筒上升），把标本片移至载物台前方，再取出玻片。

4. 油镜观察

（1）在使用油镜之前，一般先经低倍、高倍镜观察，然后用油浸镜观察。玻片标本也可以不经过低倍和高倍物镜，直接用油镜调焦距。

（2）将高倍镜转出，在玻片标本的镜检部位滴上1滴香柏油。眼睛从侧面注视，轻轻转换油镜，使镜面浸入香柏油中。如直接用油镜对焦，应先用粗螺旋将镜台下降（或镜筒提升）约2cm，将油镜转至正下方。滴上一滴香柏油，从侧面注视，用粗螺旋小心地将镜台上升（或镜筒下降），使油镜浸在香柏油中，其镜头几乎与标本相接，又不至于压坏标本。绝不可用力过猛。由于油浸物镜的工作距离很短，一般在0.2mm以内，再加上一般光学显微镜的油浸物镜没有"弹簧装置",因此使用油浸物镜时要特别细心,避免由于"调焦"不慎压碎标本片,并使物镜受损。

(3) 从接目镜内观察,开大光圈,上调聚光器,使光线充分明亮。来回慢慢转动细螺旋至物像清晰为止。如果不出现物像或者目标不理想要重找,在加油区之外重找时应按:低倍→高倍→油镜程序。在加油区内重找应按:低倍→油镜程序,不得经高倍镜,以免油沾污高倍镜头。如果直接用油镜对焦观察,应先用粗螺旋将载物台徐徐下降(或镜筒上升),当出现物像一闪后改用细螺旋调至最清晰为止。

(4) 观察完毕,下降载物台2cm,取出标本片。将油镜头转出,先用干净擦镜纸(通常用二层)沿同一方向拭去镜头上的香柏油(忌转圈擦拭),再用干净擦镜纸蘸少许乙醚乙醇混合液(乙醚2份,无水乙醇3份)或二甲苯,拭去镜头上的残留油迹,最后再用干净擦镜纸擦拭镜头上的残留二甲苯。标本片上的香柏油同样按照上述步骤处理干净。

5. 观察后的复原 将各部件还原,转动物镜转换器,使物镜头不与载物台通光孔相对,而是成八字形位置,再将载物台下降至最低,调节好镜台上标本推进器的位置,降下聚光器,反光镜与聚光器垂直,然后用柔软纱布清洁载物台等机械部分,最后罩上防尘套,或放回柜内(或镜箱中)。

(三) 光学显微镜的保养

显微镜是精密贵重的仪器,必须很好地保养。镜头的保护最为重要。镜头要保持清洁,只能用软而没有短绒毛的擦镜纸擦拭。切勿用手绢或纱布等擦镜头。物镜在必要时可以用溶剂清洗,但要注意防止溶解固定透镜的胶固剂。根据不同的胶固剂,可选用不同的溶剂,如乙醇、丙酮和二甲苯等,其中最安全的是二甲苯。方法是用脱脂棉花团蘸取少量的二甲苯,轻擦,并立即用擦镜纸将二甲苯擦去,然后用洗耳球吹去可能残留的短绒。目镜是否清洁可以在显微镜下检视。转动目镜,如果视野中可以看到污点随着转动,则说明目镜已沾有污物,可用擦镜纸擦拭接目的透镜。如果还不能除去,再擦拭下面的透镜,擦过后用洗耳球将短绒吹去。在擦拭目镜或由于其他原因需要取下目镜时,都要用擦镜纸将镜筒的口盖好,以防灰尘进入镜筒内,落在镜筒下面的物镜上。

(四) 注意事项

(1) 学生每学期固定使用某一编号的显微镜。

(2) 拿显微镜时,一定要右手拿镜臂,左手托镜座,不可单手拿,更不可倾斜拿。

(3) 观察标本时,必须依次用低倍镜、高倍镜,最后用油镜。当从目镜观察时,特别在使用油镜时,切不可使用粗螺旋,以免压碎玻片或损伤镜面。

(4) 用单筒显微镜观察标本时应养成两眼同时睁开的习惯,以左眼观察物像,右眼注视绘图。

(5) 保持显微镜的清洁,光学和照明部分只能用擦镜纸擦拭,切忌口吹、手抹或用布擦,机械部分用布擦拭。

(6) 不要随意取下目镜,以防止灰尘落入物镜。不准擅自拆卸显微镜的其他任何部件,以免损坏。

第3节 显微测微尺的使用

显微测微尺是在显微镜下测量所见物体直径、长度、面积等几何参数的工具。

1. 组成 显微测微尺由目镜测微尺(ocular micrometer)和物镜测微尺(stage micrometer)组成(图1-3)。

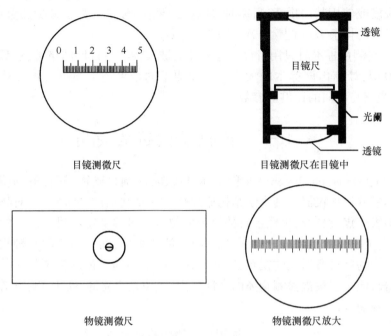

图1-3 显微测微尺结构示意图

目镜测微尺简称目镜尺、目尺,为一直径约2cm的圆形玻片。目尺有直线型、十字线型或方格型等规格。直线型、十字线型上刻有0~50或0~100的刻度,用于测量长度。使用时先将目镜取下,旋开上方的透镜,把目尺放在镜筒的光阑上,使有刻度的一面朝下(若观察到数字为反字,应取出翻转一面),再旋上透镜,放回镜筒。

物镜测微尺(简称物镜尺、物尺),又称镜台测微尺(简称镜台尺)。它是一标准刻度尺,为一个长方形的玻片。中央有一刻度标尺,全长1mm,分为10个大格,每个大格又分为10个小格,每小格为0.01mm,即10μm。使用时放在载物台上用以标定目尺。

2. 标定 目镜测微尺每个格子的间距是等距离的,但它并不是任何长度的标准衡器。也就是说把目镜测微尺装进目镜筒中不能直接测量长度。只有用物镜测微尺的标准长度为目镜测微尺的刻度间距在不同放大倍数的物镜下进行标定后,才能开始测量。标定过程如下:

将物镜测微尺放在载物台上,刻度朝上,用低倍镜观察,找到它的清晰刻度。此时视野中同时有目尺和物尺的刻度。旋转目镜,移动物尺,使目尺与物尺平行、靠拢以至重叠。再移动物尺使两尺左边零点对齐,然后查找两者第二次出现刻度完全重合的位置。计数重合范围内物尺的格数 n 和目尺的格数 m。用下列公式求得目尺每小格的实际长度 D。

$$D(\mu m) = \frac{n}{m} \cdot d$$

公式中 d 为物尺每小格的长度10μm。

例如:目尺与物尺两次重合区域内物尺格数24格,目尺格数35格,则目尺每小格的值为6.86μm。

当转换不同放大倍率的物镜时,要按照上述方法标定目尺的格距。一般说来,一台显微镜的物镜和目镜固定不变的情况下,每种放大倍率的目尺标定以后,可以长期使用。只有改变镜筒长度或使用其他物镜、目镜时,才有必要重新标定。为了减少测量误差,对每一放大倍率下目尺的格值 D 应测量 3 次,求其平均值。

3. 测量　在测量标本时只用目尺。首先计数被检标本占目尺的格数,然后乘以目尺每小格的长度 D 值,计算出该标本的大小。根据测量的结果还可通过公式计算出标本的面积、体积或细胞核与胞质的比例等参数。

第 4 节　体视显微镜的使用

体视显微镜(stereo microscope)又称实体显微镜,解剖显微镜,简称解剖镜。它是一种具有正像立体感的目视仪器。其光学结构原理是由一个共用的初级物镜,对物体成像后的两个光束被两组变焦镜分开,再经各自的目镜成像。一般解剖镜双目镜筒中的左右两光束并不平行(平行光路系统的除外),形成 12°～15°的体视角,两个镜筒的光轴构成相当于人用双目观察一个物体时所形成的视角,以此形成三维空间的立体视觉图像。其特点是视场直径大、焦深长,便于观察被检测物体的全部层面;成像是直立的,便于实际操作。

（一）基本构造

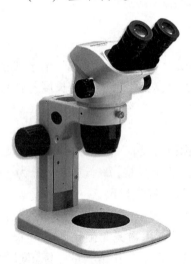

图 1-4　体视显微镜的构造

体视显微镜的构造基本上与显微镜相似,也分为机械装置和光学系统两部分(图 1-4),但构造比较简单。机械装置有镜座、载物台(或称镜台)、镜筒、支柱(立柱)和调节手轮等部分。光学系统有接目镜、接物镜和反光镜(或照明系统)等部分。镜筒和目镜为两个,使用时两眼同时观察。在右侧镜筒上附有调整目镜筒(视度调节圈),用以校正观察者两眼的视度差。如观察者双眼视度具有差异,可以先调节解剖镜使左眼成像清晰,然后旋转右侧视度调节圈至右眼成像清晰。双筒可以在一定角度内相对转动以适应观察者两眼间距离。不同规格型号体视显微镜的物镜不同,有的是定倍放大,有的可连续变倍。总放大率从几十倍至一百倍不等。有的解剖镜上有反光镜,有的无反光镜;有的在镜身上附有照明灯。镜台上有一块厚玻璃板和一块一面白色一面黑色的瓷板,根据观察物的颜色和透明度可以调换使用。

（二）使用方法

根据被观察物体的不同,选择相适应的载物台,将所需观察的物体放在所选用的载物台上。如观察透明的标本,镜台选用玻璃板,光源由反光镜从载物台底下照射。如观察不透明的标本,镜台选用瓷板,深色标本用白色一面,浅色标本用黑色一面,光源以强光或灯光从上面直接照在标本上,标本要观察的部位应转向光源。

操作时,将物体移至载物台中心,转动升降手轮调焦。先使左眼在左边目镜能看到清晰的物像,如此时右眼观察右边目镜的物像不清晰,则可以转动目镜视度调节圈,使之与左边目镜中的物像同样清晰。转动双镜筒的角度以适应两眼间的距离,这样就能看到具有立体感的清晰的物像,调焦基本完成。连续变倍解剖镜转动变倍手轮(或转盘)可得到适当的放大倍率。

第5节　寄生虫学实验方法

（一）观察标本

寄生虫学教学标本一般分为大体标本(活体标本、浸制或固定标本)、针插标本和玻片标本(包括封片标本和染色标本)。观察时应分别采用不同方法。

1. 大体标本　主要为较大的寄生虫虫体及其所引起的组织器官病理标本,可用肉眼或者放大镜观察。观察时,首先要辨认是何种寄生虫、何阶段,然后仔细观察其形态、大小、颜色和结构。结合致病与诊断,掌握其形态特征。如为病理标本,则应联系寄生虫的致病机制,掌握其病变特征。

2. 针插标本　一般为昆虫标本,装于指形玻璃管中,用肉眼、放大镜或者解剖镜观察,了解外观基本结构特征。

3. 玻片标本　为某些体积较小的寄生虫成虫、幼虫、蠕虫虫卵及原虫,分别采用不同方法制作而成。它们是实验中要求观察和掌握的主要标本。一般观察要点如下：

（1）仪器选择：对自学标本应根据标本的大小、种类采用不同的仪器。较大的虫体,则应在放大镜或解剖镜下观察；微小的虫体或虫卵等应在显微镜下观察。

（2）放大倍数及光线调节：显微镜观察应先在低倍镜下寻找标本,并将其移至视野中央,然后换高倍镜观察其细微结构；很小的虫体(如原虫)标本需在油镜下观察才可辨清形态结构。由于寄生虫玻片标本的厚薄、大小不一致,着色的深浅不同,观察标本时要求的放大倍数和光线的强度就不能一样,应随时作适当调整,才能看清物像。

（3）镜检顺序：镜检粪便、体液和血液等涂片标本时,必须按一定的顺序进行观察(图1-5),以免遗漏而影响检查结果。

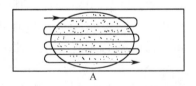
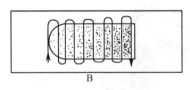

图1-5　标本观察顺序示意图
A. 粪便涂片；B. 血液涂片

（4）示教标本的观察：显微示教标本一般在视野中央有指针指示。观察时,只能用细调节器适当调节焦距,请勿移动玻片,以免影响其他同学观察。

（二）技术操作

寄生虫学实验内容中各项操作技术,特别是对粪便和血液或体液中各种寄生虫的检查方法,包括获取标本、标本处理、虫体染色等技术,是本学科要求学生掌握的主要技术操作。必须按照实验要求,认真操作,积极思考各种方法的设计依据,了解各个操作环节的意义。在操作过程中,既要做到不怕脏、不怕臭,又要避免粪便、血液等对实验环境的污染,防止实验室感染发生。

（三）观看视频影像

随着多媒体数字技术在形态实验教学中的广泛应用，学生可以通过视频影像或图像观察到一些典型的虫体形态结构。视频教学片或多媒体课件还可以演示实验操作技术。有些少见的虫种也可通过视频图像资料进行观看。学生还可以通过视频影像非常直观地对寄生虫的生活史、致病、诊断、流行及防治等内容进行全面的了解。因此，多媒体教学已经成为实验教学不可或缺的一个重要环节。

第6节　实验报告

人体寄生虫学实验内容以观察标本为主，真实准确地记录所观察的标本，对正确掌握其形态特点、加强记忆至关重要。绘图是科学记录的一种方法，也是寄生虫学基本实验技能之一，应加强训练，认真掌握，使绘出的图形达到形态结构正确、比例合适、色彩逼真、注字规范。具体要求：

（1）实验前准备好绘图本（实验报告纸）和绘图笔（包括2H或4H铅笔和红、蓝、黄、褐色彩笔），不宜用钢笔或圆珠笔绘图。

（2）绘画科学的图片以精确为主，不能艺术加工渲染。绘图前应仔细观察标本，在认识标本特征的基础上，再下笔描绘，力求做到标本的外部形态、内部结构真实准确。

（3）根据标本的特点选择不同的绘图方法。以实线表示轮廓，虚线表示被遮蔽但需表现的轮廓，用圆点的疏密来表示明暗、凹凸的立体感。点点时笔尖直立。点的大小要均匀、整齐、浑圆。不能用笔涂阴影。铁苏木素染色和非彩色标本应选择铅笔点线图，用点和线勾画标本结构。染色或有颜色的标本一般要求绘彩图，按所观察标本的实际颜色绘制。

（4）绘图大小适宜，布局合理。一般要求图画在纸的稍偏左侧，留出图注的位置。对于构造复杂和体积较小的标本，可适当画大些，以展示其结构；而构造简单和较大的标本可画小些，以画清结构，不影响注字为准。

（5）图的各部分的位置和比例，应与显微镜中实际观察的标本结构一致，并且要注意突出显微结构的每个特征。在同一张实验报告上要注意不同虫种同类标本之间（如虫卵类标本之间）以及同种寄生虫不同发育阶段之间（如疟原虫环状体、滋养体、裂殖体和配子体之间）的大小比例。显微镜下观察的标本放大倍数应在图题中注明。

（6）画面要求整洁，字迹清楚。所有绘图必须用文字注明结构。一律用平行线引出后注字，不可交叉，所有注字应上下对齐，标本名称（图题）一律写在图的下方（图1-6）。

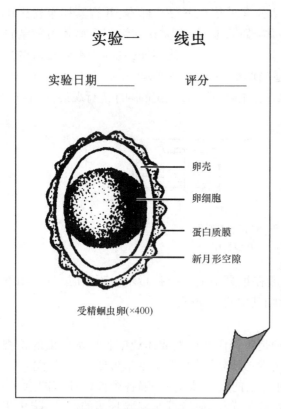

图1-6　绘图标注文字示例

【思考题】
1. 油镜与普通物镜在使用方法上有何不同？使用时应特别注意哪些问题？
2. 使用油镜时，在载玻片和镜头之间滴加什么油？该油起何作用？
3. 镜检标本时，为什么先用低倍镜观察，而不是直接用高倍镜或油镜观察？
4. 为什么在使用高倍镜和油镜的时候应特别注意粗调节螺旋的旋转幅度？
5. 影响显微镜分辨率的因素有哪些？
6. 寄生虫标本分为哪几类？各使用什么方法观察？

（段义农）

第二章 线虫(Nematodes)

第1节 似蚓蛔线虫(*Ascaris lumbricoides*)

> **内容提要**
> 1. 示教标本
>   肉眼观察:成虫浸制瓶装标本、活体标本及蛔虫病理标本。
>   镜下观察:蛔虫唇瓣玻片标本、蛔虫横切面标本。
> 2. 自学标本
>   镜下观察:蛔虫各期虫卵。
> 3. 实验操作
>   生理盐水直接涂片;感染期虫卵感染小鼠。

【目的要求】

(1) 掌握蛔虫的受精卵、未受精卵的主要形态特征,认识脱蛋白膜的蛔虫卵和感染期卵。

(2) 熟悉蛔虫成虫的形态特征。

(3) 掌握粪便生理盐水直接涂片法的技术操作过程。

(4) 了解蛔虫的病理标本。

【示教标本】

1. 成虫(甲醛浸制标本)　肉眼观察。

成虫固定标本取自蛔虫病人或带虫者驱出的虫体,10%甲醛溶液固定。虫体长圆柱形,呈乳白色。雌虫大于雄虫,雌虫尾端尖直,雄虫尾部向腹面卷曲。

2. 成虫(活体标本)　肉眼观察。

成虫活体标本从蛔虫病患者驱虫查获,温生理盐水保存。虫体长圆柱形,淡红色,两端较尖细。体表有横纹,虫体两侧有纵侧线,仔细观察其活动情况。注意从外形鉴别雌虫和雄虫。

3. 成虫(解剖浸制标本)　肉眼观察。

(1) 消化系统:消化道为一直管。由口、咽、食道、肠管组成。雌虫肠管末端为肛门,雄虫肠管末端为泄殖腔。

(2) 生殖系统:雌虫生殖系统为双管型,细长缠绕,十分发达。每条管可分为卵巢、输卵管、子宫三部分,各个部位之间无明显界限。两条子宫汇合通入阴道,阴门开口于虫体前1/3的腹面中线上。雄虫生殖系统为单管型,分为睾丸、输精管、储精囊及射精管各部分,射精管通入体末端的泄殖腔,并由此伸出两根交合刺。

4. 病理标本(甲醛浸制瓶装标本)　肉眼观察。

(1) 胆道蛔虫症肝脏病理标本:肝门胆管内有一条蛔虫。

(2) 蛔虫性肠梗阻病理标本:肠管内有大量蛔虫缠绕成团,阻塞肠管。

(3) 蛔虫性肠穿孔病理标本:蛔虫穿透患者肠壁。
(4) 蛔虫钻入阑尾病理标本:阑尾腔中有蛔虫寄生。

5. 成虫横切面(玻片染色标本) 低倍镜观察。

成虫横切片标本取自患者排出的虫体,卡红染色。在镜下可见体壁由角皮层、皮下层和肌层组成。皮下层沿背、腹及两侧向原体腔内增厚,形成4条纵索,背、腹纵索中有神经干,侧索粗大,内有排泄管通过。肌层由单一纵行排列的肌细胞组成,被纵索分为4个区。肌细胞多而长,称为多肌型。体壁内为原体腔,腔内有消化、生殖器官(图2-1)。

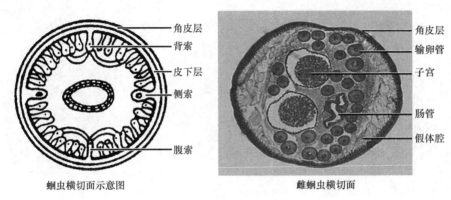

图2-1 蛔虫的横切面

6. 蛔虫头端(玻片染色标本) 低倍镜观察。

取自患者排出的成虫,卡红染色。镜下观察唇瓣的形状、数目(3个)及排列形式(品字形)。注意唇瓣与口孔的关系,唇瓣内缘有细齿(图2-2)。

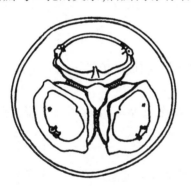 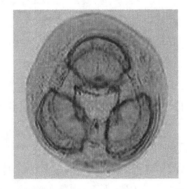

图2-2 蛔虫的唇瓣

7. 蛔虫雄虫尾端(玻片染色标本) 低倍镜观察。

取自患者排出的成虫,经卡红染色,在低倍镜下观察。雄虫尾端自泄殖腔中伸出两根牛角状、淡黄色交合刺。

【自学标本】 蛔虫卵(临时封片或玻片标本) 镜下观察(图2-3)。

(1) 蛔虫受精卵(fertilized egg):在低倍镜下查找虫卵,找见后,将虫卵调到视野正中间,再转换高倍镜仔细观察。卵呈椭圆形或圆形,棕黄色,大小为(45～75)μm×(35～50)μm,卵壳较厚,卵壳外表有一层粗糙不平的蛋白质膜,被胆汁染为棕黄色。卵内含有一个大而圆的细胞,如卵为椭圆形,则细胞的两端留有新月形的空隙,如粪便放置时间长,卵内细胞则分裂成多个细胞,甚至发育为幼虫,则卵内无新月形空隙。

(2) 脱蛋白膜蛔虫受精卵(decorticated egg):有些蛔虫卵的卵壳表面蛋白质膜易脱落,易与钩虫卵混淆,可借助于卵壳厚薄、卵内容物等来鉴别。

(3) 蛔虫未受精卵(unfertilized egg):多为长椭圆形,大小为(88～94)μm×(39～44)μm,卵壳较薄,外表的蛋白膜薄而不均匀。卵壳内含有大小不等的折光颗粒,与卵壳之间无新月形空隙,蛔虫未受精卵易变形,应予注意。

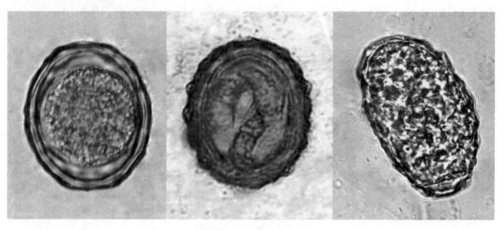

图 2-3　蛔虫虫卵

【实验操作】

1. 生理盐水直接涂片法

(1) 材料:阳性粪便、载玻片、盖玻片、牙签、生理盐水、2%～3%煤酚皂(来苏儿)。

(2) 操作步骤:

1) 在洁净的载玻片中央,滴1滴生理盐水。

2) 用牙签取少许粪便,在生理盐水中涂抹均匀,制成薄涂片。涂片的厚度以能透过涂片看清书本上的字迹为宜。

3) 加盖片,先在低倍镜下有顺序地检查,找见虫卵后再转用高倍镜,仔细观察虫卵形态。

(3) 注意事项:

1) 涂片要均匀,粪膜的厚薄适宜。涂片的厚度以透过涂片略能辨认书上字迹为宜。

2) 加盖片时,先以盖片一边接触液面,慢慢倾斜盖下,以免出现气泡。

3) 将用过的牙签、载玻片、盖片分别泡于消毒缸中(2%～3%煤酚皂),以便统一清洗、消毒,避免污染实验室。

2. 感染性蛔虫卵人工感染小鼠(示教)

(1) 材料:感染性蛔虫卵悬液、小鼠、滴管。

(2) 操作步骤:

1) 感染性蛔虫卵培养:解剖活的雌蛔虫,取出子宫后端,用解剖针剥开,将虫卵置于2%甲醛液浸湿的滤纸上,置25～28℃温箱孵育,经2～3周受精卵即发育为感染性蛔虫卵。

2) 感染小鼠:小鼠禁食12小时,用滴管吸取感染性虫卵悬液,插入小鼠口腔内饲喂,每只鼠喂3000～5000个卵/0.5ml。

3）蛔蚴检查与收集：感染后 3~4 天,肝内可查到较多蛔蚴,7 天后消失。感染后第 7 天,肺内蛔蚴最多,可持续 12 天。检查时,处死小鼠取肝或肺,剪下 1 小块,夹在 2 张载玻片之间,轻轻压平,用低倍镜观察蛔虫幼虫活动情况。将肝或肺组织充分剪碎,置生理盐水中洗涤,经离心沉淀后收集蛔蚴。

（3）注意事项：

1）孵育感染性虫卵期间,随时注意添加液体,保持发育环境的湿度。

2）给小鼠灌服感染性虫卵悬液时,要缓慢滴入,让其咽下。

3）组织压片检查时,剪取的组织块以绿豆大小为宜。

【实验报告】 绘受精蛔虫卵、未受精蛔虫卵黑铅笔点线图或彩色图,并注明结构。

【复习要点】

1. 感染阶段 蛔虫的感染阶段是卵内幼虫第一次蜕皮后发育的感染期虫卵。

2. 感染途径及感染方式 饭前不洗手,生吃未洗净瓜果、蔬菜,饮生水等经口感染。

3. 寄生部位 成虫寄生在人的小肠,主要在空肠。

4. 致病阶段 成虫、幼虫。

5. 诊断材料与虫期 主要通过粪检虫卵诊断,也可根据人排出的成虫或从肠腔取出的成虫进行诊断。

复 习 题

一、单项选择题（A 型题）

1. 似蚓蛔线虫的感染阶段是（　　）
   A. 含蚴卵　　　　B. 杆状蚴
   C. 受精卵　　　　D. 未受精卵
   E. 幼虫

2. 蛔虫致病对人体危害最大的是（　　）
   A. 蛔蚴性肺炎　　B. 夺取营养
   C. 破坏肠黏膜　　D. 引起变态反应
   E. 引起并发症

3. 似蚓蛔线虫产卵量大,每一雌虫每天排卵约（　　）
   A. 1 万余个　　　B. 10 余万个
   C. 20 余万个　　　D. 40 余万个
   E. 60 余万个

4. 一儿童突然腹痛,以剑突下偏右侧阵发性绞痛为特点,有钻顶感,患儿坐卧不安,伴有呕吐。体检除剑突右下侧有压痛外,无反跳痛或肌紧张。询问病史,曾有 2 次类似症状,但较轻,后自行缓解,此儿童患（　　）
   A. 蛔虫性肠梗阻　B. 蛔虫性肠穿孔
   C. 胆道蛔虫症　　D. 布氏姜片虫病
   E. 华支睾吸虫病

5. 下列哪项不是引起胆道蛔虫症的诱因（　　）

A. 胆囊炎与胆管炎　B. 全身麻醉
C. 食入辛辣的食物　D. 不适当的驱虫治疗
E. 发热

6. 对疑有蛔虫感染者首选的检查方法是（　　）
   A. 饱和盐水浮聚法　B. 直接涂片法
   C. 透明胶纸法　　　D. 离心沉淀法
   E. 自然沉淀法

7. 下列哪项不是蛔虫病流行广泛的原因（　　）
   A. 蛔虫产卵量大
   B. 生活史简单,卵在外界可直接发育为感染期卵
   C. 虫卵抵抗力强
   D. 感染阶段可经多种途径感染人体
   E. 粪便管理不当,个人卫生习惯不良

8. 蛔虫生活史中（　　）
   A. 只需要 1 个宿主
   B. 只需要 1 个中间宿主
   C. 需要 2 个宿主
   D. 仅有无性生殖过程
   E. 有性生殖和无性生殖方式交替进行

9. 蛔虫感染期卵是指（　　）
   A. 含有多个细胞的蛔虫卵
   B. 含有一期幼虫的蛔虫卵

C. 含有二期幼虫的蛔虫卵
D. 含有三期幼虫的蛔虫卵
E. 含有一个大而圆的细胞的蛔虫卵
10. 蛔虫生活史中4次蜕皮发生的场所依次是（　　）
    A. 卵内、宿主小肠、肺泡、小肠
    B. 卵内、宿主肺泡、肺泡、小肠
    C. 卵内、宿主肺泡、肝、小肠
    D. 卵内、宿主肝、肺泡、小肠
    E. 卵内、宿主胃、肺泡、小肠
11. 蛔虫病的防治与下列哪项无关（　　）
    A. 治疗病人
    B. 消灭蟑螂、苍蝇
    C. 加强粪便管理
    D. 加强卫生宣传教育
    E. 手、足涂抹防蚴灵

二、多项选择题（X型题）
1. 蛔虫可能引起的并发症有（　　）
   A. 蛔虫性阑尾炎　　B. 胆道蛔虫症
   C. 肠梗阻　　　　　D. 肠穿孔
   E. 蛔虫虫卵肉芽肿
2. 可引起胆道蛔虫症的诱因有（　　）
   A. 发热　　　　　　B. 手术全身麻醉
   C. 腹泻　　　　　　D. 食入辛辣食物
   E. 不适当的驱虫治疗
3. 哪些动物可助长蛔虫卵的扩散（　　）
   A. 犬　　　　　　　B. 苍蝇
   C. 蟑螂　　　　　　D. 鸡
   E. 蚊

三、名词解释
1. 雌雄同体
2. 感染性蛔虫卵

四、问答题
1. 简述蛔虫病广泛流行的因素。
2. 简述蛔虫病的实验诊断方法。

参 考 答 案

一、单项选择题（A型题）
　　1. A　2. E　3. C　4. C　5. A　6. B　7. D
8. A　9. C　10. B　11. E
二、多项选择题（X型题）
　　1. ABCD　2. ABDE　3. ABCD
三、名词解释
　　1. 雌雄同体是雌雄异体现象的反义词。即在一个动物体中雌、雄性状都明显的现象。
　　2. 蛔虫受精卵在外界适宜的条件下，卵细胞只有发育为幼虫时期，才能感染人，此发育时期称为感染性蛔虫卵。
四、问答题
　　1. 蛔虫病广泛流行的因素为：①生活史简单，不需中间宿主。②雌虫产卵量大。③用未经处理的人粪施肥和随地大便使虫卵污染土壤及蔬菜，鸡、犬、蝇可机械性携带虫卵。④不良卫生行为，人接触被虫卵污染的泥土、蔬菜，经口食入附在手指上的感染期卵，或食用被虫卵污染的生菜、泡菜和瓜果等而受到感染。⑤虫卵对外界环境抵抗力强，在荫蔽的土壤中或蔬菜上，虫卵可活数月至2年以上，在无氧的条件下也可存活2~3个月。由于卵壳蛔贰层的保护作用，食用醋、酱油或腌菜、泡菜的盐水均不能杀死虫卵。
　　2. 蛔虫病的实验诊断方法：蛔虫感染的病原学诊断主要依据从粪便中查见虫卵或虫体。由于蛔虫产卵量大，常用直接涂片法，一张涂片检出率约为80%，查三张涂片可达95%。采用沉淀法和饱和盐水浮聚法，检出效果更好，但对未受精蛔虫卵检查效果较差。用定量透明法可评价感染度。在感染早期（肺部有症状时）作痰液涂片检查可发现蛔虫幼虫。

第2节 毛首鞭形线虫(*Trichuris trichiura*)

> **内容提要**
> 1. 示教标本
>   镜下观察:鞭虫成虫玻片染色标本。
>   肉眼观察:鞭虫成虫吸附盲肠的病理标本。
> 2. 自学标本
>   镜下观察:鞭虫卵。

【目的要求】
(1) 掌握鞭虫卵主要形态特征。
(2) 熟悉鞭虫成虫的形态特征。

【示教标本】
1. 成虫(玻片染色标本) 低倍镜观察。虫体外形同自然标本,其前部含有一条很微细的咽管,管外绕有一串较大的杆状细胞。

2. 鞭虫吸附在肠壁的标本(浸制瓶装标本) 肉眼观察。鞭虫头部钻入肠黏膜寄生,较粗的尾部游离于肠腔中。

【自学标本】
虫卵(玻片标本或临时封片) 镜下观察。

虫卵呈纺锤形,棕黄色。大小为(50~54)μm×(22~23)μm。卵壳较厚,卵壳两端各有一透明塞状突起。卵内含有一个未分裂的卵细胞(图2-4)。

【实验报告】 绘鞭虫卵黑铅笔点线图或彩色图并注明结构。

【复习要点】
1. 感染阶段 鞭虫的感染阶段是含蚴卵。
2. 感染途径及感染方式 同蛔虫。
3. 寄生部位 成虫寄生在盲肠,亦可在结肠、直肠、甚至回肠下段寄生。
4. 致病阶段 成虫。
5. 诊断材料与虫期 粪便检查虫卵。

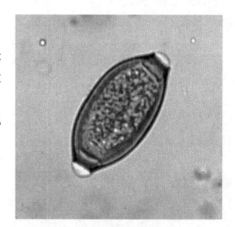

图2-4 鞭虫虫卵

复习题

一、单项选择题(A 型题)
1. 鞭虫主要寄生的部位是( )
   A. 十二指肠　　　B. 空肠
   C. 盲肠　　　　　D. 乙状结肠
   E. 直肠
2. 鞭虫的前端纤细,长度约占虫体的( )
   A. 1/2　　　　　B. 1/3
   C. 1/4　　　　　D. 2/5
   E. 3/5
3. 鞭虫的生殖系统结构为( )
   A. 雌性为单管型,雄性为双管型
   B. 雌性为双管型,雄性为单管型

C. 雌雄均为单管型
D. 雌雄均为双管型
E. 以上都不是
4. 虫卵两端有透明栓的寄生虫为(　　)
   A. 钩虫　　　　B. 蠕形住肠线虫
   C. 毛首鞭形线虫　D. 似蚓蛔线虫
   E. 旋毛虫
5. 鞭虫病最常用的实验诊断方法为(　　)
   A. 直接涂片法　B. 免疫诊断法
   C. 肠黏膜活检　D. 透明胶纸法
   E. 以上都不是
6. 重症鞭虫病患者的主要症状为(　　)
   A. 烦躁不安、失眠、食欲减退
   B. 消化功能紊乱、肠梗阻
   C. 腹泻、便血、直肠脱垂、贫血和虚弱等症状
   D. 并发阑尾炎、肠穿孔

E. 引起肺部感染、咳嗽和咯血
7. 毛首鞭形线虫的主要致病机制为(　　)
   A. 夺取营养
   B. 幼虫移行造成的损害作用
   C. 代谢产物所致超敏反应
   D. 成虫的特殊产卵习性
   E. 成虫头端钻入肠黏膜,导致炎症反应
8. 鞭虫病的防治原则(　　)
   A. 治疗病人和带虫者
   B. 注意环境卫生
   C. 注意个人卫生
   D. 加强粪便管理,保护水源
   E. 以上都是

二、问答题
简述鞭虫成虫的形态特点。

参考答案

一、单项选择题(A 型题)
　　1. C　2. E　3. C　4. C　5. A　6. C　7. E
8. E

二、问答题
　　成虫外形似马鞭,前 3/5 细长,后 2/5 较粗,雄虫尾端向腹面呈环状卷曲,末端有一根交合刺。

第3节　蠕形住肠线虫(*Enterobius vermicularis*)

内容提要

1. 示教标本
   肉眼观察:蛲虫成虫浸制标本。
   镜下观察:成虫染色标本。
2. 自学标本
   镜下观察:蛲虫卵。
3. 实验操作
   蛲虫卵检查方法。

【目的要求】
(1) 掌握蛲虫卵形态特征。
(2) 熟悉蛲虫成虫的形态特征。
(3) 掌握透明胶纸法的基本操作过程。
(4) 了解蛲虫的感染方式。

【示教标本】
1. 成虫(浸制瓶装标本)　肉眼观察。
虫体细小,线头状,乳白色。口孔位于头顶端,周围有三个小唇瓣。雌虫大小(8~13)mm×

(0.3~0.5)mm,中部膨大,尾端直而尖细。雄虫较雌虫小,大小为(2~5)mm×(0.1~0.2)mm,尾端向腹面卷曲,有交合刺一根,长约70μm。

2. 成虫(玻片染色标本) 低倍镜观察。

虫体细小,线头状,前端两侧具有头翼,咽管末端膨大呈球形,称咽管球(图2-5),下连肠管和肛门。雌虫生殖系统为双管形,前后两子宫汇合通入阴道,阴门开口于虫体前、中1/3交界处的腹面。肛门位于虫体中、后1/3交界处的腹面。雄虫生殖系统为单管型,包括睾丸、输精管及射精管等。

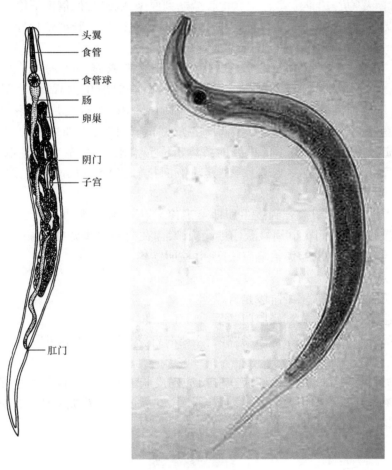

图2-5 蛲虫雌虫

【自学标本】

蛲虫卵(玻片标本) 镜下观察。

虫卵呈不对称椭圆形,一侧扁平,一侧略凸,形似柿核,大小为(50~60)μm×(20~30)μm,无色透明,壳质层两层,刚排出的虫卵,卵内胚胎已发育至蝌蚪期,感染性虫卵内为一条盘曲的幼虫(图2-6)。

【实验操作】

1. 透明胶纸法查虫卵

(1) 器材:透明胶纸、载玻片、剪刀、乳胶手套、标记笔等。

（2）操作方法：

1）将长约6cm、宽约2cm的透明胶纸粘贴载玻片上，使胶纸稍长于载玻片，便于剥离。在载玻片一端留出贴标签纸余地，以便记录被检查者的姓名、编号、检查日期等。

2）检查时，从载玻片的一端将胶纸揭下，把胶面在被检查者的肛周用食指粘压数次。

3）将胶纸贴到原来载玻片，低倍镜下检查。

4）取材应在晨起解便之前，胶纸贴片标本应及时检查，以免虫卵崩解。

2. 肛门棉签拭子法查虫卵（示教） 先将棉签浸入有生理盐水的试管内，检查时取出湿棉签，在试管内拧去过多的水分，在肛门周围擦拭，将擦拭后的棉签放回试管内，在载玻片上滴一滴生理盐水，然后取出棉签，涂于玻片上镜检。涂毕将棉签放回试管，向管内加适量的饱和盐水，将棉签在试管内充分搅动，使棉签上的虫卵能游离于饱和盐水中，然后将棉签取出，再将饱和盐水加满至管口，其上覆盖一载玻片，使其与液面接触，经5～10min后，取下载玻片，盖上盖片镜检。

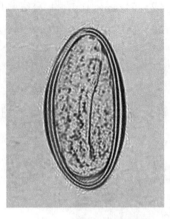

图2-6 蛲虫虫卵

感染儿童在肛门周围检查到蛲虫卵即可确诊，透明胶纸法简便易行，较棉签拭子法常用。亦可在粪便中或夜间在肛周检获成虫而确诊，而在粪便中偶见虫卵。

【实验报告】 绘蛲虫卵黑铅笔点线图，并注明结构。

【复习要点】

1. **感染阶段** 蛲虫的感染阶段是含蚴卵。
2. **感染途径及感染方式** 经肛门—手—口而感染。
3. **寄生部位** 成虫寄生在人体肠腔内，主要在盲肠、结肠及回肠下段。
4. **致病阶段** 成虫。
5. **诊断材料与虫期** 检查虫卵应在肛门周围皮肤上取材。时间最好在清晨排便前进行。通过棉签拭子法和透明胶纸法查虫卵。此外，在粪便内检获成虫或在患儿睡后查看肛周附近有无爬出的成虫也可确诊。

复 习 题

一、单项选择题（A型题）

1. 蛲虫感染阶段是（ ）
   A. 受精卵 B. 成虫
   C. 虫卵 D. 未受精虫卵
   E. 含蚴卵

2. 蛲虫主要感染方式是（ ）
   A. 经口感染 B. 经皮肤感染
   C. 昆虫媒介传播 D. 肛门—手—口
   E. 以上都不是

3. 虫体头部具头翼的线虫有（ ）
   A. 旋毛虫 B. 结膜吸吮线虫
   C. 蛲虫 D. 美丽筒线虫
   E. 钩虫

4. 蛲虫生殖系统的特征是（ ）
   A. 雌、雄虫均为单管型
   B. 雄虫为单管型，雌虫为双管型
   C. 雌、雄虫均为双管型
   D. 雄虫为双管型，雌虫为单管型

E. 雄虫尾端有 1 对交合刺,雌虫尾端有 1 根尾刺

5. 蛲虫病的主要症状是(　　)
   A. 贫血　　　　　　B. 腹泻
   C. 肛门周围瘙痒　　D. 食欲减退
   E. 烦躁不安

6. 蛲虫感染的首选诊断方法是(　　)
   A. 粪便直接涂片法
   B. 粪便饱和盐水浮聚法
   C. 粪便水洗沉淀法
   D. 肛门拭子法
   E. 免疫学方法

7. 蛲虫卵的形态特征之一是(　　)
   A. 不对称的长椭圆形
   B. 卵盖不明显
   C. 卵壳分为二层
   D. 卵壳外无蛋白质膜
   E. 内含 1 个卵细胞

8. 关于蛲虫下列哪项是错误的(　　)
   A. 生活史简单
   B. 感染率儿童高于成人,城市高于农村
   C. 生活史属间接型
   D. 带虫者和病人是唯一的传染源
   E. 主要通过人群的间接接触和肛门—手—口途径感染

9. 蛲虫患儿造成自身重复感染的主要原因是(　　)
   A. 患儿用手搔抓肛周皮肤,虫卵污染手指
   B. 患儿免疫力较低
   C. 虫卵污染食物
   D. 感染性虫卵可经吸入感染
   E. 蛲虫病较难治愈

10. 蠕形住肠线虫主要寄生在人体的(　　)
    A. 小肠　　　　　　B. 结肠
    C. 回盲部　　　　　D. 直肠
    E. 阑尾

11. 下列哪项不是蛲虫病的防治原则(　　)
    A. 治疗病人
    B. 加强卫生宣传教育
    C. 注意个人卫生和饮食卫生
    D. 加强粪便管理
    E. 防止再感染

二、名词解释

逆行感染

三、问答题

1. 结合蛲虫排卵习性说明蛲虫的检查方法。
2. 用图解说明蛲虫的生活史。

参 考 答 案

一、单项选择题(A 型题)
   1. E 2. D 3. C 4. B 5. C 6. D 7. A
   8. C 9. A 10. C 11. D

二、名词解释
   成虫在肛周产卵后再逆行至肠道寄生。

三、问答题
   1. 蛲虫不在人体肠道内产卵,故粪检阳性率偏低(5% 以下),所以需采用肛门拭子法检查,该法操作简便,检出率高。另外,发现患者睡前抓肛门,应及时检查蛲虫虫体,即可确诊。
   2. 蛲虫生活史图解(图 2-7)

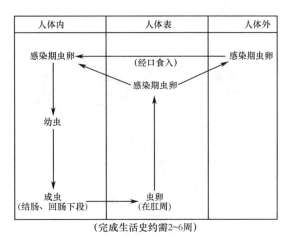

图 2-7　蛲虫生活史图解

第4节 十二指肠钩口线虫（*Ancylostoma duodenale*）与美洲板口线虫（*Necator americanus*）

内容提要

1. 示教标本
   镜下观察：两种钩虫的口囊、交合刺和交合伞玻片染色标本。
   肉眼观察：钩虫成虫浸制标本、钩虫成虫寄生肠壁的病理标本。
2. 自学标本
   镜下观察：钩虫卵。
3. 实验操作
   饱和盐水浮聚法、钩蚴培养法。

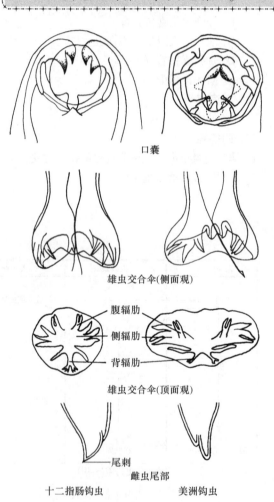

图 2-8 两种钩虫成虫的形态结构

【目的要求】

（1）掌握钩虫卵的主要形态特征。

（2）熟悉两种钩虫成虫的形态及鉴别特征。

（3）掌握饱和盐水浮聚法的操作方法。

【示教标本】

1. 成虫（甲醛浸制标本） 肉眼观察。

两种钩虫的虫体皆为乳白色，长圆柱形，长约1cm左右，头部稍向背侧弯曲，雌虫尾部稍尖，雄虫尾部膨大如伞状，称交合伞。两种钩虫的区别：十二指肠钩虫虫体前、后端均向背面弯曲；美洲钩虫虫体前端朝背面仰曲，后端向腹面弯曲。

2. 成虫（卡红染色玻片标本） 低倍镜观察。

注意口囊、雄虫交合伞、交合刺的形态。雌虫阴门开口处及尾刺的有无（图2-8）。

（1）口囊：钩虫前端顶部为发达的口囊。十二指肠钩虫口囊呈卵圆形，其腹侧缘有钩齿两对；美洲钩虫口囊呈椭圆形，其腹侧有半月形板齿一对。

（2）雄虫交合伞：钩虫雄虫生殖系统为单管型，体末端膨大成交合伞。交合伞由两个侧叶和一个背叶组成，依其部位不同分别称为背辐肋、侧辐肋和腹辐肋。美洲钩虫雄虫交合伞呈椭圆形，内有许多辐肋，背辐肋从基部分为两支，每支又分为两小支。十二指肠钩虫雄虫交合伞呈圆形,其内有许多肌性辐肋,背辐肋在远端1/3处分两支,末端再各分三小支。

(3)交合刺:雄虫具交合刺一对,十二指肠钩虫的交合刺两根是分开的;美洲钩虫交合刺两根合并,其中一根形成倒钩。

(4)雌虫末端:雌虫生殖系统为双管型,虫体末端呈圆锥形,阴门位于虫体腹面中部,十二指肠钩虫具尾刺。

3. 钩虫寄生肠壁(浸制瓶装标本) 肉眼观察。

观察钩虫以钩齿或板齿咬附小肠肠壁寄生情况。

【自学标本】

虫卵(玻片标本或临时封片) 镜下观察。

虫卵呈椭圆形,壳薄,无色透明,大小为(56~76)μm×(36~40)μm。随粪便排出时,卵内细胞多为4~8个,卵壳与细胞间有明显的空隙。患者便秘或粪便放置过久,卵内细胞可分裂为桑葚期甚至发育为幼虫。两种钩虫虫卵极相似,不易区别(图2-9)。

【实验操作】

1. 饱和盐水浮聚法 此方法是基于饱和盐水比重大于虫卵,使虫卵能漂浮在溶液上面的原理进行集卵。

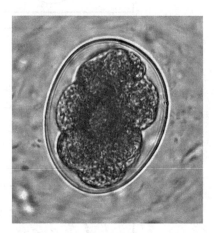

图2-9 钩虫虫卵

(1)材料:饱和盐水、浮聚瓶、阳性粪便、载玻片、盖玻片、滴管、牙签等。

(2)操作步骤(图2-10):

①取黄豆粒大小粪块(约1g)置于盛有少量饱和盐水的浮聚瓶中,捣碎搅匀。

②加饱和盐水至瓶口,挑去上浮渣,再用滴管滴加盐水至液面略高于瓶口,但不溢出。

③瓶口覆盖一载玻片,使其与液面接触(其间不能留有气泡)静置15min。

④将载玻片快速提起。

⑤迅速翻转载玻片,要防止玻片上液体滴落。

⑥加盖玻片后镜检。

2. 钩蚴培养法(示教)

(1)材料:试剂及器材、剪刀、滤纸、牙签、试管。

(2)操作步骤(图2-11):

①用剪刀将滤纸剪成1.6cm×6cm的滤纸条(试管1cm×10cm),并将纸条沿长轴对折后再摊开。

②用牙签挑取绿豆大小的粪便,均匀地涂在纸条中段。

③将纸条插入已盛有1ml冷开水的试管内,使下端浸入水中,于25~30℃培养4~5天。

④取出滤纸条,用肉眼或放大镜对光观察,检查管底有无钩蚴(呈蛇样活动)。

【实验报告】 绘钩虫卵黑铅笔点线图,并注明结构。

【复习要点】

1. 感染阶段 钩虫的感染阶段是丝状蚴。

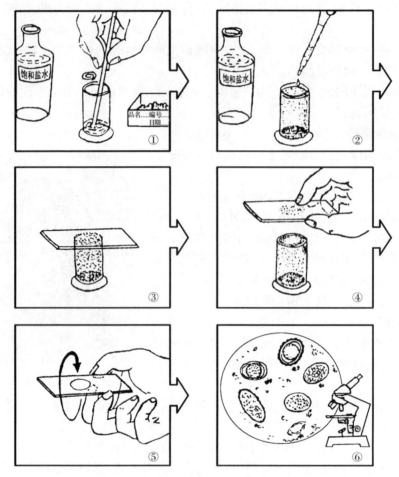

图 2-10 饱和盐水浮聚法

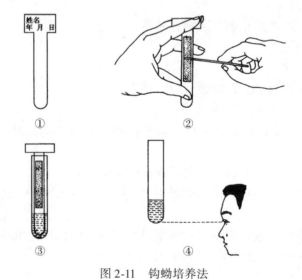

图 2-11 钩蚴培养法

2. 感染途径及感染方式 钩虫丝状蚴主要经皮肤感染,但十二指肠钩虫也可经口感染。

3. 寄生部位 成虫寄生在小肠内。

4. 致病阶段 成虫、幼虫均可对宿主造成损害,主要致病阶段是成虫。

5. 诊断材料与虫期

(1) 粪便检查虫卵:取粪便常用直接涂片法和饱和盐水浮聚法检查虫卵。

(2) 钩蚴培养法:取粪便培养,检查钩蚴。

复 习 题

一、单项选择题(A 型题)

1. 可能导致严重贫血的寄生虫是( )
   A. 蛔虫　　　　　B. 蛲虫
   C. 旋毛虫　　　　D. 十二指肠钩虫
   E. 鞭虫

2. 确诊钩虫病最常用、阳性率高的方法是( )
   A. 饱和盐水漂浮法　B. 直接涂片法
   C. 自然沉淀法　　　D. 肛门拭子法
   E. 十二指肠引流法

3. 经皮肤感染,幼虫必须经过宿主体内移行的线虫有( )
   A. 似引蛔线虫　　B. 蠕形住肠线虫
   C. 钩虫　　　　　D. 旋毛虫
   E. 毛首鞭形线虫

4. 钩虫引起异嗜症,可能与哪种因素有关( )
   A. 蛋白质缺乏
   B. 铁质缺乏
   C. 维生素缺乏
   D. 蛋白质、维生素均缺乏
   E. 糖类缺乏

5. 钩虫幼虫侵入人体最常见的部位是( )
   A. 头面部　　　　B. 足掌部
   C. 手掌部　　　　D. 手指、足趾间
   E. 腰背部

6. 钩虫排离人体阶段和感染阶段分别是( )
   A. 虫卵和杆状蚴
   B. 虫卵和丝状蚴
   C. 杆状蚴和丝状蚴
   D. 含蚴卵和微丝蚴
   E. 微丝蚴和丝状蚴

7. 钩虫生活史营自生生活的发育阶段是( )
   A. 雌虫　　　　　B. 雄虫
   C. 杆状蚴　　　　D. 丝状蚴
   E. 雌雄成虫

8. 钩虫对人体的主要危害是( )
   A. 钩蚴性皮炎　　B. 钩蚴性肺炎
   C. 消化道病变　　D. 贫血
   E. 异嗜症

9. 口囊内有一对半月形板齿的寄生虫为( )
   A. 十二指肠钩口线虫
   B. 美洲板口线虫
   C. 似蚓蛔线虫
   D. 蠕形住肠线虫
   E. 毛首鞭形线虫

10. 口囊内有两对钩齿的寄生虫为( )
    A. 十二指肠钩口线虫
    B. 美洲板口线虫
    C. 旋毛形线虫
    D. 猪巨吻棘头虫
    E. 丝虫

11. 钩虫吸血时,咬附部位伤口不易凝血,是由于( )
    A. 口囊内钩齿的作用
    B. 口囊内板齿的作用
    C. 分泌抗凝素
    D. 成虫机械刺激作用
    E. 成虫代谢产物所致过敏反应

12. 钩虫病的防治原则为( )
    A. 治疗病人和带虫者
    B. 管理好粪便,粪便无害化
    C. 加强个人防护,减少感染机会
    D. 治疗患者的同时补充铁剂、维生素
    E. 以上都是

13. 肉眼鉴别美洲钩虫和十二指肠钩虫的主要依据是( )
    A. 虫体大小　　　B. 虫体颜色

C. 体形特征　　D. 交合伞构造
E. 尾刺有无

14. 十二指肠钩虫雄虫的交合伞背辐肋(　　)
    A. 从远端分为2支,再各分为3小支
    B. 从近端分为2支,再各分为3小支
    C. 从远端分为2支,再各分为2小支
    D. 从近端分为2支,再各分为2小支
    E. 从近端分为3支,再各分为2小支

15. 十二指肠钩虫的体态(　　)
    A. 呈"∫"形　　B. 呈蛇形
    C. 呈"("形　　D. 呈"6"字形
    E. 呈杆状

16. 美洲钩虫的体态(　　)
    A. 呈"∫"形　　B. 呈蛇形
    C. 呈"("形　　D. 呈"6"字形
    E. 呈杆状

二、多项选择题(X型题)

1. 十二指肠钩虫幼虫的感染途径有(　　)
    A. 经口　　　　B. 经皮肤
    C. 经鼻吸入　　D. 经胎盘
    E. 经蚊叮刺从伤口侵入

2. 下列哪些农作物耕地以新鲜人粪施肥,容易引起钩虫感染(　　)
    A. 红薯地　　B. 玉米地
    C. 菜园　　　D. 桑园
    E. 稻田

3. 下列哪些是美洲板口线虫的形态特征(　　)
    A. 成虫弯曲呈"S"形
    B. 口囊中有2对板齿
    C. 背肋从远端分2支,每支又分2小支
    D. 雄虫交合刺两根,一刺末端形成倒钩,与另一刺合并
    E. 雌虫末端无尾刺

4. 防治钩虫病应采取的措施为(　　)
    A. 治疗病人和带虫者
    B. 管理好粪便,粪便无害化处理
    C. 加强个人防护,使用皮肤保护剂或穿靴
    D. 驱虫治疗时,补充铁剂、维生素
    E. 注意个人卫生,勤换衣洗澡

5. 钩虫可引起下列哪些症状(　　)
    A. 皮炎　　　　B. 贫血
    C. 异嗜症　　　D. 消化道症状
    E. 肺炎

6. 婴儿钩虫病的特征性表现为(　　)
    A. 皮炎　　　　B. 合并症多
    C. 预后差　　　D. 诊断容易
    E. 贫血严重

7. 钩虫卵的形态特征有(　　)
    A. 椭圆形
    B. 卵壳薄,无色透明
    C. 新鲜粪便中的卵内含4~8个卵细胞
    D. 卵壳与卵细胞之间有明显的空隙
    E. 卵两端各有一个塞状突起

8. 钩虫病常用的诊断方法(　　)
    A. 直接涂片法　　B. 钩蚴培养法
    C. 水洗沉淀法　　D. 皮内试验
    E. 饱和盐水浮聚法

三、名词解释

1. 钩虫病
2. 异嗜症

四、问答题

1. 列表说明寄生人体的两种主要钩虫的形态鉴别要点。
2. 阐明钩虫导致人体贫血的机制。
3. 简述钩虫病的病原学诊断方法及其优缺点。

参考答案

一、单项选择题(A型题)
1. D　2. A　3. C　4. B　5. D　6. B　7. C
8. D　9. B　10. A　11. C　12. E　13. C　14. A
15. C　16. A

二、多项选择题(X型题)
1. ABD　2. ABCD　3. ADE　4. ABCD
5. ABCDE　6. BCE　7. ABCD　8. ABE

三、名词解释

1. 钩虫病是指在粪便中检获钩虫虫卵,同时又出现相应临床表现的疾病。如果只查到虫卵,而没有临床表现者,称为钩虫感染。

2. 在钩虫病患者中,有个别人喜食生米、生果等食品,甚至喜食茶叶、碎纸、瓦片、泥土、破布、煤渣等。这种喜食非正常食品的异常嗜好称为异嗜症。发生的原因尚不清楚,可能与铁的缺

乏有关,患者经服铁剂后,症状可自行消失。

四、问答题

1. 两种钩虫成虫主要形态鉴别(表2-1)

表2-1 十二指肠钩虫与美洲钩虫鉴别表

鉴别要点	十二指肠钩虫	美洲钩虫
大小(mm) ♀	(10~13)×0.6	(9~11)×0.4
♂	(8~11)×(0.4~0.5)	(7~9)×0.3
体形	头端与尾端均向背面弯曲,虫体呈"C"形	头端向背面弯曲,尾端向腹面弯曲,虫体呈"S"形
口囊	腹侧前缘有2对钩齿	腹侧前缘有1对板齿
背辐肋	远端分2支,每支再分3小支	基部分2支,每支再分2小支
交合刺	两刺呈长鬃状,末端分开	一刺末端呈钩状,包裹于另一刺的凹槽内
尾刺	有	无

2. 钩虫引起人体贫血的机制

(1) 钩虫有口囊,咬附肠黏膜吸血,吸血时分泌抗凝素,使血液不易凝固。

(2) 钩虫引起慢性失血:①钩虫利用口囊吸血及血液迅速自消化道排出;②咬附部位黏膜伤口渗血;③钩虫经常更换咬附部位,造成新旧伤口的失血;④过敏性肠黏膜大出血。

(3) 钩虫寄生造成肠黏膜出血点、溃疡,导致营养吸收功能障碍。

(4) 贫血还与宿主的健康和营养状况有关。

3. 病原学诊断方法及其优缺点

(1) 直接涂片法:方法简便,但感染较轻者容易漏诊。

(2) 饱和盐水漂浮法:较直接涂片法复杂,但检出率远较前者高。

(3) 钩蚴培养法:需时长,但检出率高,可鉴别两种钩虫的虫种。

第5节 旋毛形线虫(*Trichinella spiralis*)

内容提要

1. 示教标本
   镜下观察:旋毛虫成虫。
2. 自学标本
   镜下观察:旋毛虫幼虫肌肉压片和切片。
3. 实验操作
   小鼠感染旋毛虫与肌肉压片检查。

【目的要求】

(1) 掌握旋毛虫幼虫囊包的形态特点。
(2) 熟悉旋毛虫生活史。
(3) 掌握旋毛虫幼虫囊包肌肉压片法。
(4) 了解成虫形态特点。

【示教标本】

成虫(卡红染色玻片标本) 低倍镜观察。

成虫细线状,头端较尾端稍细。消化道包括口、咽管、肠管和肛门,肛门位于尾端。咽管结构特殊,甚长,约占虫体的1/3~1/2,旋毛虫为雌雄异体,雄虫大小为(1.0~1.8)mm×(0.035~0.05)mm,生殖器官为单管形,雌虫大小约为(2.5~3.5)mm×0.05mm。

【自学标本】

1. 旋毛虫幼虫囊包(肌肉压片)　低倍镜观察。

成囊期幼虫具有感染性,长约1mm卷曲于横纹肌内的梭形囊包中。囊包大小为(0.25~0.5)mm×(0.21~0.42)mm,其长轴与横纹肌纤维平行排列。一个囊包内通常含有1~2条幼虫(图2-12)。

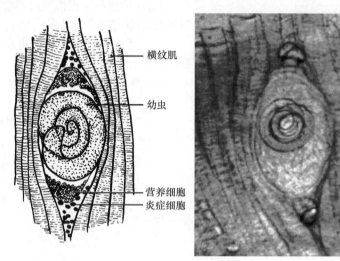

图2-12　旋毛虫幼虫囊包

2. 旋毛虫幼虫囊包(肌肉切片)　低倍镜观察。

取自小鼠的膈肌幼虫囊包切片染色,低倍镜下可见横切或纵切的囊包内的幼虫。

【实验操作】

1. 旋毛虫幼虫检查法

(1) 材料:感染旋毛虫的小鼠横纹肌、载玻片、镊子、剪刀、乙醚、煤酚皂溶液、细线等。

(2) 方法:剪取约绿豆大1块小鼠肌肉组织(常取后腿部肌肉),置于两载片之间的中央,稍用力压平,载片两端用线扎紧,置于低倍镜下观察。可见梭形囊包内含旋毛虫幼虫。

(3) 注意事项:

1) 注意严密消毒,以免污染而受感染。

2) 实验用过的小鼠肌肉用电炉煮沸,器械等必须在2%~3%煤酚皂溶液中浸泡或煮沸消毒,避免造成污染。

2. 旋毛虫感染动物(示教)

(1) 用乙醚处死感染旋毛虫的小鼠,局部剥皮,取膈肌,剪成米粒大小的肌肉,置载玻片上压片镜检囊包数,选取含有100~200个幼虫囊包的肌肉。用镊子将肌肉塞入小鼠咽部,让其咽下。

(2) 腹腔注入:用绞肉机将含有旋毛虫幼虫的肌肉绞碎,置于含有1.0%胃蛋白酶的三角烧瓶内,一般每1g肌肉加入1.0%胃蛋白酶60ml,放37~40℃温箱中,经10~18小时(在消化过程中经常摇动)。待肌肉消化后,将上层液倒掉,然后加入37~40℃的温水于沉淀物中,反复清洗或经离心沉淀收集幼虫,用生理盐水洗涤幼虫2~3次,取100~200条幼虫,注入小鼠或大鼠的腹腔内。自感染第5周后,可在动物肌肉中找到旋毛虫幼虫囊包。

【实验报告】 绘旋毛虫幼虫囊包黑铅笔点线图。
【复习要点】
1. 宿主 成虫和幼虫寄生于同一宿主体内。虫体不需要在外界环境中发育,但完成生活史必须更换宿主。被寄生的宿主既是终宿主,又是中间宿主。除人外,猪、各种鼠类、猫、犬及多种野生动物(如狼、狐、野猪、熊等)均可作为本虫的宿主。

2. 感染阶段 旋毛虫幼虫囊包。

3. 感染途径及感染方式 人是由于食入含幼虫囊包的生或半生的动物肉类而感染。

4. 寄生部位 成虫寄生于小肠,幼虫寄生于横纹肌细胞中。

5. 致病阶段 幼虫、成虫对人体均致病,主要致病期是幼虫。

6. 诊断材料与虫期 病原学诊断需取肌肉活检,查到旋毛虫幼虫囊包即可确诊。血清学方法检查特异性抗体或抗原可辅助诊断。

复 习 题

一、单项选择题(A 型题)

1. 关于旋毛虫的描述,下列哪项是错误的( )
   A. 旋毛虫为一种动物源性寄生虫
   B. 在同一宿主体内即可完成生活史全过程
   C. 感染阶段为含幼虫的囊包
   D. 成虫寄生在宿主小肠内
   E. 幼虫寄生在宿主肌肉内形成囊包

2. 旋毛形线虫的感染方式为( )
   A. 经口   B. 经皮肤
   C. 输血   D. 媒介昆虫叮咬
   E. 直接接触感染

3. 旋毛形线虫的诊断阶段为( )
   A. 幼虫囊包   B. 包囊
   C. 囊尾蚴   D. 囊蚴
   E. 丝状蚴

4. 在旋毛虫病流行中起重要作用的传染源为( )
   A. 猪   B. 兔
   C. 鸡   D. 旋毛虫病病人
   E. 蛇

5. 下列哪项不是旋毛虫病的防治原则( )
   A. 治疗病人
   B. 加强肉类检疫及肉类制品卫生检查
   C. 改变养猪方法,提倡圈养
   D. 管理好粪便和水源
   E. 灭鼠、搞好环境卫生

6. 人既可作为中间宿主,又可作为终宿主的线虫是( )
   A. 旋毛形线虫   B. 似蚓蛔线虫
   C. 钩虫   D. 蠕形住肠线虫
   E. 毛首鞭形线虫

二、多项选择题(X 型题)

1. 下列关于旋毛虫的陈述正确的是( )
   A. 幼虫是其主要致病阶段
   B. 成虫和幼虫分别寄生在不同类型的宿主
   C. 幼虫寄生在宿主的横纹肌细胞内
   D. 预防感染的关键措施是不生食或半生食肉类
   E. 从患者粪便中查到幼虫即可诊断

2. 旋毛虫病临床表现的轻重取决于( )
   A. 食入旋毛虫囊包的数目
   B. 囊包的生活力
   C. 幼虫侵犯的部位
   D. 宿主对旋毛虫的免疫力
   E. 患者生活的环境

3. 诊断旋毛虫病可以采用( )
   A. 肌肉活检法
   B. 检查患者吃剩下的残余肉类
   C. 免疫学诊断
   D. 粪检虫卵
   E. 采血检查幼虫

三、名词解释

1. 肌型期
2. 侵入期

四、问答题

简述旋毛虫病的防治原则。

参考答案

一、单项选择题(A型题)
1. B 2. A 3. A 4. A 5. D 6. A

二、多项选择题(X型题)
1. ACD 2. ABCD 3. ABC

三、名词解释
1. 新生幼虫随淋巴、血循环移行至全身各器官及侵入横纹肌内发育的阶段,因主要病变部位发生在肌肉,故称此期为肌型期。
2. 侵入期是指幼虫在小肠内自囊包脱出并发育为成虫的阶段,因主要病变部位发生在肠道,故亦可称此期为肠型期。

四、问答题
旋毛虫病的防治原则:

(1) 加强卫生教育,改变不良饮食习惯,不吃生的或未熟透的猪肉及野生动物肉,这是预防本病的关键。

(2) 加强肉类检疫:认真执行肉类检疫制度,未经宰后检疫的猪肉不准上市;遵守食品卫生管理法规,发现感染有旋毛虫病的肉要坚决焚毁。

(3) 改变养猪方法:提倡圈养。

(4) 消灭保虫宿主:扑杀鼠类、野犬等保虫宿主等,是防止人群感染的重要环节。

(5) 治疗患者:目前阿苯达唑是治疗旋毛虫病的首选药物,不仅有驱除肠内早期幼虫及抑制雌虫产蚴的作用,而且能杀死肌肉中的幼虫。

第6节 班氏吴策线虫(*Wuchereria bancrofti*)与马来布鲁线虫(*Brugia malayi*)

内容提要

1. 示教标本
   镜下观察:马来丝虫微丝蚴染色标本与活体标本。
   肉眼观察:两种丝虫成虫浸制瓶装标本;中华按蚊、致倦库蚊针插标本。
2. 自学标本
   镜下观察:班氏丝虫及马来丝虫微丝蚴。
3. 实验操作
   微丝蚴检查及血涂片的制作过程。

【目的要求】
(1) 掌握两种丝虫微丝蚴的形态鉴别特点。
(2) 熟悉微丝蚴的检查方法及血涂片的制作。
(3) 了解两种丝虫成虫的形态特征。

【示教标本】

1. 成虫(浸制瓶装标本)　肉眼观察。

两种丝虫成虫外部形态和内部结构相似。虫体乳白色,细长,表面光滑,似一根白色的丝线。班氏丝虫雌虫大小为$(58.5 \sim 105)$ mm$\times(0.2 \sim 0.3)$ mm,雄虫为$(28.2 \sim 42)$ mm$\times(0.1 \sim 0.5)$ mm;马来丝虫稍小,雌虫为$(40 \sim 69)$ mm$\times(0.12 \sim 0.22)$ mm,雄虫为$(13.5 \sim 28)$ mm$\times(0.07 \sim 0.11)$ mm。虫体头部略膨大,呈圆形或椭圆形,头顶中央有圆形的口,其外周有2圈乳突。雄虫尾端向腹面呈螺旋状卷曲$2 \sim 3$圈。雌虫尾端钝圆,略向腹面弯曲。

2. 马来微丝蚴(玻片染色标本)　油镜观察。

镜下可见虫体末端膨大部分内有 2 个蓝黑色的尾核。

3. 马来微丝蚴(活体标本) 镜下观察。

取长爪沙鼠腹腔内马来微丝蚴,加 1~2 滴血液观察。在低倍镜下可见红细胞间细线状的微丝蚴做蛇形蠕动。

4. 传播媒介——蚊成虫(针插标本)

(1) 中华按蚊(针插标本):形态特征见本实验指导昆虫部分。

(2) 致倦库蚊(针插标本):形态特征见本实验指导昆虫部分。

5. 晚期丝虫病人象皮肿照片 见陈列照片。

【自学标本】

微丝蚴(玻片染色标本) 油镜观察。

微丝蚴虫体细长,头端钝圆,尾端尖细。标本染色后虫体呈紫蓝色,可见虫体体表有一层鞘膜,虫体内部有许多圆形或椭圆形的细胞核,称体核。虫体头端有一无核区,称头间隙。虫体前段 1/5 处,有一神经环,其后有一排泄孔。虫体尾端的细胞核称尾核(图 2-13)。以上各结构的大小、长短比例及相对距离因虫种而异,借此可进行鉴别。

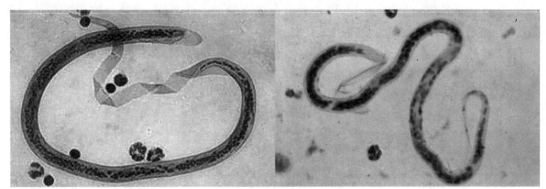

班氏微丝蚴　　　　　　　　　马来微丝蚴

图 2-13　两种丝虫微丝蚴

【实验操作】

微丝蚴检查方法:

1. 器材 载玻片、标签、胶水、品蓝染液等。

2. 操作方法

(1) 新鲜血滴查活微丝蚴:取末梢血一滴直接加盖片镜检,可以观察活微丝蚴在血中做卷曲摆动的"蛇样"运动。此法取血后须即时镜检。采血时间宜在夜间。

(2) 血涂片染色查微丝蚴:在夜间(晚 8 时至午夜 2 时左右),耳垂采血,制成血膜,干燥后染色,镜检微丝蚴。

3. 染色

(1) 苏木素-伊红染色法:

1) 待血膜干燥后,用无水乙醇或甲醇固定。

2) 置于苏木素染剂(或德莱菲氏)内 10~15min。然后置于 1% 伊红染剂内染色 0.5~1min。迅速以水洗涤 2~5min。待干镜检。

3) 镜检结果:微丝蚴鞘膜呈淡色,体细胞呈紫色,染色清晰。若需要做永久标本,可用加拿大树胶封片,保存。

(2) 硼砂亚甲蓝染色法:本法适用于大面积普查丝虫病的微丝蚴染色检查。

1) 染色液的配制:

亚甲蓝粉　　　　　　　　2g
硼砂　　　　　　　　　　3g
蒸馏水　　　　　　　　　100ml

将亚甲蓝粉和硼砂在研钵内研细,加蒸馏水100ml,振荡待充分溶解后,用滤纸过滤后即成原液。

2) 染色过程:①取染剂原液5ml加蒸馏水95ml或5%稀释液;②待血片干燥后,用5%稀释液染色5~10min,水洗,晾干,镜检。若染色过深,可在0.2%盐酸溶液中褪色至适度。稀释液可反复使用。

3) 染色结果:微丝蚴的体细胞呈蓝色,鞘膜为淡红色。

4. 注意事项

(1) 载玻片必须处理清洁,否则易使血膜脱落。

(2) 涂制血膜时,动作宜迅速,防止血液在未涂匀前发生凝固,涂抹血膜用的玻片一角不宜离开血液,否则就会在血膜内出现气泡。

(3) 血膜需涂均匀,过厚部分易在染色过程中发生脱落。

(4) 涂制的血膜应平放,任其自然干燥。

【实验报告】

(1) 用黑铅笔或彩色笔绘班氏微丝蚴、马来微丝蚴点线图或彩图,并注明结构。

(2) 列表比较两种微丝蚴的体态、头间隙、体核、尾核形态结构。

【复习要点】

1. 宿主　两种丝虫的生活史基本相同,都需经过两个发育阶段,即幼虫在中间宿主蚊体内和成虫在终宿主人体内的发育过程。

2. 感染阶段　丝状蚴。

3. 感染途径及感染方式　丝虫是由蚊虫叮咬吸血经皮肤感染。

4. 寄生部位　成虫寄生于终宿主的淋巴系统,马来丝虫寄生于人体上、下肢浅部淋巴系统,班氏丝虫除寄生于人体浅部淋巴系统外,还可寄生于深部淋巴系统。微丝蚴寄生于淋巴液及血液中,在外周血液中呈夜现周期性。

5. 致病阶段　成虫、感染期幼虫及微丝蚴对人体均有致病作用。

6. 诊断材料与虫期　从患者的外周血液、乳糜尿及体液中查到微丝蚴可确诊。也可淋巴结活检查成虫明确诊断。

复 习 题

一、单项选择题(A型题)

1. 丝虫的感染阶段是(　　)
   A. 微丝蚴　　　　B. 杆状蚴
   C. 尾蚴　　　　　D. 丝状蚴
   E. 腊肠期幼虫

2. 下列哪种寄生虫的幼虫具有夜现周期性(　　)
   A. 蠕形住肠线虫　B. 丝虫
   C. 钩虫　　　　　D. 旋毛形线虫
   E. 似蚓蛔线虫

3. 马来布鲁线虫主要引起人体的(　　)
   A. 深部淋巴系统炎症
   B. 四肢浅部淋巴系统炎症

C. 腰干淋巴管病变

D. 主动脉旁淋巴结病变

E. 四肢浅部淋巴系统和深部淋巴系统病变

4. 急性丝虫病的临床表现为（　　）

　　A. 急性淋巴管炎　　B. 急性淋巴结炎

　　C. 丹毒样皮炎　　　D. 附睾炎、精索炎

　　E. 以上都是

5. 丝虫的主要感染方式为（　　）

　　A. 经口　　　　　　B. 输血

　　C. 经胎盘　　　　　D. 媒介昆虫叮咬

　　E. 直接接触

6. 可引起精索炎、附睾炎和睾丸炎的寄生虫是（　　）

　　A. 班氏吴策线虫　　B. 马来布鲁线虫

　　C. 钩虫　　　　　　D. 旋毛形线虫

　　E. 猪巨吻棘头虫

7. 检查血液可找到丝虫的哪个阶段（　　）

　　A. 微丝蚴　　　　　B. 成虫

　　C. 丝状蚴　　　　　D. 腊肠期蚴

　　E. 微丝蚴、成虫

8. 在我国传播马来丝虫病的主要媒介为（　　）

　　A. 淡色库蚊、致倦库蚊

　　B. 中华按蚊、嗜人按蚊

　　C. 中华按蚊、淡色库蚊

　　D. 中华按蚊、致倦库蚊

　　E. 中华按蚊、微小按蚊

9. 诊断班氏丝虫病，何时采血检出率最高（　　）

　　A. 晚10点至次晨2点

　　B. 晚8点至次晨4点

　　C. 晚6点至晚10点

　　D. 清晨空腹采血

　　E. 白天任何时候均可以采血

10. 在丝虫病流行中起重要作用的传染源为（　　）

　　A. 血中带有微丝蚴的病人和带虫者

　　B. 中华按蚊和淡色库蚊

　　C. 严重象皮肿病人

　　D. 血中带有丝状蚴的病人和带虫者

　　E. 以上都不是

11. 下列哪项不是丝虫病的病原学诊断方法（　　）

　　A. 厚血膜法

　　B. 新鲜血滴检查法

　　C. 海群生（枸橼酸乙胺嗪）白天诱出法

　　D. 骨髓穿刺

　　E. 微丝蚴浓集法

12. 丝虫的中间宿主为（　　）

　　A. 蚊　　　　　　　B. 蝇

　　C. 人　　　　　　　D. 蚤

　　E. 白蛉

13. 丝虫的终宿主为（　　）

　　A. 蚊　　　　　　　B. 人

　　C. 猫　　　　　　　D. 猪

　　E. 鼠

14. 可引起丹毒样皮炎的寄生虫为（　　）

　　A. 旋毛形线虫　　　B. 日本血吸虫

　　C. 钩虫　　　　　　D. 丝虫

　　E. 肺吸虫

15. 实验诊断中哪期对鉴别班氏吴策线虫和马来布鲁线虫虫种具有重要意义（　　）

　　A. 微丝蚴　　　　　B. 丝状蚴

　　C. 杆状蚴　　　　　D. 腊肠期蚴

　　E. 虫卵

16. 下列哪种病变不是由丝虫引起的（　　）

　　A. 淋巴结炎　　　　B. 淋巴管炎

　　C. 脉管炎　　　　　D. 丹毒样皮炎

　　E. 乳糜尿

17. 在下列哪种标本中查不到微丝蚴（　　）

　　A. 脑脊液　　　　　B. 鞘膜积液

　　C. 尿液　　　　　　D. 腹腔积液

　　E. 淋巴液

18. 下列线虫生活史过程中需要中间宿主的是（　　）

　　A. 蛔虫　　　　　　B. 蛲虫

　　C. 鞭虫　　　　　　D. 十二指肠钩虫

　　E. 班氏丝虫

19. 丝虫致病的主要阶段是（　　）

　　A. 微丝蚴　　　　　B. 成虫

　　C. 感染期幼虫　　　D. 杆状蚴

　　E. 腊肠期幼虫

20. 晚期丝虫病患者下肢象皮肿的治疗主要采用（　　）

　　A. 大剂量海群生治疗

　　B. 海群生杀虫合并烘绑疗法

　　C. 1%硝酸银溶液肾盂冲洗

　　D. 淋巴管-血管吻合术

E. 海群生和呋喃嘧酮合用治疗

二、多项选择题(X型题)
1. 丝虫生活史过程中包括下列哪些发育阶段（　　）
   A. 微丝蚴　　　　B. 杆状蚴
   C. 丝状蚴　　　　D. 腊肠期蚴
   E. 毛蚴
2. 马来丝虫病的实验诊断方法有（　　）
   A. 厚血膜染色法　　B. 新鲜血滴法
   C. 静脉血浓集法　　D. 尿液离心沉淀法
   E. 海群生白天诱出法
3. 丝虫病人慢性期的临床表现有（　　）
   A. 下肢象皮肿　　B. 阴囊象皮肿
   C. 睾丸鞘膜积液　D. 乳糜尿
   E. 乳糜腹水

三、名词解释
1. 夜现周期性
2. 丝虫热

四、问答题
1. 简述班氏吴策线虫和马来布鲁线虫对人危害的异同点。
2. 试述象皮肿形成的机制。
3. 丝虫病的病原学诊断方法有哪些？检查时应注意什么？

参 考 答 案

一、单项选择题(A型题)
1. D　2. B　3. B　4. E　5. D　6. A　7. A
8. B　9. A　10. A　11. D　12. A　13. B　14. D
15. A　16. C　17. A　18. E　19. D　20. B

二、多项选择题(X型题)
1. ACD　2. ABCE　3. ABCDE

三、名词解释
1. 丝虫成虫寄生于淋巴系统直接产微丝蚴，微丝蚴在人的外周血液中周期性出现，白天滞留于肺微血管内，夜晚则出现在外周血液中，微丝蚴在外周血液中的昼少夜多现象称为微丝蚴的夜现周期性。两种丝虫的微丝蚴在外周血中出现的时间略有不同：班氏吴策线虫微丝蚴为晚10点至次晨2点，马来布鲁线虫微丝蚴为晚8点至次晨4点。
2. 丝虫感染引起急性淋巴管炎、淋巴结炎的同时，多伴有突然发热、寒战、全身不适、头痛、乏力、四肢酸痛和食欲不振等全身症状，称为丝虫热。

四、问答题
1. 马来布鲁线虫主要寄生在人体的上、下肢浅部淋巴系统；班氏吴策线虫除寄生于上、下肢浅部淋巴系统外，多寄生于深部淋巴系统。其致病既有相同处，又有不同之处。相同点为：①两者均可引起急性期淋巴管炎、淋巴结炎和丹毒样皮炎；②两者均可引起上、下肢象皮肿。不同点为：班氏吴策线虫可引起精索炎、睾丸炎、附睾炎、阴囊象皮肿、睾丸鞘膜积液和乳糜尿等症状，而马来布鲁线虫感染却没有这些症状。

2. 丝虫感染急性期炎症反复发作，淋巴管内皮细胞增生，管壁增厚，局部可出现增生性肉芽肿。此反应不断进行，可引起淋巴管壁显著增厚，管腔狭窄，导致淋巴管部分或完全阻塞。如阻塞在浅表淋巴结、淋巴管，阻塞部位以下淋巴管内压增高，导致淋巴管曲张甚至破裂，淋巴液外流，因淋巴液中蛋白质含量高，刺激局部纤维组织增生，导致局部皮肤和皮下组织增厚、变粗、变硬而形成象皮肿。象皮肿形成后，局部血液循环障碍，使病变处皮肤汗腺、毛囊及皮脂腺功能障碍，容易继发细菌感染，导致局部炎症或慢性溃疡以及纤维组织增生，加重象皮肿。

3. 丝虫的病原学诊断方法主要是查血，若血液中有微丝蚴即可确诊，由于微丝蚴有夜现周期性，应注意采血时间，一般以晚上9点以后为宜。具体方法有：
   （1）新鲜血滴检查法：此法可用作筛选病人，但不能鉴别虫种。
   （2）厚血膜涂片：检出率高，且可鉴别虫种。
   （3）海群生白天诱出法：多用于夜间取血不方便者，但易漏诊。
   （4）微丝蚴浓集法：阳性率较高。

（陈晓宁）

第三章 吸虫(Trematodes)

第1节 华支睾吸虫(*Clonorchis sinensis*)

> **内容提要**
> 1. 示教标本
>   肉眼观察:成虫浸制标本,中间宿主大体标本。
>   镜下观察:各期幼虫玻片染色标本。
> 2. 自学标本
>   镜下观察:华支睾吸虫成虫及虫卵标本。
> 3. 实验操作
>   鱼肉压片检查囊蚴;解剖肝吸虫病猫观察成虫与肝胆病变。

【目的要求】
(1) 掌握华支睾吸虫虫卵的形态特征。
(2) 掌握鱼肉压片检查囊蚴的方法。
(3) 熟悉华支睾吸虫成虫的形态特征和成虫寄居部位。
(4) 了解华支睾吸虫各期幼虫及中间宿主的形态。

【示教标本】
1. 成虫(浸制标本) 放大镜或肉眼观察。

成虫为甲醛浸制瓶装标本。虫体灰白色,扁平,形如葵花籽,前端较细,后端钝圆,大小为(10~25)mm×(3~5)mm,口吸盘略大于腹吸盘。生殖器官和消化器官隐约可见(图3-1)。

2. 中间宿主(大体标本) 肉眼观察。

(1) 第一中间宿主(干制标本):纹沼螺及赤豆螺等。小型水栖螺类。圆锥形,高约10mm,螺体高与宽相近,螺纹少。壳厚,表面光滑,活时螺壳为青灰色,死后为灰白色。

(2) 第二中间宿主(浸制标本):淡水鱼的鲤科鱼类(白鲩、黑鲩及麦穗鱼等)及淡水虾(米虾、沼虾等)。

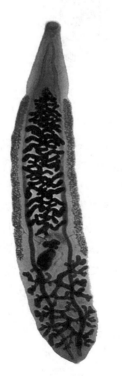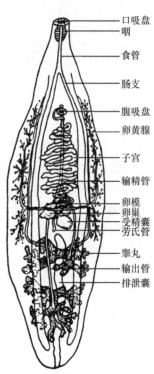

图3-1 华支睾吸虫成虫

3. 华支睾吸虫尾蚴(玻片染色标本) 低倍镜观察。

观察要点:①体长 210~240μm,虫体分体部和尾部,体部呈长椭圆形;②前端具眼点 1 对,腹吸盘小于口吸盘,有穿刺腺 6 对,但分辨不清;③排泄囊位于虫体后部呈三角形或椭圆形;④单尾型,尾长约等于体长的 2~3 倍,长尾尾蚴是肝吸虫尾蚴的特征。

4. 华支睾吸虫囊蚴(玻片染色标本) 低倍镜观察。

观察要点:椭圆形,平均大小为 138μm×115μm,囊壁两层,内含幼虫,可见口、腹吸盘及含有黑色颗粒的椭圆形排泄囊。

5. 肝吸虫病肝胆病理标本(液浸标本) 肉眼观察。

病猫肝胆大体标本,示成虫寄生于肝胆管及引起的肝胆病变。

【自学标本】

1. 成虫(玻片染色标本) 低倍镜观察。

观察要点(图 3-1):①口吸盘略大于腹吸盘,口吸盘位于虫体前端,腹吸盘位于虫体前 1/5 处;②两肠支沿虫体两侧向后直行,末端为盲端;③雌性生殖器官:子宫迂曲盘绕位于腹吸盘后方,卵巢分叶状,位于子宫之后。受精囊椭圆形,位于卵巢和睾丸之间;④雄性生殖器官:睾丸一对呈分支状,前后排列于虫体后 1/3;⑤卵黄腺分布于虫体两侧,从腹吸盘向下延至受精囊水平。

2. 虫卵(玻片标本或临时封片) 高倍镜观察。

虫卵采自感染动物的粪便,10%甲醛溶液固定,制成永久封片标本保存。或者在观察前制成临时封片:吸取保存于甲醛液中的虫卵悬液 1 滴,涂在玻片上,加盖玻片后镜检。低倍镜下找到虫卵后换高倍镜观察。

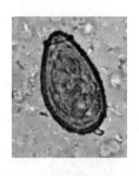
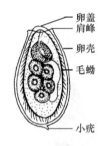

图 3-2 华支睾吸虫卵

观察要点(图 3-2):①该虫卵是常见蠕虫卵中最小的虫卵,大小为 29μm×17μm;②外形似芝麻状;③黄褐色;④前端稍窄,有突起的卵盖,卵盖边缘卵壳外凸形成肩峰。后端钝圆,有逗点状突起,称小疣;⑤卵内含成熟的毛蚴,仅能看到轮廓。

【实验操作】

1. 鱼肉压片检查囊蚴 将感染有肝吸虫囊蚴的淡水鱼(或虾)放在洁净的器皿内,用小剪刀轻轻刮去鱼鳞,剪取鱼肉一小块,放在两张载玻片之间,轻轻用力压薄,置低倍镜下观察。囊蚴椭圆形,大小为 138μm×115μm。囊壁双层,较薄,幼虫卷曲在囊内,可见口吸盘、腹吸盘及一个充满黑色颗粒的大排泄囊。在此压片中,常可见到其他吸虫的囊蚴,但其形态特征与肝吸虫囊蚴不同,注意加以鉴别。囊蚴多分布在鱼的背部及尾部,腹部较少,极少见于头部及尾鳍。

2. 改良乙酸乙醚离心沉淀法(示教) 取粪便 0.5g 放入离心管中,加蒸馏水 5ml,充分搅拌,用纱布滤于另一离心管中,1500r/min,离心 2 分钟,弃去上清液,加 5%乙酸溶液 5ml 和 Tween 80 一滴,振荡后加乙醚 5ml,同上离心沉淀,镜检。此方法适用于检查消化道内寄生虫卵,尤其对于较小或较少量的虫卵的检查更有实用价值。最常用于肝吸虫卵的检查。

3. 改良加藤厚涂片法(示教) 改良加藤厚涂片法又称 Kato-Katz 厚涂片法、定量透明法,是一种既能定性又可定量的检查肠道蠕虫卵的可靠方法。

(1) 原理:利用粪便定量或定性厚涂片,以增加视野中虫卵数,又可作虫卵定量检查。经甘油和孔雀绿处理,使粪膜透明,从而使粪渣与虫卵产生鲜明的对比,便于光线透过和镜检。孔雀绿则使视野光线变得柔和,以减少眼睛的疲劳。适用于检查各种蠕虫卵。方法简便,操作过程中虫卵不会散失,效果较好。

(2) 试剂与材料:①透明液配制:蒸馏水100ml,加甘油100ml,再加3%孔雀绿溶液1ml;②亲水玻璃纸,厚40μm,裁成22mm×30mm大小,在上述甘油透明液中浸泡24小时以上方可使用;③100目/2.5mm尼龙绢网片,大小约5cm×5cm或80~100目/2.5cm铜丝网片也可;④塑料定量板,中央有一个由一长方形和两个半圆形合成的模孔,长径为7.9mm,短径为4mm,厚1.37mm,容积为38.59mm,可容纳粪便41.6mg;⑤塑料刮片。

(3) 操作步骤:①将尼龙绢网片置于待检粪样上,用塑料刮片在上轻刮,使粪便透过绢网孔至刮片上;②将定量板放在载玻片中部,然后把刮片上的去渣粪便填入定量板的模孔内,使填满全孔并刮去多余的粪便;③小心掀起定量板,使粪样留在载玻片上;④将浸有透明液的亲水玻璃纸盖在粪样上,用另一载玻片轻压使粪便均匀地平展于玻璃纸下;⑤室温25℃,湿度75%时,经1小时后镜检并计数虫卵。

(4) 注意事项:①粪膜要均匀铺开,不宜太厚;②透明时间要适当:透明速度取决于温度、湿度。一般放置室温即可,冬天则需置温箱以加快透明。若粪膜过厚,透明时间短,虫卵难以发现。若透明时间过长,因虫卵也透明了,镜检时易漏检,或因虫卵变形,又不易辨认。因此,薄壳虫卵(如钩虫卵)宜在制片后0.5~1小时即行检查;③经透明处理的虫卵形态与直接涂片中观察到的虫卵有较大差异,应注意识别;④每克粪便虫卵数(EPG)换算:全片中虫卵总数乘以24即可。

4. 解剖病猫(示教) 病猫经麻醉后剖腹,取出肝胆器官,沿胆总管至胆囊剪开,寻找成虫,然后检查肝内的小胆管,把组织剪成数块,向剪开处轻轻挤压,把成虫挤出。见有成虫即取出置盛有生理盐水的器皿中进行观察鉴定,必要时可染色鉴别。如寄生的虫数较多,在胆总管上剪开一个小口时,可见虫体随胆汁溢出。注意观察活成虫、其寄生部位及肝胆病变。活成虫外形如葵花籽,个体大小差异较大,扁平,淡红色,半透明。

【实验报告】 绘华支睾吸虫卵形态图,并注明结构。

【复习要点】

1. 宿主 华支睾吸虫的终宿主:人。保虫宿主:猫、犬、鼠等。第一中间宿主:纹沼螺、长角涵螺及赤豆螺等。第二中间宿主:淡水鱼、虾。

2. 感染期 囊蚴。

3. 感染途径及感染方式 经口食入含有活囊蚴的淡水鱼虾而感染。

4. 寄生部位 成虫主要寄生在终宿主的肝胆管内。

5. 致病阶段 成虫。

6. 诊断材料与虫期 虫卵随胆汁排入肠腔,经粪便排出。通常取粪便或十二指肠液检查虫卵。

复 习 题

一、单项选择题(**A**型题)

1. 华支睾吸虫成虫外观一般呈(　　)

A. 线形　　B. 鸡肝状
C. 椭圆形　　D. 葵花籽状

E. 黄豆状
2. 有关华支睾吸虫卵描述错误的是( )
   A. 虫卵很小,芝麻状
   B. 有卵盖
   C. 内含1个卵细胞和多个卵黄细胞
   D. 卵盖两侧有肩峰
   E. 卵盖相对的一端有疣状突起
3. 华支睾吸虫主要寄生在人体的( )
   A. 肺部   B. 肝胆管内
   C. 肠系膜静脉   D. 小肠
   E. 脑部
4. 从患者粪便中能查到华支睾吸虫的( )
   A. 囊蚴   B. 尾蚴
   C. 虫卵   D. 毛蚴
   E. 胞蚴
5. 人感染华支睾吸虫的途径为( )
   A. 尾蚴经皮肤感染 B. 囊蚴经口感染
   C. 尾蚴经口感染   D. 囊蚴经皮肤感染
   E. 毛蚴经皮肤感染
6. 华支睾吸虫的第二中间宿主为( )
   A. 赤豆螺   B. 猪
   C. 麦穗鱼   D. 钉螺
   E. 纹沼螺
7. 华支睾吸虫病的传染源可以是( )
   A. 淡水鱼   B. 淡水蟹
   C. 淡水螺   D. 带虫者
   E. 淡水虾
8. 华支睾吸虫能引起人的( )
   A. 胆管炎、胆囊炎 B. 肺部囊肿
   C. 小肠黏膜溃疡   D. 肠壁纤维化
   E. 过敏性皮炎
9. 华支睾吸虫病的病原学诊断方法有( )
   A. 厚血膜涂片法   B. 间接血凝试验
   C. 痰液涂片检查   D. 改良加藤厚涂片法
   E. 肛门拭子法
10. 预防华支睾吸虫病的有效方法有( )
    A. 不食生的淡水鱼、虾
    B. 不接触疫水
    C. 饭前洗手
    D. 消灭蚊子
    E. 不食生的水生植物
11. 能致肝硬化的寄生虫是( )
    A. 布氏姜片吸虫 B. 卫氏并殖吸虫
    C. 猪带绦虫   D. 华支睾吸虫
    E. 斯氏并殖吸虫
12. 人感染华支睾吸虫的方式有( )
    A. 接触疫水
    B. 食生的或未煮熟的淡水鱼肉
    C. 生食溪蟹
    D. 生食水生植物
    E. 被蚊虫叮咬
13. 华支睾吸虫病的危害主要是患者的( )
    A. 肝受损   B. 脑部受损
    C. 肠系膜静脉受损 D. 小肠壁纤维化
    E. 肺脓肿
14. 华支睾吸虫寄生所致肝脏病变多表现为( )
    A. 肝脏弥漫性肿大
    B. 肝左叶肿大明显
    C. 肝右叶肿大明显
    D. 门静脉周围出现广泛的纤维化
    E. 肝脏不肿大
15. 确诊华支睾吸虫病的依据是( )
    A. 肝左叶肿大   B. 病人来自流行区
    C. 血清抗体阳性 D. 在粪便中查到虫卵
    E. 有生食鱼、虾的病史

二、多项选择题(X型题)
1. 华支睾吸虫病的临床表现有( )
   A. 消化不良   B. 肝区隐痛
   C. 腹部不适   D. 胸痛
   E. 食欲不佳
2. 华支睾吸虫病的传染源包括能排出华支睾吸虫卵的( )
   A. 病人   B. 淡水鱼
   C. 带虫者   D. 受感染的家畜
   E. 受感染的野生动物
3. 华支睾吸虫病的流行必须具备以下条件( )
   A. 第一中间宿主
   B. 第二中间宿主
   C. 传染源
   D. 人接触有尾蚴的疫水
   E. 人吃生的或未煮熟的淡水鱼肉
4. 华支睾吸虫可寄生在人体的( )
   A. 胰腺管   B. 肝胆管内
   C. 肠系膜静脉   D. 胆囊

E. 脑部
5. 诊断华支睾吸虫病可采用的方法有( )
   A. B 型超声波或 CT 检查
   B. 采血查移行中的童虫
   C. 免疫学方法
   D. 询问病史

E. 粪便或十二指肠液中查虫卵

三、问答题
1. 华支睾吸虫是如何致病的？
2. 为什么华支睾吸虫病的病原诊断常采用粪便浓集的方法？

参考答案

一、单项选择题(A 型题)
　　1. D　2. C　3. B　4. C　5. B　6. C　7. D
8. A　9. D　10. A　11. D　12. B　13. A　14. B
15. D

二、多项选择题(X 型题)
　　1. ABCE　2. ACDE　3. ABCE　4. ABD
5. ACDE

三、问答题
1. 成虫寄生在人的肝胆管内，在虫体的机械性刺激和虫体代谢产物的共同作用下，胆管内壁上皮细胞发生脱落、增生，管壁变厚，管腔变窄，加上虫体的阻塞，引起胆汁淤积，发生阻塞性黄疸；虫体还能引起炎症反应，导致胆管炎、胆囊炎；死虫体、虫卵可成为结石的核心而形成胆结石；长期感染可引起肝硬化，也可诱发肝癌。

2. 华支睾吸虫病的病原学诊断方法有：粪便直接涂片法、加藤厚涂片法、水洗沉淀法和十二指肠引流法等。由于华支睾吸虫虫卵小，应用直接涂片法易漏检。因此，常采用粪便浓集的方法（如加藤厚涂片法、水洗沉淀法等）提高检出率。对粪检阴性的病人也可用十二指肠引流法检查，提高阳性率。

第 2 节　布氏姜片吸虫(*Fasciolopsis buski*)

内容提要

1. 示教标本
   肉眼观察：成虫大体标本，中间宿主扁卷螺，植物传播媒介水红菱、茭白等。
   镜下观察：姜片虫尾蚴。
2. 自学标本
   低倍镜观察：成虫玻片标本。
   镜下观察：虫卵玻片标本或临时封片。

【目的要求】
(1) 掌握姜片虫卵和成虫的形态特征。
(2) 熟悉姜片虫中间宿主的外观及几种常见水生植物。

【示教标本】

1. 成虫(浸制标本)　肉眼观察或放大镜观察。
经甲醛固定后虫体灰白色，扁平肥厚，形如生姜片，腹吸盘明显可见。

2. 尾蚴(玻片染色标本)　镜下观察。
由阳性扁卷螺逸出，经染色制成。虫体具长尾，无眼点。

3. 扁卷螺(干制标本)　肉眼观察。
中间宿主扁卷螺呈淡黄色或黄褐色，体小，小圆盘状，平均宽 6~7mm，高 2~4mm，壳扁平、薄而透明，螺旋在一个平面上旋转。生活时常附着于水生植物表面，可在水中游动或自由浮沉。

4. 水生媒介植物(浸制标本)　肉眼观察。

水红菱、荸荠(马蹄)、茭白(茭瓜)等。

【自学标本】

1. 成虫(玻片染色标本)　低倍镜观察或放大镜对光观察。

观察要点(图3-3)：①口吸盘较小，位于虫体前端。腹吸盘较大呈漏斗状，肌肉发达，距口吸盘较近；②在口吸盘的后方有一个球形的咽。食道短。在腹吸盘前，肠管分为两支沿虫体两侧迂曲后行，至虫体末端呈盲端；③子宫盘曲于腹吸盘和卵巢之间，卵巢呈分支状，两侧的卵黄腺较发达。无受精囊；④一对睾丸高度分支，呈珊瑚状，前后排列于虫体后2/3部；⑤卵黄腺发达，分布于虫体两侧，自腹吸盘水平至虫体末端。

2. 虫卵(玻片标本或临时封片)　低倍镜或高倍镜观察。

用低倍镜找到虫卵后转高倍镜观察内部结构。观察要点(图3-4)：①该卵是所学的蠕虫卵中最大者，大约为(130~140)μm×(80~85)μm；②卵呈椭圆形，两端钝圆，淡黄色，卵壳薄而均匀，卵盖小，不易看清；③卵内含有一个卵细胞和20~40个卵黄细胞。该卵与肝片吸虫卵相似，应注意鉴别。

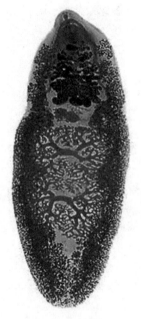 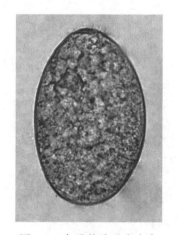

图3-3　布氏姜片吸虫成虫　　图3-4　布氏姜片吸虫虫卵

【实验报告】　绘姜片虫卵形态图，并注明结构。

【复习要点】

1. 宿主　终宿主是人。保虫宿主是猪、野猪等。中间宿主是扁卷螺。

2. 感染期　囊蚴。

3. 感染途径及感染方式　经口食入水生植物表面的囊蚴而感染。作为传播媒介的水生植物有菱角、荸荠、茭白等。

4. 寄生部位　成虫寄生在终宿主的小肠。

5. 致病阶段　成虫。

6. 诊断材料与虫期　取粪便检查虫卵。

复 习 题

一、单项选择题（A型题）

1. 布氏姜片吸虫成虫的形态特征是（　）
   A. 雌雄异体
   B. 虫体呈线状
   C. 睾丸珊瑚状，在虫体后部呈前后排列
   D. 睾丸7个，串珠状排列
   E. 睾丸小，在虫体后部左右排列
2. 常见人体寄生虫中最大的蠕虫卵是（　）
   A. 日本血吸虫卵　　　B. 钩虫卵
   C. 卫氏并殖吸虫卵　　D. 布氏姜片吸虫卵
   E. 蛔虫卵
3. 布氏姜片吸虫的传染源为（　）
   A. 水生植物　　　　　B. 扁卷螺
   C. 病人　　　　　　　D. 狗
   E. 鼠类
4. 姜片虫成虫主要寄生在（　）
   A. 人体小肠内　　　　B. 扁卷螺的肝内
   C. 水生植物表面　　　D. 人的肺部
   E. 人的肝脏内
5. 姜片虫的中间宿主是（　）
   A. 人　　　　　　　　B. 扁卷螺
   C. 水生植物　　　　　D. 猪
   E. 钉螺
6. 布氏姜片吸虫的保虫宿主主要是（　）
   A. 带虫者　　　　　　B. 扁卷螺
   C. 病人　　　　　　　D. 家猪
   E. 野猪
7. 姜片虫病患者的主要临床表现是（　）
   A. 肝肿大　　　　　　B. 咳痰
   C. 腹痛，并常伴有腹泻　D. 胆囊炎
   E. 胸痛
8. 姜片虫病患者的粪便中可查到姜片虫的（　）
   A. 虫卵　　　　　　　B. 毛蚴
   C. 囊蚴　　　　　　　D. 尾蚴
   E. 子雷蚴

二、多项选择题（X型题）

1. 姜片虫病患者可表现出（　）
   A. 腹痛
   B. 结肠纤维化
   C. 儿童患者可出现发育障碍
   D. 腹泻
   E. 肝胆管阻塞
2. 姜片虫病的传染源包括（　）
   A. 病人　　　　　　　B. 病猪
   C. 扁卷螺　　　　　　D. 带虫者
   E. 猫
3. 姜片虫的致病作用表现为（　）
   A. 吸盘发达，造成被吸附组织的炎症反应
   B. 虫卵沉积在组织内，形成肉芽肿
   C. 虫体大，覆盖肠黏膜，影响宿主消化吸收
   D. 幼虫在组织内移行，破坏组织
   E. 代谢产物引起宿主超敏反应
4. 防治姜片虫病可采用以下措施（　）
   A. 加强粪便管理
   B. 不食生的或未煮熟的淡水鱼虾
   C. 开展健康教育，不生食的水生植物
   D. 积极查治传染源
   E. 用吡喹酮治疗病人和病畜
5. 姜片虫病的流行与下列因素有关（　）
   A. 虫卵在水中孵出毛蚴仅需2～4小时
   B. 用新鲜人粪或猪粪为水生植物施肥
   C. 水中有中间宿主扁卷螺
   D. 用新鲜水生植物作为青饲料喂猪
   E. 人有吃生的茭白、菱角或喝生水的不良习惯

三、问答题

1. 某人被怀疑感染了姜片虫，但粪便检查未见虫卵，是何原因？如何解决？
2. 简述布氏姜片吸虫的致病机制。

参 考 答 案

一、单项选择题（A型题）

1. C　2. D　3. C　4. A　5. B　6. D　7. C　8. A

二、多项选择题(X型题)

1. ACD 2. ABD 3. ACE 4. ACDE
5. BCDE

三、问答题

1. 某人被怀疑感染了姜片虫,但粪便检查未见虫卵,可能有两种原因。一是患者感染时间较短,虫体尚未发育成熟产卵,二是感染度很低,粪便中虫卵数量少。因此,对早期感染者,可采用免疫学方法检测病人血清中抗姜片虫抗体。对于后者,应反复进行粪便检查,或多收集粪便做水洗沉淀法。

2. 布氏姜片吸虫的致病机制包括机械性损伤及虫体代谢产物被宿主吸收引起的超敏反应。成虫腹吸盘肌肉发达,吸附力强,易造成被吸附的肠黏膜与其附近组织发生炎症反应,充血、水肿,严重者可引起出血、溃疡或脓肿。炎症部位可见细胞浸润。感染虫数较多时,虫体覆盖肠黏膜,影响宿主消化与吸收功能,导致消化功能紊乱和营养不良。大量感染时,虫体成团可引起肠梗阻。

第3节 卫氏并殖吸虫(*Paragonimus westermani*)

内容提要

1. 示教标本

   肉眼观察:成虫大体标本、中间宿主(川卷螺类、溪蟹、蝲蛄)、肺脏病理标本。

   镜下观察:囊蚴玻片标本,尾蚴玻片标本。

2. 自学标本

   镜下观察:卫氏并殖吸虫(肺吸虫)成虫和虫卵玻片标本。

3. 实验操作

   直接涂片法、消化沉淀法检查痰液中虫卵。

【目的要求】

(1) 掌握卫氏并殖吸虫成虫和虫卵的形态特征。

(2) 熟悉卫氏并殖吸虫第一、第二中间宿主的外观特征及其实验诊断方法。

(3) 了解卫氏并殖吸虫生活史各期标本。

(4) 观察病理标本,掌握卫氏并殖吸虫的致病作用。

【示教标本】

1. 成虫(浸制瓶装标本) 肉眼观察。

观察要点:虫体卵圆形,灰白色,大小如半粒黄豆,背面隆起,腹面扁平。前端较窄,后端较宽,看不清内部的构造。在扁平的腹侧近中央处,隐约可见一小孔,为腹吸盘。

2. 囊蚴(玻片染色标本) 低倍镜观察。

标本采自阳性溪蟹或蝲蛄,10%甲醛溶液固定,卡红染色,封片。囊蚴呈圆球形或椭圆形,直径约300~400μm,具有两层囊壁,幼虫(后尾蚴)曲缩于囊内,两侧有螺旋状弯曲而透明的肠支,排泄囊长椭圆形,占满两肠之间,内含黑色屈光性颗粒。

3. 尾蚴(玻片染色标本) 低倍镜观察。

虫体分为体部和尾部,体部具口、腹吸盘。尾部呈小球状,为微尾型尾蚴。

4. 中间宿主(大体标本) 肉眼观察。

(1) 第一中间宿主(干制标本):川卷螺类(黑贝科、蜷科淡水螺),体中等大小,长圆锥形,黑褐色或黄褐色。壳厚,螺旋粗大,壳面光滑或具肋。壳顶常因生活在溪流中与溪石碰撞而破损不全,螺壳或被溪蟹钳咬而破坏。

（2）第二中间宿主（浸制标本）：溪蟹或蝲蛄。

5. 肺脏病理标本（大体标本） 肉眼观察。

肺吸虫成虫寄生于犬肺的大体标本。观察肺部表面由肺吸虫成虫所致的结节状隆起的囊肿,成虫寄生于囊内,周围形成纤维性囊壁,称为虫囊。注意表面隆起部位相应肺组织内有成虫寄生的囊状病灶。

【自学标本】

1. 成虫（玻片染色标本） 低倍镜或解剖镜下观察。

成虫标本采自感染犬肺脏,新鲜虫体压扁后,10%甲醛溶液固定,卡红或苏木素染色制成。观察要点（图3-5）：①口吸盘位于虫体前端,腹吸盘约在虫体腹面中部稍前,口、腹吸盘大小略同；②肠管分两支,沿虫体两侧后行,形成数个明显弯曲,至虫体的末端变成盲端；③在虫体中部的一侧有一团黄褐色的子宫,其对侧有一较小染成红色或紫色的分叶状卵巢；④子宫与卵巢的后方,有两个并列排列,染成红色或紫色分叶状的睾丸。雌性生殖器官与雄性生殖器官皆左右并列,是并殖吸虫形态构造上的主要特征；⑤卵黄腺在虫体两侧缘从前端直到后端分布,呈棕黄色颗粒状。排泄囊在虫体后部中央呈纵行的裂隙。

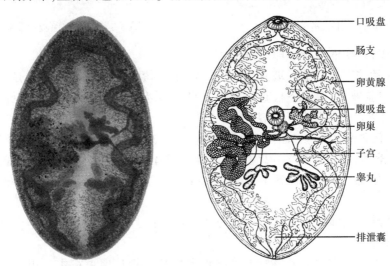

图3-5 卫氏并殖吸虫成虫

2. 虫卵（玻片标本或临时封片） 高倍镜观察。

虫卵采自卫氏并殖吸虫感染犬粪便,10%甲醛溶液固定,制成永久封片,或观察时吸取保存于甲醛液中的虫卵悬液1滴,涂于玻片上加盖片制成临时封片。观察要点（图3-6）：①虫卵大小为(80~118)μm×(48~60)μm。椭圆形,两侧不对称,最宽处多近卵盖一端；②卵盖大,常略倾斜,但也有缺盖者（有时因虫卵的位置关系可能看不到卵盖）。卵盖与卵壳相接触处,卵壳增厚且向外方突出；③卵呈金黄色。卵壳较厚,且厚薄不均,后端常明显增厚；④卵内含1个卵细胞和10余个卵黄细胞。卵细胞常位于近卵盖一端,但二者在固定标本内不易区分。

3. 囊蚴（染色标本） 低倍镜观察。

观察要点：囊蚴呈圆球形或椭圆形,直径约300~400μm,具有两层囊壁,外层薄而易破,内层厚而坚韧,幼虫（后尾蚴）曲缩于囊内,两侧有螺旋状弯曲而透明的肠支,排泄囊长椭圆形,占满两肠之间,内含黑色屈光性颗粒,口吸盘有时可看到,腹吸盘一般为排泄囊所遮盖(图3-7)。

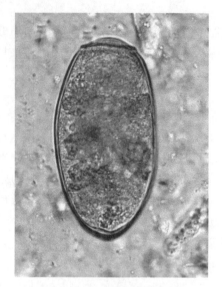

图3-6　卫氏并殖吸虫卵

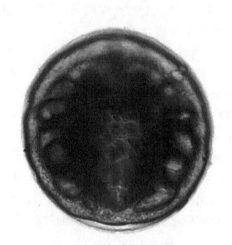

图3-7　卫氏并殖吸虫囊蚴

【实验操作】　痰液检查虫卵的方法。

1. 直接涂片法　取一洁净玻片,滴 1~2 滴生理盐水,挑取带铁锈色的痰液少许,在玻片上涂均匀,加盖玻片,置镜下检查。如仅见夏科-雷登结晶,未发现肺吸虫卵,提示可能是肺吸虫患者,可采用下述消化沉淀法。

2. 消化沉淀法(示教)　操作步骤:①收集患者 24 小时痰液,置于小烧杯中,加入等量的 10% NaOH 溶液,用玻棒搅匀;②置 37℃温箱内消化 2~3 小时,待痰液呈稀液状;③分装于数个离心管内,以 1500r/min 离心沉淀 10min;④弃去上清液,吸取沉渣少许涂片;⑤镜检虫卵。

【实验报告】　绘肺吸虫虫卵形态图,并注明结构。

【复习要点】

1. 宿主　人是终宿主。犬、猫、虎等肉食类哺乳动物是保虫宿主。川卷螺类是第一中间宿主,溪蟹、蝲蛄是第二中间宿主。野猪、猪、鼠、兔等为转续宿主。

2. 感染期　囊蚴。

3. 感染途径及感染方式　经口食入含有活囊蚴的溪蟹、蝲蛄而感染。

4. 寄生部位　成虫主要寄生在人的肺部,童虫可移行至皮下、腹壁、肝、脑等器官。

5. 致病阶段　成虫、童虫。

6. 诊断材料与虫期　取痰液或粪便检查虫卵。取皮下包块活组织检查虫体。免疫学检查取血清查特异性抗体或抗原诊断肺外型肺吸虫病。

复 习 题

一、单项选择题(A 型题)

1. 需要两个中间宿主才能完成生活史的寄生虫为(　　)

A. 日本血吸虫　　B. 卫氏并殖吸虫
C. 姜片虫　　　　D. 丝虫
E. 牛带绦虫

2. 具有卵盖的虫卵是( )
   A. 卫氏并殖吸虫卵　B. 日本血吸虫卵
   C. 钩虫卵　　　　　D. 带绦虫卵
   E. 蛔虫卵
3. 并殖吸虫成虫的形态特点是( )
   A. 卵巢与子宫并列
   B. 两睾丸并列
   C. 两侧卵黄腺并列
   D. 卵巢与子宫并列,两睾丸并列
   E. 两吸盘并列
4. 卫氏并殖吸虫卵的描述哪项是错误的( )
   A. 卵壳厚薄不匀,后端常增厚
   B. 有卵盖
   C. 金黄色
   D. 后端有小棘
   E. 内含卵细胞和卵黄细胞
5. 野猪可作为卫氏并殖吸虫的( )
   A. 第一中间宿主　B. 第二中间宿主
   C. 保虫宿主　　　D. 转续宿主
   E. 终末宿主
6. 卫氏并殖吸虫的第一中间宿主是( )
   A. 蝲蛄　　　　　B. 钉螺
   C. 豆螺　　　　　D. 扁卷螺
   E. 川卷螺类
7. 卫氏并殖吸虫的第二中间宿主是( )
   A. 溪蟹　　　　　B. 麦穗鱼
   C. 川卷螺类　　　D. 野猪
   E. 以上都不是
8. 卫氏并殖吸虫在人体的主要寄生部位是( )
   A. 小肠　　　　　B. 肠系膜静脉
   C. 肺脏　　　　　D. 淋巴系统
   E. 结肠
9. 肺吸虫病的感染途径是( )
   A. 经口
   B. 经皮肤
   C. 经媒介节肢动物叮咬
   D. 接触病人
   E. 呼吸道吸入
10. 卫氏并殖吸虫病的传染源包括( )
    A. 带虫者　　　B. 多种肉食类动物
    C. 病人　　　　D. 家畜
    E. 以上都是
11. 痰液中查虫卵可诊断( )
    A. 钩虫病　　　　B. 日本血吸虫病
    C. 华支睾吸虫病　D. 布氏姜片吸虫病
    E. 卫氏并殖吸虫病
12. 卫氏并殖吸虫的感染阶段是( )
    A. 囊尾蚴　　　　B. 尾蚴
    C. 感染期卵　　　D. 胞蚴
    E. 囊蚴
13. 适用于卫氏并殖吸虫病的病原学检查方法是( )
    A. 痰液查虫卵　　B. 十二指肠液引流
    C. 酶联免疫吸附试验　D. 外周血涂片
    E. 胸部 CT
14. 人患肺吸虫病的重要原因是( )
    A. 生食溪蟹　　　B. 生食淡水鱼
    C. 生食水生植物　D. 生食淡水虾
    E. 生食淡水螺

二、多项选择题(X 型题)
1. 卫氏并殖吸虫病患者可能出现的症状有( )
   A. 头痛、癫痫　　B. 咳嗽、胸痛、咳痰
   C. 腹痛、腹泻　　D. 皮下包块
   E. 肝大、肝痛
2. 需要两个中间宿主才能完成生活史的寄生虫为( )
   A. 日本血吸虫　　B. 卫氏并殖吸虫
   C. 华支睾吸虫　　D. 斯氏并殖吸虫
   E. 布氏姜片吸虫
3. 具有卵盖的虫卵是( )
   A. 卫氏并殖吸虫卵　B. 日本血吸虫卵
   C. 布氏姜片吸虫卵　D. 带绦虫卵
   E. 蛲虫卵
4. 肺活检中有助于肺吸虫病诊断的病理学改变有( )
   A. 隧道样窟穴
   B. 大量上皮细胞
   C. 夏科-雷登氏结晶
   D. 弥漫性嗜酸粒细胞浸润
   E. 聚集的肺吸虫囊蚴
5. 卫氏并殖吸虫病的传染源包括( )
   A. 病人　　　　　B. 病牛
   C. 水生植物　　　D. 淡水鱼
   E. 病犬和病猫
6. 下面哪些取材中可查到卫氏并殖吸虫卵( )
   A. 病人粪便　　　B. 病人尿液

C. 组织活检　　D. 病人痰液
E. 病人的外周血
7. 与其他吸虫相比,并殖吸虫特有的形态特征是（　　）
A. 两个睾丸在体后部左右并列
B. 有卵黄腺
C. 有口吸盘和腹吸盘
D. 肠管分支
E. 子宫和卵巢左右并列

三、问答题
1. 肺吸虫主要寄生在肺脏,但虫卵为何可从粪便中检获?
2. 试述肺吸虫病的临床分型及主要表现。

参考答案

一、单项选择题(A型题)
1. B　2. A　3. D　4. D　5. D　6. E　7. A
8. C　9. A　10. E　11. E　12. E　13. A　14. A

二、多项选择题(X型题)
1. ABCDE　2. BCD　3. AC　4. ACD
5. AE　6. ACD　7. AE

三、问答题
1. 卫氏并殖吸虫成虫主要寄生于肺,形成虫囊,所产出的虫卵通过与之相通的支气管随痰排出;若痰被咽下,则卵随之进入肠腔,故粪便中也可查见虫卵。
2. 肺吸虫病在临床上常可分为下列类型：
(1) 胸肺型:常出现咳嗽、胸痛、痰中带血或铁锈色痰,痰中可查见虫卵。由于虫体窜扰,可导致渗出性胸膜炎、胸腔积液、胸膜粘连、心包炎等。

(2) 腹型:表现为腹痛、腹泻、大便带血,或肝大、肝痛、肝功异常等,也可分列出肝型。

(3) 皮下包块型:以游走性皮下包块为主要表现。包块大小不一,表面皮肤正常,肿块触之可动,常单个散发,好发部位为腹壁、胸背、头颈等。

(4) 脑脊髓型:表现随损伤部位不同而异。常有剧烈头痛、癫痫、瘫痪,或出现占位性病变,脑膜炎,下肢运动、感觉障碍等。

(5) 亚临床型:没有明显器官损害,免疫学检测阳性,嗜酸粒细胞增加。

(6) 其他型:上述常见部位以外的器官也可受累,出现相应表现。

第4节　斯氏并殖吸虫(*Paragonimus skrjabini*)

内容提要

示教标本
　　镜下观察:成虫玻片标本;虫卵玻片标本。
　　肉眼观察:第一中间宿主、第二中间宿主。

【目的要求】
(1) 熟悉斯氏并殖吸虫成虫形态及其与卫氏并殖吸虫的主要鉴别点。
(2) 了解第一中间宿主和第二中间宿主的形态;辨别拟钉螺与钉螺的外形。

【示教标本】
1. 成虫(玻片染色标本)　低倍镜观察或放大镜观察。
成虫采自感染猫肺部,10%甲醛溶液浸制,瓶装大体标本。观察要点:虫体窄长,两端较窄,大小(3.5~6.0)mm×(11~18.5)mm,长宽比例为3.2∶1.2,腹吸盘水平处最宽。腹吸盘略大于口吸盘,多位于体前1/3处,卵巢分支细而多(图3-8)。

2. 虫卵（玻片标本） 高倍镜观察。

观察要点:虫卵椭圆形,不对称,大小平均 $71\mu m \times 48\mu m$,卵盖大而明显,壳厚薄不均匀,在不同地区、宿主等存在一定差异。

3. 中间宿主 肉眼观察。

（1）第一中间宿主（干制标本）:泥泞拟钉螺或中华小豆螺为第一中间宿主。观察要点:拟钉螺个体小,螺高 4～5mm,螺壳前宽后尖,壳薄而透明,暗色。小豆螺螺体很小,壳高仅 1.7mm 左右。壳质薄而透明,呈灰黑或灰白色,壳顶圆钝。

（2）第二中间宿主（浸制标本）:溪蟹为第二中间宿主。

【复习要点】

1. 宿主 终宿主为果子狸、猫、犬等。第一中间宿主为拟钉螺和小豆螺。第二中间宿主为溪蟹。蛙、鸟、鸡、鼠等可作为转续宿主。人是非适宜宿主,虫体在人体内处于滞育状态,童虫不能发育为成虫。

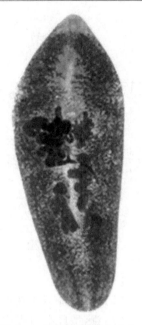

图 3-8 斯氏并殖吸虫成虫

2. 感染期 囊蚴。

3. 感染途径及感染方式 经口食入含有活囊蚴的溪蟹而感染。

4. 寄生部位 童虫在人体内移行窜扰,造成多个组织器官（皮下、脑、腹腔、胸腔等部位）的病变,引起幼虫移行症。

5. 致病阶段 童虫。

6. 诊断材料与虫期 取皮下包块或结节检查童虫。免疫学检查血清中特异性抗体或抗原。

复 习 题

单项选择题（A 型题）

1. 人是斯氏并殖吸虫的（　　）
   A. 保虫宿主 B. 第一中间宿主
   C. 第二中间宿主 D. 非适宜宿主
   E. 以上都不是
2. 斯氏并殖吸虫的第一中间宿主是（　　）
   A. 川卷螺类 B. 钉螺
   C. 拟钉螺 D. 扁卷螺
   E. 纹沼螺
3. 斯氏并殖吸虫对人的主要危害是（　　）
   A. 导致营养不良
   B. 肝硬化、腹水
   C. 童虫导致幼虫移行症
   D. 夺取营养
   E. 导致腹泻
4. 能引起幼虫移行症的寄生虫是（　　）
   A. 日本血吸虫 B. 斯氏并殖吸虫
   C. 丝虫 D. 肝吸虫
   E. 蛔虫

参 考 答 案

单项选择题（A 型题）

1. D　2. C　3. C　4. B

第5节　日本裂体吸虫（*Schistosoma japonicum*）

> **内容提要**
> 1. 示教标本
>   肉眼观察：成虫大体标本，中间宿主钉螺，病理标本。
>   镜下观察：毛蚴、胞蚴、尾蚴标本、肝脏虫卵肉芽肿切片。
> 2. 自学标本
>   镜下观察：成虫、虫卵玻片标本。
> 3. 实验操作
>   日本血吸虫病兔的解剖，毛蚴孵化法，环卵沉淀试验，酶联免疫吸附试验。

【目的要求】
（1）掌握日本血吸虫虫卵的形态特征。
（2）熟悉日本血吸虫幼虫及中间宿主的形态特征。
（3）熟悉日本血吸虫病常用病原学及免疫学诊断方法。
（4）了解日本血吸虫成虫的形态特点。

【示教标本】
1. 成虫（液浸标本）　肉眼观察或解剖镜观察。

雌雄异体，虫体呈线形，大小约1cm左右。雄虫呈乳白色，体形粗短，常向腹面弯曲。雌虫黑褐色，前细后粗，较雄虫稍长。雌虫常处于雄虫的抱雌沟内，呈雌雄合抱状态（图3-9）。

2. 毛蚴（玻片染色标本）　低倍镜观察。

先用肉眼在玻片上查找红色小点，然后在低倍镜下观察。观察要点：毛蚴呈梨形，全身被有纤毛，前端有锥形顶突。体内前部中央有一袋状的顶腺，两侧各有一个侧腺，均开口于顶突（图3-10）。

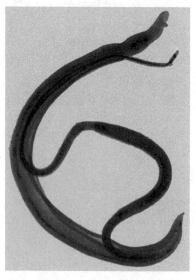
图3-9　日本血吸虫成虫

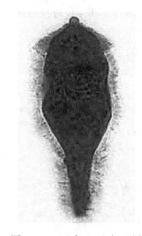
图3-10　日本血吸虫毛蚴

3. 胞蚴(玻片染色标本)　低倍镜观察。

虫体呈袋状无开口,内含胚细胞。胚细胞可发育为第二代胞蚴,第二代胞蚴内含胚细胞或尾蚴。

4. 尾蚴(玻片染色标本、活体标本)　低倍镜观察。观察要点:

(1)染色标本:虫体分体和尾部,为叉尾型尾蚴。体部长梨形,前端有头器和口吸盘,后端为圆形腹吸盘;体内可见头腺和穿刺腺。尾部长,分尾干和尾叉,尾叉长度小于尾干的一半是日本血吸虫尾蚴的特征(图3-11)。

(2)活体标本:从阳性钉螺逸出的尾蚴,取少许置于凹玻片上,用低倍镜观察尾蚴外形及在水中活动情况。尾蚴为感染阶段,注意切勿与皮肤接触。

5. 钉螺(干制标本)　肉眼观察。

中间宿主钉螺为小型水陆两栖的淡水螺类,外观塔锥形,前宽后尖,长约7~10mm。具6~9个螺层,为右旋螺。有厣,壳口外翻形成壳唇,唇的后方有"唇嵴"。平原型钉螺色较淡,壳表有纵肋,称有肋钉螺(肋壳螺)。山区型钉螺色较深,壳表光滑无肋,称无肋钉螺(光壳螺)。

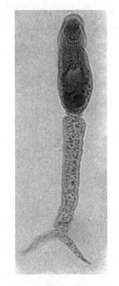

图3-11　日本血吸虫尾蚴

6. 病理标本

(1)虫卵沉积的兔肝脏(大体标本):肉眼观察。血吸虫病兔肝脏表面凹凸不平,满布灰白色虫卵结节,切面在静脉周围有灰白色树枝状纤维条索分布。

(2)肝脏肉芽肿组织切片(玻片染色标本):镜下观察。在门管区,有许多虫卵聚集成簇,虫卵周围有组织坏死和液化,伴有炎症细胞浸润。最外层有不同程度的肉芽组织包绕,形成虫卵结节。结节附近的肝细胞排列不整,呈现萎缩。病变分为:①急性虫卵结节:虫卵周围有大量的嗜酸粒细胞和中性粒细胞浸润,并可见以虫卵为中心向四周呈放射状排列的嗜酸性细棒状物质沉积;②慢性虫卵结节:虫卵已死亡或钙化,虫卵周围可见到类上皮细胞,巨噬细胞、淋巴细胞和成纤维细胞等聚集。

(3)成虫寄生的肠系膜(大体标本):肉眼观察。在肠系膜静脉中有乳白色或黑褐色的血吸虫成虫寄生。在肠壁浆膜上有许多淡黄色粟粒大的小结节,这些结节是由虫卵引起的肉芽肿病变。

(4)肠黏膜活组织压片:低倍镜观察。肠黏膜组织中有大量沉积的虫卵,呈淡黄色。不但有成熟虫卵,还可见到未成熟卵和变性死亡卵。

7. 照片　晚期血吸虫病人照片、血吸虫病流行区照片及其防治照片。

【自学标本】

1. 成虫(玻片染色标本)　低倍镜观察。观察要点:

(1)雄虫:①口吸盘位于虫体前端。口、腹吸盘相距很近。腹吸盘突出如杯状;②虫体前部为圆柱状,从腹吸盘稍后方到尾部,虫体变扁平,两侧缘向腹面卷曲形成抱雌沟,沟的边缘着色较深;③口吸盘中央为口孔,向后是较短的食道与肠连接,肠管在腹吸盘的前方分为两支,在体后1/3处又汇合为一支,肠管末端为盲端;④在腹吸盘之后虫体的背侧有7个染成深红色椭圆形的睾丸,呈串珠状排列。

(2) 雌虫：①口、腹吸盘位于虫体的前部,相距较近,腹吸盘比口吸盘稍大；②消化道与雄虫相似,两肠管中含有大量食入的红细胞消化残留物,故呈黑褐色；③卵巢呈椭圆形,染成深红色,位于虫体中部。卵巢之前于两肠管之间为直管状的子宫,其中充满虫卵；④卵黄腺发达,约在虫体后1/4围于单一肠管周围。

(3) 雌雄合抱：雄虫短粗,雌虫细长,雌虫体的中部藏于抱雌沟内。其前后端向外伸出。

2. 虫卵(玻片标本或临时封片) 高倍镜观察。

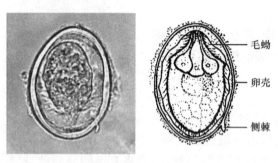

图 3-12　日本血吸虫虫卵

虫卵自人工感染家兔的粪便或病变兔肝分离,甲醛固定,制成永久封片,或观察时制成临时封片。低倍镜找到虫卵后换高倍镜观察。涂片中可查见未成熟卵、含有毛蚴的成熟卵和毛蚴死亡后的变性卵,重点观察成熟卵。成熟卵的观察要点(图 3-12)：①虫卵椭圆形,淡黄色,大小与蛔虫卵相近,为 (70～100) μm×(50～60) μm；②卵壳薄,壳外黏附坏死组织,无卵盖,一侧有一个侧棘,常因虫卵位置变化或因卵壳周围黏附物遮盖而不能见到；③卵内有一梨形毛蚴,毛蚴与卵壳间可见油滴状颗粒。未成熟卵内为很多细胞。变性卵呈黑色,卵内结构模糊不清。

【实验操作】

1. 血吸虫病兔的解剖与观察

(1) 器材：血吸虫病兔、解剖台、注射器、手术剪、手术刀、载玻片、生理盐水、小培养皿等。

(2) 操作步骤：

1) 固定：将感染血吸虫尾蚴 50～60 天的家兔固定在解剖台上,从耳缘静脉注射空气,处死。

2) 解剖：用手术刀或剪刀自腹中线剖开兔的腹腔及胸腔。

3) 观察肝脏病变：肝脏表面不光滑,有很多灰白色小点,此为虫卵肉芽肿病变,即虫卵结节。将肝脏摘出,用于做虫卵自然沉淀实验。

4) 观察肠壁病变：逐段检查肠管,浆膜层内可见散在的黄白色小结节,即虫卵形成的肉芽肿病变。

5) 观察成虫寄生部位：用手将肠管提起,对光展开肠系膜血管,可见肠系膜静脉中有活动的血吸虫成虫。雄虫白色较粗,雌虫灰黑色较细,在血液对比下,雌虫更清楚可见。找到虫体后,用小剪刀剪破血管,以镊子挤压血管,使虫体随血液流出来,将虫体挑入盛有生理盐水的小平皿中,观察其自然形态及雌雄合抱的情况。

6) 观察肺部病变：检查病兔的肺组织,也能见到灰白色的虫卵结节。

7) 肠黏膜压片检查：用剪刀小心取下肠壁上含有 1～2 个灰白色小点的组织,夹在两张载玻片之间,轻轻将组织压薄,镜检虫卵。在低倍镜下可见许多不同时期的虫卵,如未成熟卵、成熟卵、死卵、钙化卵等。在活卵中可见到毛蚴运动,由于虫卵死亡的时间不同,死卵可分为近期死亡卵和远期死亡卵。光镜下鉴别要点见表 3-1。

表 3-1 黏膜中未染色血吸虫卵的形态学鉴别

	活卵	近期死亡卵	远期死亡卵
颜色	淡黄至棕黄色	灰白至略黄色	灰褐色、棕色或黑色
卵壳	较薄	薄或不均匀	厚而不均匀
胚膜	清楚	清楚	不清楚
内含物	卵黄细胞或胚团或毛蚴	浅灰色或黑色小点或折光均匀的颗粒或萎缩的毛蚴	含有网状结构或块状物，两极可有密集的黑点

2. 毛蚴孵化法（沉淀孵化法）（结果示教）

（1）原理：由于血吸虫卵比重（1.20）大于清水，粪便稀释过筛后，虫卵在清水中自然下沉，从而达到集卵的目的。吸取沉淀物镜检，易于检出虫卵。又因成熟虫卵在适宜的温度（20～30℃）、酸碱度（pH 6.8～7.6）和一定光照的清水中能在短时间内孵出毛蚴，并在接近水面处作直线运动。用肉眼或放大镜观察。血吸虫病患者粪便中虫卵较少，直接涂片法不易检出，常用此法诊断血吸虫感染。

（2）器材：阳性粪便、锥形量杯、三角烧瓶、烧杯、无氯清水、放大镜、吸管、载玻片、带光源的恒温箱、观察毛蚴的日光光源等。

（3）操作步骤（图 3-13）：

1）取病人或动物待检粪便约 30g（乒乓球大小），置于 60 目/吋铜丝筛内，加清水搅拌，滤入 500ml 锥形量杯内。

2）弃去筛中粪渣，再加水至距杯口 2cm 处，静置锥形量杯 20～30 分钟。

3）缓缓倒去上层粪液，留下沉淀物。倾倒时应连续不断，以免沉淀物震荡而浮起。

4）再加水近杯口。

5）再静置沉淀 15～20 分钟，倒去上层粪水，如此反复数次，直到上面的水澄清为止。

6）倒去上面的水，吸取沉渣 2～3 滴，涂片镜检虫卵。

7）将镜检虫卵阴性的锥形杯内全部沉渣倒入 250ml 的三角烧瓶内。

8）加清水至近瓶口。

9）将三角烧瓶置于光线充足的 25～30℃ 的环境中进行孵化（用恒温箱、土温箱、土温室均可）。

10）经 4、8、12 及 24 小时后各观察一次。观察时将瓶置于黑色背景物前面，使光线从前侧方射入，眼平视瓶颈部。

（4）观察毛蚴的方法：观察三角烧瓶中孵出的毛蚴时，应使光线从前侧方射入，以瓶背后的深色物为背景，用肉眼或放大镜对准瓶颈部观察。毛蚴在水中游动时体形拉长，呈白色船形小点，在无阻碍时呈直线向前游动，遇瓶壁即转变方向。观察毛蚴时应注意与水中原生生物相区别，原生生物扁形或长圆形，大小不一，灰白色，透明度和折光性差，运动无一定方向，游速快慢不一，摇摆、滚动或时停时游，不呈直线运动，必要时应将可疑毛蚴吸至载片上，在显微镜下鉴定。

（5）注意事项：

1）孵化用的粪便应为排出后 24 小时内的新鲜粪便，并应保证粪量。

2）孵化时要用去氯的水。用河水、井水时，经煮沸待凉后再用。毛蚴在清水中才能孵出，故换水时一定要换至清澈为止。

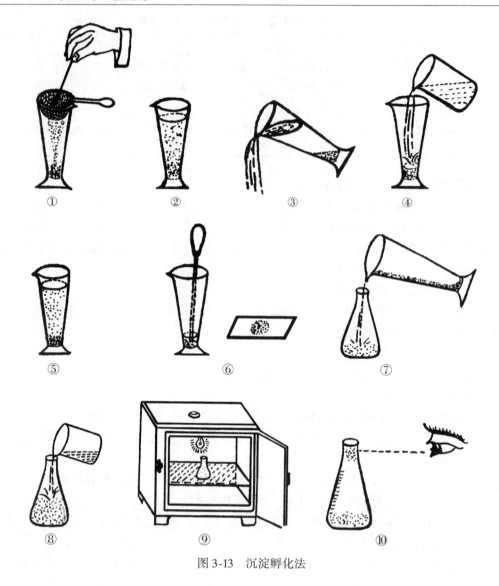

图 3-13 沉淀孵化法

3）夏季做毛蚴孵化时，沉淀时间不宜过长，以免毛蚴孵出，被倒掉，因此，沉淀时必须严格掌握换水时间，也可用 1% NaCl 溶液代替清水，但最后一次必须用清水，也可放置冰箱中。

4）毛蚴孵化法包含自然沉淀和毛蚴孵化两个步骤。在沉淀物中如果镜检到虫卵就不必再进行孵化。若在孵化前未镜检，未成熟、变性死亡虫卵就不能孵出毛蚴，会得出错误的阴性结果。因此，在孵化前应先镜检确定有无虫卵。

3. 环卵沉淀试验（结果示教）

（1）原理：环卵沉淀试验（circum oval precipitin test，COPT）是诊断血吸虫病特有的一种免疫学方法。成熟血吸虫卵内毛蚴所分泌排泄的抗原物质可溶性虫卵抗原（SEA）经卵壳微孔渗出，与试样血清中的特异性抗体结合，可在虫卵周围形成可见的复合物沉淀，即为阳性反应。在光镜下根据虫卵周围沉淀物的大小判定反应强度，根据阳性反应虫卵数计算环沉率。

(2) 材料:载玻片或凹型玻片、盖玻片、血吸虫干卵稀释液、血吸虫阳性血清及阴性血清、滴管、温箱、显微镜等。

(3) 操作步骤:

1) 以棉签蘸取溶化的石蜡,在载玻片上划两条相距 20mm 的蜡线。如用凹型玻片则省去划蜡线。

2) 两蜡线间或凹型玻片的凹面内加受试血清 2 滴(约 0.1ml)。

3) 针尖挑取冻干虫卵约 100~150 个(或稀释的干卵悬液 1 滴),加入血清中,混匀。

4) 覆盖 24mm×24mm 盖片,四周用石蜡密封,置 37℃温箱中,48 小时后低倍镜下观察。

(4) 结果判定:观察成熟虫卵,若虫卵外周出现泡状(直径>10μm)、指状或细长卷曲的带状沉淀物,边缘较整齐,有明显折光者,即为阳性。判断阳性反应有环沉率和沉淀反应强度两个指标。

1) 环沉率:是指 100 个成熟虫卵中出现沉淀反应的虫卵数。环沉率≥5% 者为阳性;在基本消灭和消灭血吸虫病地区,环沉率≥3% 者可判为阳性。

2) 沉淀反应强度判定标准(图 3-14):

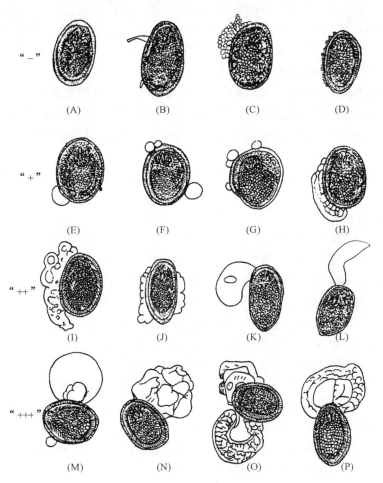

图 3-14 环卵沉淀反应强度的判定

①"-":虫卵周围光滑,无沉淀物;或有直径<10μm的泡状沉淀物。

②"+":虫卵周围泡状沉淀物直径>10μm,出现泡状沉淀物的虫卵外周长度小于虫卵周长的1/4;或细长卷曲状沉淀物小于虫卵长径;或沉淀物累计面积小于虫卵面积的1/2。

③"++":出现泡状沉淀物的虫卵外周长度大于虫卵周长的1/4;或细长卷曲状沉淀物相当于或超过虫卵长径;或沉淀物累计面积大于虫卵面积的1/2。

④"+++":出现泡状沉淀物的虫卵外周长度超过虫卵周长的1/2;或细长卷曲状沉淀物相当于或超过虫卵长径的2倍;或沉淀物累计面积相当或超过虫卵的面积。

$$阳性反应强度 = \frac{1a + 2b + 3c}{N}$$

其中 a:"+"反应的虫卵数;b:"++"反应的虫卵数;c:"+++"反应的虫卵数;$N = a + b + c$。

(5) 应用与评价:COPT是诊断血吸虫病常用的血清学方法。它常作为临床治疗病人的依据及考核治疗和防治效果的手段,并应用于血清流行病学调查和疫情监测。本法具有较高的特异性和敏感性,平均阳性率达97.3%。在基本消灭和消灭血吸虫病的地区,首先考虑选用COPT诊断方法,受检者环沉率≥3%,即可给予复治。当环沉率用作个案诊断或调查过筛等不同目的时,阳性反应的界限应因时因地而有所区别。

常规蜡封玻片法COPT经过改进,出现了一些改良方法,如双面胶纸条法、干卵膜片法等。这些方法操作简便,方法规范,具有实用价值。

4. 快速酶联免疫吸附试验(结果示教)

(1) 基本原理:快速酶联免疫吸附试验(qELISA)是根据常规酶联免疫吸附试验的原理,经抗原包被技术改进后,发展成为一种新的抗体检测法。现已研制成较完善、规范的血吸虫病酶免疫诊断试剂盒,使用时无须另配试剂和特殊条件,从操作到结果观察只需15分钟左右便可完成。

(2) 试剂材料:SEA包被的微孔反应条;阴性、阳性参考对照血清;1号液(辣根过氧化物酶标SPA);2号液(洗涤液);3号液(底物);4号液(显色剂);5号液(血清稀释液);6号液(终止液);血清稀释板。

(3) 操作方法:首先稀释血清样本(8滴蒸馏水+1滴血清+1滴5号液),继而将被检测样本与微孔做好标记或编号(一般第1、2孔为阴性、阳性对照),然后,按如下步骤操作:

1) 加样:每孔加1滴已稀释的血清,在15~30℃室温下放置3~5分钟。

2) 洗涤:每孔加2号液1滴,随即甩去,用自来水冲洗5次,甩干。

3) 加酶标物:每孔加1号液1滴,同上室温放置3~5分钟后,按上一步骤洗涤。

4) 显色:每孔加3号液和4号液各1滴,室温放置2~5分钟。

5) 终止反应:每孔加6号液1滴,1分钟后观察结果。

6) 结果判断:在白色背景下观察蓝色的深浅。蓝色接近阳性对照判为阳性。

(4) 注意事项:①试剂必须保存在2~8℃,用后及时放回冰箱,使用前轻轻摇匀;②严格按检测程序操作;③所有试剂在加入孔中时,都应避免粘在孔壁上;④用自来水冲洗时,水流不要太猛,每次应甩净拍干;⑤室温低于15℃时,各步反应时间要适当延长,使其结果以阳性对照孔出现明显蓝色而阴性对照孔基本无色为准。

【实验报告】 绘血吸虫成熟虫卵形态图,并注明结构。

【复习要点】

1. 宿主 人是终宿主。牛、羊、鼠等哺乳动物是保虫宿主。钉螺是日本血吸虫唯一的中间宿主。

2. 感染期 尾蚴。

3. 感染途径及感染方式 尾蚴经皮肤侵入人体而感染。

4. 寄生部位 成虫寄生在肝门静脉-肠系膜静脉系统。

5. 致病阶段 日本血吸虫的尾蚴、童虫、成虫及虫卵对人体均有致病作用,其中虫卵的危害性最大。

6. 诊断材料与虫期 病原诊断的依据主要是粪便中检出虫卵或孵化出毛蚴。慢性或晚期可疑患者可取直肠黏膜镜检查虫卵。血清免疫学诊断方法主要为 COPT、IHA、ELISA 等。

复 习 题

一、单项选择题(A 型题)

1. 日本血吸虫的中间宿主是( )
   A. 淡水蟹 B. 豆螺
   C. 淡水鱼、虾 D. 钉螺
   E. 川卷螺

2. 日本血吸虫的感染方式是( )
   A. 接触疫水 B. 生食淡水鱼、虾
   C. 食入未熟的肉 D. 食入生蟹
   E. 生食水生植物

3. 日本血吸虫的保虫宿主是( )
   A. 钉螺 B. 带虫者
   C. 牛、猪、犬等 D. 鸡、鸭等禽类
   E. 蛙

4. 在人体内日本血吸虫最常见的异位损害部位是( )
   A. 消化系统 B. 肺和脑
   C. 生殖系统 D. 皮肤
   E. 淋巴系统

5. 不具有卵盖的虫卵是( )
   A. 华支睾吸虫卵 B. 卫氏并殖吸虫卵
   C. 布氏姜片吸虫卵 D. 斯氏并殖吸虫卵
   E. 日本血吸虫卵

6. 下列哪种虫卵在水中能孵出毛蚴( )
   A. 钩虫卵 B. 血吸虫卵
   C. 蛔虫卵 D. 蛲虫卵
   E. 鞭虫卵

7. 下列哪种寄生虫是以尾蚴作为感染阶段的( )
   A. 肝吸虫 B. 肺吸虫

   C. 血吸虫 D. 猪带绦虫
   E. 姜片虫

8. 尾蚴尾部分叉的吸虫是( )
   A. 姜片虫 B. 华支睾吸虫
   C. 日本血吸虫 D. 卫氏并殖吸虫
   E. 斯氏并殖吸虫

9. 日本血吸虫的发育过程是( )
   A. 卵→毛蚴→胞蚴→尾蚴→童虫→成虫
   B. 卵→尾蚴→胞蚴→毛蚴→童虫→成虫
   C. 卵→胞蚴→尾蚴→毛蚴→童虫→成虫
   D. 卵→毛蚴→胞蚴→囊蚴→童虫→成虫
   E. 卵→毛蚴→胞蚴→雷蚴→童虫→成虫

10. 在我国日本血吸虫病主要流行于( )
    A. 长江流域及以南地区
    B. 黄淮平原
    C. 长江流域及以北地区
    D. 西北广大牧区
    E. 国内大部分地区

11. 经皮肤感染的寄生虫是( )
    A. 肺吸虫 B. 肝吸虫
    C. 日本血吸虫 D. 布氏姜片虫
    E. 蛔虫

12. 日本血吸虫卵沉积的主要部位是( )
    A. 肠系膜静脉 B. 小肠肠壁
    C. 脾脏 D. 肝脏、结肠壁
    E. 胃壁

13. 日本血吸虫卵能随粪便排出体外的主要原因是( )
    A. 血管内压力增高 B. 腹内压力增高

C. 肠蠕动增加　　D. 肠内容物的挤压
E. 卵内毛蚴分泌物致肠壁组织炎症坏死
14. 日本血吸虫主要的致病阶段是(　　)
   A. 尾蚴　　　　B. 毛蚴
   C. 虫卵　　　　D. 成虫
   E. 童虫
15. 慢性血吸虫病人粪检不易查见虫卵的原因是(　　)
   A. 虫卵钙化
   B. 成虫死亡
   C. 肠蠕动减弱
   D. 虫卵沉积在血管、肝脏内
   E. 肠壁组织纤维化
16. 目前治疗日本血吸虫病的首选药物是(　　)
   A. 血防-846　　B. 呋喃丙胺
   C. 吡喹酮　　　D. 酒石酸锑钾
   E. 硝硫氰胺
17. 防治日本血吸虫病最有效的措施是(　　)
   A. 加强个人防护
   B. 消灭钉螺
   C. 治疗病人、病畜,去除传染源
   D. 加强粪便管理,管好水源
   E. 综合采用以上措施
18. 血吸虫病环卵沉淀试验(COPT)所用抗原一般采用(　　)
   A. 活尾蚴　　　B. 虫卵提取物
   C. 肝卵切片　　D. 成虫提取物
   E. 冻干虫卵
19. 日本血吸虫成虫主要寄生于(　　)
   A. 胃底静脉
   B. 脾静脉
   C. 膀胱静脉
   D. 门静脉-肠系膜静脉
   E. 肺静脉
20. 血吸虫尾蚴性皮炎属于(　　)
   A. Ⅰ型超敏反应
   B. Ⅲ型超敏反应
   C. Ⅱ型超敏反应
   D. Ⅰ型和Ⅳ型超敏反应
   E. Ⅳ型超敏反应

二、多项选择题(X型题)
1. 日本血吸虫对人致病的阶段有(　　)
   A. 成虫　　　　B. 毛蚴
   C. 胞蚴　　　　D. 虫卵
   E. 童虫
2. 吸虫的生活史特点(　　)
   A. 需入水发育
   B. 均经口感染
   C. 第一中间宿主多是淡水螺
   D. 均有保虫宿主
   E. 有两个中间宿主
3. 日本血吸虫病的病原学诊断方法有(　　)
   A. 粪便直接涂片法　B. 毛蚴孵化法
   C. 厚血膜法　　　　D. 加藤法
   E. 环卵沉淀试验
4. 晚期日本血吸虫病的临床类型有(　　)
   A. 巨脾型　　　B. 侏儒型
   C. 象皮肿　　　D. 腹泻型
   E. 腹水型

三、名词解释
1. 伴随免疫
2. 尾蚴性皮炎
3. 环卵沉淀试验

四、问答题
1. 试述血吸虫虫卵肉芽肿形成的机制。
2. 诊断日本血吸虫病的病原学检测方法有哪些?其中哪种方法是诊断日本血吸虫病特有的、且又能大规模应用的方法?为什么?
3. 日本血吸虫成虫寄生于肠系膜静脉中,为什么在病人粪便中可查到虫卵?
4. 为什么日本血吸虫病仅流行于长江流域及其以南的地区?
5. 请列出4种常见的人兽共患吸虫病。这些吸虫的保虫宿主各是什么?

参 考 答 案

一、单项选择题(A型题)
　1. D　2. A　3. C　4. B　5. E　6. B　7. C
8. C　9. A　10. A　11. C　12. D　13. E　14. C
15. E　16. C　17. E　18. E　19. D　20. D

二、多项选择题(X型题)
　1. ADE　2. ACD　3. ABD　4. ABE

三、名词解释
1. 寄生虫寄生于宿主,其活成虫诱导机体产生获得性免疫力,对再感染时入侵的童虫有一定的免疫力(即抗再感染),但对体内原发感染的成虫不起杀伤作用,可继续存活,这种原发感染继续存在,而对再感染具有一定免疫力的现象称为伴随免疫(concomitant immunity)。常见于日本血吸虫。伴随免疫属于非消除性免疫。

2. 血吸虫尾蚴侵入宿主皮肤引起的皮肤炎症反应,称为尾蚴性皮炎。局部出现丘疹和瘙痒,重者伴全身水肿。病理变化为局部毛细血管扩张充血,中性粒细胞和单核细胞浸润。其发生机制属于速发型(Ⅰ型)和迟发型(Ⅳ型)超敏反应。

3. 环卵沉淀试验是诊断血吸虫病的常用的、特有的免疫学方法。以完整虫卵为实验材料,卵内成熟毛蚴的分泌、排泄物(抗原)能透过卵壳上的微孔渗出。当加入患者血清(抗体)后,可在虫卵周围形成特异的抗原-抗体复合物。光镜下呈泡状或指状沉淀。本法操作简单、经济,敏感性、特异性均较好。

四、问答题

1. 血吸虫虫卵肉芽肿的形成与虫卵的发育过程密切相关。虫卵尚未成熟时,其周围的宿主组织无反应或极轻。当卵内毛蚴成熟后,其分泌的可溶性虫卵抗原,释放到虫卵周围的组织中,被巨噬细胞吞噬、处理,致敏T细胞,当再次遇到相同抗原后,刺激致敏的T细胞产生各种淋巴因子,吸引巨噬细胞、嗜酸粒细胞、成纤维细胞、淋巴细胞等聚集在虫卵周围,形成肉芽肿。

2. 常用的方法有:①粪便直接涂片法,简便易行,但检出率低,主要用于急性血吸虫病。注意应取黏液血便。②水洗沉淀法,可提高检出率。③毛蚴孵化法,常与水洗沉淀法联合应用,检出率较高。④定量透明法,可进行虫卵记数、疗效考核。⑤直肠黏膜活体组织检查,适于慢性及晚期病人。由于肠壁组织纤维化、虫卵随粪便排出的机会减少,粪中难以查见虫卵。

其中毛蚴孵化法是诊断血吸虫病特有的、适于大规模应用的方法。血吸虫卵内毛蚴在条件适宜的水中可迅速逸出,并集中于水体表层,在水中作活跃的直线运动,便于观察。其他几种吸虫不能用此法,因为肝吸虫卵入水后不直接逸出毛蚴而需被豆螺等吞食后在螺体内孵出;肺吸虫和姜片虫卵入水后需经数周才能发育成熟,不宜作为诊断的方法。

3. 日本血吸虫成虫寄生在宿主的肠系膜静脉,产卵于肠黏膜下层的小静脉末梢,虫卵沉积于肠壁小血管中。成熟卵内毛蚴分泌物(SEA)能透过卵壳,破坏血管壁,引起周围组织炎症和超敏反应,导致组织坏死;同时肠的蠕动、腹内压增加,致使坏死组织向肠腔溃破,虫卵便随溃破组织落入肠腔,随粪便排出体外。

4. 日本血吸虫必须有中间宿主——钉螺才能完成其生活史。钉螺的孳生需要一定的地理环境和自然条件。长江流域及以南地区有广泛的水流缓慢、杂草丛生的湖沼、水网和山区丘陵,又有适宜的气温,钉螺易孳生,故血吸虫病可以在这些地区传播。

5. 常见的人兽共患吸虫病有日本血吸虫病、华支睾吸虫病、卫氏并殖吸虫病和布氏姜片吸虫病。保虫宿主:日本血吸虫的保虫宿主有水牛、猪、犬、羊、猫、鼠等;华支睾吸虫的保虫宿主有猪、犬、猫等;卫氏并殖吸虫的保虫宿主有犬、猫、虎、狼、豹等;布氏姜片吸虫的保虫宿主是猪。

(段义农)

第四章 绦虫(Cestodes)

第1节 链状带绦虫(*Taenia solium*)与肥胖带绦虫(*Taenia saginata*)

> **内容提要**
> 1. 示教标本
>   肉眼观察：带绦虫成虫浸制标本、囊尾蚴寄生的病理标本。
>   镜下观察：二种带绦虫的成节、头节及囊尾蚴。
> 2. 自学标本
>   镜下观察：带绦虫卵、二种带绦虫的孕节。
>   肉眼观察：囊尾蚴剥离标本。
> 3. 实验操作
>   孕节检查；猪囊尾蚴的剥离与压片。

【目的要求】
（1）掌握猪带绦虫、牛带绦虫的形态鉴别要点。
（2）掌握带绦虫卵形态结构特征。
（3）熟悉囊尾蚴的形态特征与寄生部位。
（4）了解孕节、囊尾蚴的检查方法。

【示教标本】

1. 成虫(浸制标本) 肉眼观察。

虫体乳白色，呈带状，分节，由许多节片组成。前部节片短而宽，后部节片逐渐地增宽变长。颈部之后的节片依次是未成熟节片（又称幼节）、成熟节片（又称成节）、妊娠节片（又称孕节），这三种节片是逐渐发育形成的，没有绝对分界线。

（1）猪带绦虫：体长约 2~4m，体壁较薄，略透明。头节细小，圆球形，长约 1mm，头节与颈部相连，肉眼不易区分，颈后为链体，由 700~1000 节片组成，幼节短而宽；成节近似方形；孕节长度大于宽度，可见子宫分支。

（2）牛带绦虫：形态与猪带绦虫相似，体长 4~8m，节片肥厚不透明，头节方形，节片数 1000~2000 个。

2. 头节(玻片染色标本) 低倍镜观察。

（1）猪带绦虫：头节呈圆球形，上有四个杯状吸盘，顶部有一向前突出的顶突，其上有两圈小钩，约 25~50 个（图4-1）。

（2）牛带绦虫：头节呈方形，有四个杯状吸盘，无顶突及小钩（图4-1）。

3. 成节(玻片染色标本) 解剖镜或低倍镜观察。

（1）猪带绦虫成节：节片近似方形，内含雌雄生殖器官。雄性生殖器官可见睾丸呈小

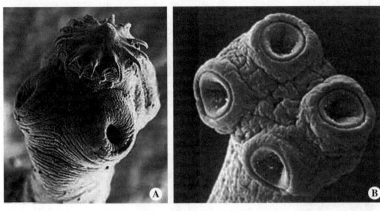

图 4-1 猪带绦虫和牛带绦虫的头节
A：猪带绦虫的头节；B：牛带绦虫的头节

滤泡状，数目约为150～200个，分布于节片两侧的背面。每个睾丸发出一输出管，然后汇集成输精管，向节片侧缘延伸，通向生殖腔。雌性生殖器官可见卵巢分三叶，两侧为二大叶，中央为一小叶，位于阴道和子宫之间。子宫位于节片的中部，为一长管状的盲管，无子宫孔。在节片下端中部有一堆卵黄腺。阴道在输精管下方走行，也通向生殖腔。生殖腔不规则地交替开口于节片的左右侧（图4-2）。

（2）牛带绦虫成节：与猪带绦虫成节作比较观察，其睾丸数量多，为300～400个，卵巢两叶，无中央小叶。生殖腔开口于节片侧缘偏下方（图4-2）。

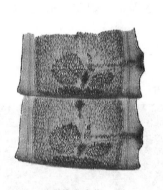 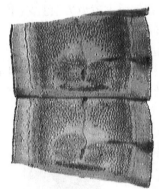

猪带绦虫成节　　　　　　牛带绦虫成节

图 4-2 猪带绦虫与牛带绦虫成节

4. 囊尾蚴（玻片染色标本）　低倍镜观察。
囊尾蚴椭圆形或不规则形，头节翻卷收缩在囊内，其结构与成虫相同。
（1）猪囊尾蚴：头节上有顶突小钩及四个吸盘。
（2）牛囊尾蚴：头节上无顶突小钩，仅有四个吸盘。

5. 囊尾蚴寄生的病理标本（浸制标本）　肉眼观察。
（1）猪囊尾蚴寄生在猪的肌肉（称"米猪肉"）及各种脏器内情况。
（2）牛囊尾蚴寄生在牛肉中及各种脏器内的情况。

【自学标本】

1. 带绦虫卵(玻片标本或临时封片) 高倍镜观察。

带绦虫卵从孕节或患者大便中取得,经沉淀集卵,用5%甲醛溶液固定,制成永久封片保存。或者观察时在载玻片上滴一滴虫卵悬液,盖上盖玻片后镜检。先用低倍镜观察找到圆形棕色的带绦虫卵,再换高倍镜观察。因卵壳很薄,在排出宿主体外时大多已破碎脱落,或仅见其残余部分,成为不完整虫卵(incomplete egg)。猪带绦虫卵与牛带绦虫卵形态相似,镜下不能区分,故统称为带绦虫卵。

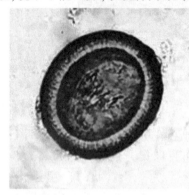

图4-3 带绦虫虫卵

观察要点(图4-3):①形状:呈球形或近球形;②大小:不完整虫卵直径31~43μm,完整虫卵直径50~60μm;③颜色:棕褐色;④卵壳:甚薄,极易脱落。通常镜检所见的卵为无壳卵,外有很厚的胚膜(embryophore),棕褐色,具放射状条纹。完整的虫卵在胚膜外尚有一层薄而无色的卵壳,在卵壳和胚膜之间含有无色透明的液体,内有卵黄细胞或卵黄颗粒;⑤内含物:胚膜内含有一个六钩蚴(hexacanth larva),新鲜虫卵中可见其上有六个小钩(hooklet)。但有时由于虫卵固定时间较久,或观察角度的关系,仅见3~4个小钩。

2. 孕节(玻片染色标本) 肉眼观察或低倍镜观察。

孕节即妊娠节片,呈长方形,内部充满树枝状的子宫,其他器官退化。在制作标本时,将墨汁注入子宫内染色,故子宫的分支呈黑色。子宫主干纵贯节片,两侧有许多分支。从子宫主干基部计数,猪带绦虫孕节每侧分支数为7~13支,牛带绦虫孕节每侧15~30支,枝端再分支(图4-4)。

3. 囊尾蚴(浸制标本) 肉眼观察。

从感染的猪肉或牛肉中取出,甲醛固定,瓶装标本。外观椭圆形、乳白色,半透明,黄豆大小,囊内充满液体,内可见一个小米粒大小的白点,是凹入的头节。要鉴别是哪一种带绦虫的囊尾蚴,需要在镜下观察头节的构造(图4-5)。

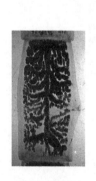 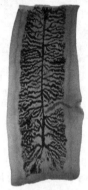 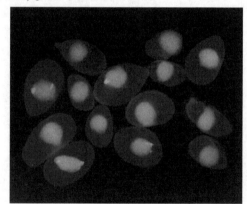

猪带绦虫孕节　　牛带绦虫孕节

图4-4 猪带绦虫和牛带绦虫孕节　　图4-5 猪囊尾蚴

【实验操作】

1. 带绦虫孕节检查法(示教)

(1) 器材:镊子、载玻片、注射器、3%甲醛溶液、碳素墨汁或卡红染液。

(2) 操作步骤:①戴手套,用镊子取出从病人粪便中发现的乳白色节片,置于盛有3%

甲醛的器皿中固定24小时。②将固定的绦虫孕节经清水漂洗干净,用镊子置于滤纸上,吸去节片外的水分。③将孕节放在一载玻片上,再另取一载玻片,将节片夹在两玻片之间,轻轻压平,对光肉眼观察孕节子宫的侧支数目,鉴定虫种。④用镊子夹住孕节,用注射器从一侧中部的生殖孔缓慢注入碳素墨汁或卡红,待子宫侧支显现后计数。

(3) 注意事项:①所用的器皿及可能被污染的桌面等必须消毒处理,如2%~3%煤酚皂(来苏儿)消毒,杀死虫卵,防止污染环境。②操作者应戴手套,以防自身感染。

2. 猪囊尾蚴的剥离与压片检查(示教)

(1) 材料:眼科镊,手术剪,载玻片,囊尾蚴寄生猪肉,煤酚皂溶液,消毒盆。

(2) 操作步骤:①肉眼观察,找到猪肉中囊状的白色小泡,用剪刀和镊子剥离其纤维囊壁。②将囊尾蚴放在两个载玻片之间,囊尾蚴两边各放1条小滤纸防止囊状物滑动并吸收囊液,用两手各持载玻片一端,突然加压将囊体挤破压扁。③在低倍镜下检查头节结构,如见有小钩、吸盘等构造,即为囊尾蚴。

(3) 注意事项:①剥离时必须操作仔细,防止弄破囊壁。②检查完毕,用镊子将囊尾蚴浸入2%~3%煤酚皂液(来苏尔)的消毒盘内,并及时消毒器皿和洗手等,以免误食而感染。

【**实验报告**】 绘带绦虫卵和两种带绦虫孕节的形态图,并注明结构。

【**复习要点**】

1. 宿主 链状带绦虫的终宿主是人,中间宿主是猪,野猪和人。肥胖带绦虫的终宿主是人,中间宿主是牛、牦牛、羊、羚羊等。

2. 感染期 链状带绦虫的感染期是囊尾蚴、虫卵。肥胖带绦虫的感染期是囊尾蚴。

3. 感染途径及感染方式 人感染猪带绦虫病是因误食含有囊尾蚴的米猪肉而引起。人的囊尾蚴病是因误食自体或异体排出的虫卵、孕节而感染;或因呕吐、反胃,肠逆蠕动使虫卵、孕节反流至胃内,经消化液的作用,卵内六钩蚴逸出,造成自体内感染。

4. 寄生部位 链状带绦虫成虫寄生在人的小肠,囊尾蚴寄生于皮下、肌肉、脑、眼等组织器官。肥胖带绦虫成虫寄生于人的小肠。

5. 致病阶段 链状带绦虫成虫引起猪带绦虫病(主要表现消化道症状及消瘦等)。猪囊尾蚴寄生引起猪囊虫病(主要表现占位性病变)。肥胖带绦虫成虫引起牛带绦虫病,牛囊尾蚴不寄生于人体。

6. 诊断材料与虫期 链状带绦虫病通过粪检虫卵、成虫(孕节、头节、成节)诊断;囊尾蚴病通过活检囊尾蚴诊断,或通过影像检查、免疫学检测辅助诊断。牛带绦虫病通过肛周检查虫卵、粪检虫卵、成虫(孕节、头节、成节)诊断。

复 习 题

一、单项选择题(A 型题)

1. 牛肉中的囊尾蚴可使人引起( )
  A. 微小膜壳绦虫病　B. 猪带绦虫病
  C. 牛带绦虫病　D. 曼氏迭宫绦虫病
  E. 牛囊尾蚴病

2. 猪肉中的囊尾蚴可使人引起( )
  A. 微小膜壳绦虫病　B. 猪带绦虫病
  C. 牛带绦虫病　D. 曼氏迭宫绦虫病
  E. 猪囊尾蚴病

3. 猪带绦虫的头节上有( )
  A. 吸盘4个,小钩2圈
  B. 吸盘2个,小钩2圈
  C. 吸盘4个,小钩1圈
  D. 吸盘4个,无小钩

E. 吸盘2个、小钩1圈
4. 可引起自体内重复感染的绦虫是( )
   A. 长膜壳绦虫　　　B. 猪带绦虫
   C. 牛带绦虫　　　　D. 曼氏迭宫绦虫
   E. 犬复孔绦虫
5. 牛带绦虫的头节上有( )
   A. 吸盘4个及小钩2圈
   B. 吸盘2个及小钩2圈
   C. 吸盘4个及小钩1圈
   D. 吸盘4个,无小钩
   E. 吸盘2个及小钩1圈
6. 人体感染猪囊虫病是由于( )
   A. 经口食入猪囊尾蚴
   B. 经皮感染猪囊尾蚴
   C. 经口食入猪带绦虫卵
   D. 经皮感染六钩蚴
   E. 经胎盘感染六钩蚴
7. 可引起自身体外感染的寄生虫是( )
   A. 猪带绦虫　　　　B. 牛带绦虫
   C. 曼氏迭宫绦虫　　D. 犬复孔绦虫
   E. 钩虫
8. 人可作为终宿主又可作为中间宿主的寄生虫是( )
   A. 猪带绦虫　　　　B. 牛带绦虫
   C. 蛔虫　　　　　　D. 钩虫
   E. 蛲虫
9. 确诊带绦虫病的最佳诊断方法是( )
   A. 粪便直接涂片法
   B. 饱和盐水漂浮法
   C. 水洗沉淀法
   D. 检查孕节子宫侧支数
   E. 活组织检查法
10. 猪带绦虫对人体的主要危害是( )
    A. 小钩和吸盘对肠壁的刺激
    B. 吸收大量的营养
    C. 囊尾蚴寄生组织器官所造成的损害
    D. 六钩蚴穿过组织器官时的破坏作用
    E. 代谢产物毒素作用
11. 预防猪肉绦虫感染最关键的是( )
    A. 粪便管理　　　　B. 取消连茅圈
    C. 肉类检验　　　　D. 治疗病人
    E. 不吃生的或未煮熟的猪肉
12. 当排出时即对人体具有感染性的绦虫卵是( )
    A. 猪带绦虫卵　　　B. 牛带绦虫卵
    C. 曼氏迭宫绦虫卵　D. 犬复孔绦虫卵
    E. 长膜壳绦虫卵

二、多项选择题(X型题)
1. 猪带绦虫和牛带绦虫的形态鉴别要点包括( )
   A. 头节的结构　　　B. 成节的结构
   C. 孕节的结构　　　D. 虫卵的结构
   E. 幼节的结构
2. 猪带绦虫对人体的感染阶段为( )
   A. 囊尾蚴　　　　　B. 裂头蚴
   C. 虫卵　　　　　　D. 尾蚴
   E. 六钩蚴
3. 猪带绦虫病的主要临床症状为( )
   A. 腹痛　　　　　　B. 腹泻
   C. 消化不良　　　　D. 肝脾肿大
   E. 贫血
4. 可用于囊虫病诊断的方法有( )
   A. 粪检虫卵　　　　B. 免疫学诊断
   C. 活组织检查　　　D. 肛门拭子法
   E. CT检查

三、名词解释
1. 中绦期
2. 囊尾蚴
3. 米猪肉

四、问答题
1. 如何诊断囊虫病?
2. 猪带绦虫和牛带绦虫对人体的危害有何不同?在诊断中应怎样鉴别?如何预防?
3. 为什么猪带绦虫病的患者应及时治疗?

参考答案

一、单项选择题(A型题)
1. C　2. B　3. A　4. B　5. D　6. C　7. A
8. A　9. D　10. C　11. E　12. A

二、多项选择题(X 型题)
1. ABC   2. AC   3. ABC   4. BCE

三、名词解释
1. 绦虫的幼虫在中间宿主体内发育的各期统称为中绦期。各种绦虫中绦期的形态结构和名称都不同。如圆叶目有囊尾蚴、似囊尾蚴、棘球蚴、泡球蚴；假叶目有原尾蚴、裂头蚴。

2. 囊尾蚴(cysticercus)是链状带绦虫和肥胖带绦虫在中间宿主体内的时期(中绦期)，俗称囊虫(bladderworm)。虫体大小为 5mm×10mm，呈卵圆形，乳白色、半透明的囊状体，囊内充满囊液，囊壁上有米粒大小向内翻转的头节，悬于囊液中，头节结构与成虫相似。

3. 有猪囊尾蚴寄生的猪肉俗称"米猪肉"、"豆猪肉"。当人误食生的或未熟的"米猪肉"后，囊尾蚴头节翻出，吸附在肠壁，发育为成虫。

四、问答题
1. 囊虫病的诊断一般比较困难，询问病史具有一定的意义，但主要根据发现患者皮下结节，手术摘除结节后检查。眼囊虫病用眼底镜检查发现；对于脑部组织的囊虫病采取 X 线、CT、MRT 等影像设备检查，并结合免疫学试验进行诊断。

2. 猪带绦虫和牛带绦虫对人体均可造成危害，但危害程度有所不同。主要是猪带绦虫的成虫和幼虫均可寄生于人体，并且存在着自身感染囊虫病的可能性。据国内报道，约有 16%～25% 的绦虫病患者伴有囊虫病，而囊虫病患者中约有 55.6% 伴有猪带绦虫。自体感染囊虫病的方式有自体内和自体外感染两种。猪囊虫可寄生在皮下、脑、眼等部位引起严重的病变。在诊断中，对两种绦虫应进行鉴别。主要根据孕节、头节及成节。

猪带绦虫和牛带绦虫的预防原则基本相同，应采取综合措施。其中治疗患者，管理粪便，加强肉类检验，注意个人饮食卫生，不食生的或不熟的肉类。由于猪带绦虫成虫寄生在肠道可导致囊尾蚴病，所以治疗猪带绦虫病应尽早彻底驱虫治疗。

3. 因为猪带绦虫病患者可通过自体内或自体外的方式导致患者本人感染囊虫病，或者使他人误食患者的虫卵(异体感染的方式)感染囊虫病。囊虫病对人的危害性比成虫引起的猪带绦虫病危害大，并且患者排出的虫卵可感染猪，造成猪带绦虫的流行，因此猪带绦虫病患者应及时治疗。另外，猪囊虫病确诊后，应检查病人是否有猪带绦虫病，若有应遵循"先驱绦，后灭囊"的原则。

第 2 节　微小膜壳绦虫(*Hymenolepis nana*)

内 容 提 要

1. **示教标本**
   肉眼观察：微小膜壳绦虫成虫浸制标本；
   镜下观察：成虫玻片标本。
2. **自学标本**
   镜下观察：微小膜壳绦虫卵玻片标本。

【目的要求】
(1) 掌握微小膜壳绦虫卵的形态特征。
(2) 了解微小膜壳绦虫成虫的一般形态。

【示教标本】

1. 成虫(浸制标本)　肉眼观察。

虫体扁平，乳白色，体长 5～80mm，平均 20mm，宽 0.5～1.0mm，头节球形在较细的一端，虫体后端较宽。

2. 成虫(玻片染色标本) 低倍镜观察。

虫体头节呈圆形或菱形,具有 4 个吸盘及能伸缩的顶突。顶突上有一圈小钩(20～30个)。节片数为 100～200 个,多者可达 1000 个,生殖孔位于节片的同一侧。全部体节宽而短。成节有睾丸 3 个,横线排列。卵巢分两叶,位于节片中部。孕节中为充满虫卵的囊状子宫(图 4-6)。

【自学标本】

虫卵(玻片标本或临时封片) 高倍镜观察。

用低倍镜在较暗的光线下找到卵圆形、无色透明的虫卵,换高倍镜观察。观察要点(图4-7):卵呈圆形或类圆形,约(48～60)μm×(36～48)μm,无色透明。卵壳很薄,在胚膜和卵壳之间有许多半透明的蛋白质小颗粒。自胚膜的两极各发出 4～8 根丝状物,游离于胚膜和卵壳之间,这是本虫卵的主要特征。胚膜之内含有一个六钩蚴。

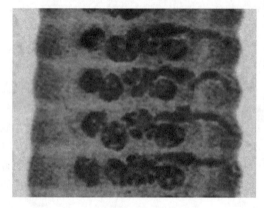
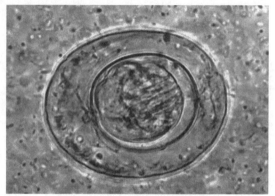

图 4-6 微小膜壳绦虫成节　　　　图 4-7 微小膜壳绦虫虫卵

【实验报告】 绘微小膜壳绦虫虫卵图。

【复习要点】

1. 宿主 终宿主为鼠、人。中间宿主有蚤类的幼虫、面粉甲虫及拟谷盗等昆虫。

2. 感染期 虫卵、似囊尾蚴。

3. 感染途径及感染方式 ①直接感染和发育:人经口误食虫卵、孕节,不需要经过中间宿主而直接感染(自体外感染或异体感染),或者感染者自体内重复感染。②经中间宿主发育:人误食含有似囊尾蚴的中间宿主(如甲虫、蚤幼虫等昆虫)而感染。

4. 寄生部位 成虫寄生于人的小肠,似囊尾蚴可寄生于同一宿主的肠绒毛内。

5. 致病阶段 成虫(致微小膜壳绦虫病)。

6. 诊断材料与虫期 粪检虫卵、成虫(孕节、成节)。

复 习 题

一、单项选择题(A 型题)

1. 虫卵胚膜两极有丝状物的绦虫是(　　)
   A. 细粒棘球绦虫　　B. 曼氏迭宫绦虫
   C. 微小膜壳绦虫　　D. 缩小膜壳绦虫
   E. 犬复孔绦虫

2. 可作为微小膜壳绦虫的中间宿主是(　　)
   A. 犬类　　B. 鼠类
   C. 蛇类　　D. 蛙类
   E. 蚤类

3. 微小膜壳绦虫的感染途径是(　　)
   A. 经口感染
   B. 经昆虫媒介叮咬感染

C. 经皮肤直接感染
D. 吸入感染
E. 接触感染

二、多项选择题(X型题)

1. 微小膜壳绦虫完成生活史(　　)
   A. 可以需要中间宿主
   B. 可以不需要中间宿主
   C. 需要2个中间宿主
   D. 需要在土壤中发育
   E. 需要在淡水中发育

2. 微小膜壳绦虫的感染期可以是(　　)
   A. 虫卵　　　　B. 钩毛蚴
   C. 囊尾蚴　　　D. 似囊尾蚴
   E. 六钩蚴

3. 微小膜壳绦虫成虫可寄生于(　　)
   A. 人　　　　　B. 猫
   C. 羊　　　　　D. 猪
   E. 鼠

三、问答题

微小膜壳绦虫感染人体的方式有哪些?

参 考 答 案

一、单项选择题(A型题)
   1. C　2. E　3. A

二、多项选择题(X型题)
   1. AB　2. AD　3. AE

三、问答题

微小膜壳绦虫感染人体的方式分为两种情况:

(1) 生活史过程不经过中间宿主而引起感染的方式有:①自体内重复感染:成虫寄生在人的小肠,产出的虫卵若在肠道内停留时间较长,经消化液的作用,可在小肠内孵出六钩蚴,六钩蚴钻入肠绒毛发育为似囊尾蚴,然后返回肠腔发育为成虫,即在同一宿主肠道内完成其整个生活史;②自体外感染:微小膜壳绦虫病患者粪便排出的孕节或虫卵,被患者自己误食而感染;③异体感染:微小膜壳绦虫病患者或感染者排出的孕节或虫卵,被他人误食而感染。

(2) 生活史过程经过中间宿主而引起感染的方式:微小膜壳绦虫的中间宿主为多种蚤类和面粉甲虫等节肢动物。虫卵被中间宿主吞食,在其消化道孵出六钩蚴,六钩蚴进入血腔发育为似囊尾蚴,人误食含有似囊尾蚴的中间宿主或死亡的中间宿主污染的食物,即可获得感染。

第3节　细粒棘球绦虫(*Echinococcus granulosus*)

内 容 提 要

1. **示教标本**
   肉眼观察:细粒棘球蚴寄生肝脏的病理标本。
   镜下观察:细粒棘球绦虫卵封片标本和成虫玻片染色标本。

2. **自学标本**
   镜下观察:棘球蚴砂。

【目的要求】

(1) 掌握棘球蚴砂的形态特征。
(2) 熟悉细粒棘球蚴囊的形态和寄生部位。
(3) 了解成虫的形态结构。

【示教标本】

1. 成虫(玻片标本)　低倍镜观察。

虫体较小,分3~4节,其幼节、成节和孕节各1节。头节呈梨形,有四个吸盘,顶突上有二圈小钩。幼节呈正方形,成节长大于宽,其中有长管状子宫及染色较深的颗粒状睾丸,节

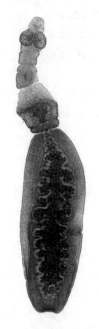

图 4-8 细粒棘球绦虫成虫

片的侧缘有生殖孔。孕节最长,子宫向两侧呈不规则膨大或分支,其中充满虫卵,其他器官已退化萎缩(图4-8)。

2. 虫卵(封片标本)　镜下观察。形态与带绦虫卵相似,光学显微镜下难以区分。

3. 细粒棘球蚴(大体标本)　肉眼观察。

棘球蚴取自病人或动物的肝脏、肺脏,固定于甲醛溶液中。外形为圆形或不规则的囊状体,囊外有一层宿主结缔组织包膜。囊壁分两层,外层为角皮层,乳白色,粉皮状,内层为胚层,甚薄,因与角皮层紧密相贴,故肉眼不易区分两者。在胚层上有许多颗粒状的小白点,为育囊。囊内可见到子囊,子囊乳白色,大小不等,内含棘球蚴液。

【自学标本】

棘球蚴砂(卡红染色玻片标本)　低倍镜观察。

标本内可见单个或成堆的原头蚴(原头节)、生发囊及子囊。原头蚴椭圆形或类圆形,直径约0.15mm。高倍镜下,可见顶突内凹,上有两圈小钩,四个吸盘(由于位置重叠,只见两个)。另一端可看到原来连接在生发囊壁上的小蒂。虫体内含有钙质颗粒(图4-9)。完整的生发囊外表有一层透明膜,囊内有数量不等的原头蚴。

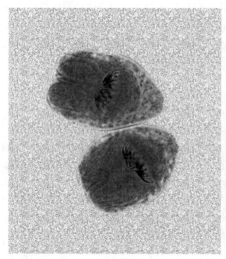 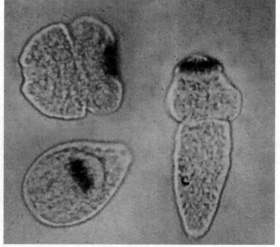

图 4-9　原头蚴

【实验报告】　绘原头蚴图,并注明结构。

【复习要点】

1. 宿主　终宿主是犬、狼、豺等犬科食肉动物。中间宿主是羊、牛、骆驼、猪和鹿等偶蹄类,偶可感染马、袋鼠、某些啮齿类、灵长类和人。

2. 感染期　虫卵。

3. 感染途径及感染方式　经口误食虫卵或孕节而感染。

4. 寄生部位　成虫寄生于犬狼等终宿主的小肠;棘球蚴寄生于人、羊、牛等中间宿主的肝、肺、腹腔、胸腔、脑等全身各组织器官内。

5. 致病阶段 棘球蚴(常寄生于肝、肺、腹腔等部位,对人的危害以机械性损害为主)。

6. 诊断材料与虫期 手术取出棘球蚴、或从痰液、腹水、尿、胸腔积液的涂片中检出原头蚴、棘球蚴碎片等可以确诊。影像学检查、免疫学检查可辅助诊断。

复 习 题

一、单项选择题(A型题)

1. 细粒棘球绦虫成虫寄生于(　　)
   A. 牛　　　　　　　B. 猪
   C. 羊　　　　　　　D. 犬
   E. 人
2. 棘球蚴在人体最常见的寄生部位是(　　)
   A. 肺　　　　　　　B. 肝
   C. 腹腔　　　　　　D. 胸腔
   E. 盆腔
3. 细粒棘球绦虫对人的感染阶段是(　　)
   A. 成虫　　　　　　B. 虫卵
   C. 六钩蚴　　　　　D. 棘球蚴
   E. 囊尾蚴
4. 包虫病的确诊依据为(　　)
   A. 患者与犬羊等动物的接触史
   B. B型超声、CT或MRI查到占位病变
   C. 查到原头蚴
   D. 卡松尼皮内试验
   E. 酶联免疫吸附试验

二、多项选择题(X型题)

1. 细粒棘球绦虫的幼虫称为(　　)
   A. 包生绦虫　　　　B. 包虫
   C. 棘球蚴　　　　　D. 泡球蚴
   E. 似囊尾蚴
2. 棘球蚴对人体的危害作用有(　　)
   A. 机械性压迫　　　B. 癌变
   C. 毒性和过敏反应　D. 精神障碍
   E. 继发感染

三、名词解释

1. 棘球蚴砂
2. 继发性棘球蚴病
3. 不育囊

四、问答题

1. 简述细粒棘球绦虫的生活史。
2. 棘球蚴对人体有哪些危害?

参 考 答 案

一、单项选择题(A型题)

1. D　2. B　3. B　4. C

二、多项选择题(X型题)

1. BC　2. ACE

三、名词解释

1. 棘球蚴内的原头蚴、生发囊和子囊从囊壁的生发层上脱落到囊内,悬浮在囊液中,统称为棘球蚴砂(hydatid sand),又称囊砂。

2. 寄生于人体的棘球蚴可因外力作用或自行破裂,破裂后囊内容物外溢,释放出的原头蚴、生发囊、子囊在周围组织器官内或随血流至远处组织内发育形成新的棘球蚴,引起的棘球蚴病称为继发性棘球蚴病。

3. 细粒棘球绦虫的幼虫棘球蚴在宿主体内寄生发育,有的棘球蚴母囊内无原头蚴、生发囊等结构,这种棘球蚴称为不育囊。

四、问答题

1. 细粒棘球绦虫的终宿主为犬、狼、豺等犬科食肉类动物;中间宿主为羊、牛、骆驼等食草动物和人。成虫寄生在终宿主的小肠上段,排出的孕节或虫卵被中间宿主吞食后,六钩蚴孵出,钻入肠壁,经血循环至肝、肺等器官,约经3~5个月发育为棘球蚴(又称包虫)。当含有棘球蚴的脏器或组织被终宿主吞食后,囊内成千上万的原头蚴散出,在胆汁刺激下,原头蚴头节翻出,吸附在肠壁上经8周左右发育为成虫。当人误食虫卵后,六钩蚴孵出,经血循环至全身各处,引起棘球蚴病,也称包虫病。

2. 棘球蚴在人体寄生,其危害的严重程度取决于棘球蚴的体积、数量、寄生时间和部位。因棘球蚴生长缓慢、往往在感染后5~20年才出现

症状。原发的棘球蚴多为单个,继发感染常为多发,可同时累及数个器官。棘球蚴在人体最多见的寄生部位是肝,多在右叶,其次为肺和腹腔。其危害作用主要有:

(1) 机械损害:由于棘球蚴不断生长,压迫周围组织器官,引起组织细胞萎缩、坏死。患者可有局部压迫和刺激症状,如寄生肝可有肝区疼痛,压迫门静脉可致腹水,压迫胆管可致阻塞性黄疸、胆囊炎等;在肺部寄生可引起干咳、咯血、呼吸急促、胸痛等;在脑部寄生可出现颅内压增高症状。

(2) 毒性和过敏反应:如食欲减退、消瘦、发育障碍、荨麻疹和血管神经性水肿。若棘球蚴液大量渗出或溢出可引起严重的过敏反应,甚至过敏性休克,引起死亡。

(3) 继发性感染:体内寄生的棘球蚴逐渐增大,可因外力作用或自行破裂,囊内含物中的原头蚴、生发囊、子囊会在周围组织器官发育为新的棘球蚴。

第4节 多房棘球绦虫(*Echinococcus multilocularis*)

> **内容提要**
>
> 示教标本
>   肉眼观察:多房棘球绦虫泡状棘球蚴大体标本。
>   镜下观察:多房棘球绦虫成虫玻片标本。

【目的要求】
(1) 熟悉多房棘球绦虫泡状棘球蚴的形态特征。
(2) 了解多房棘球绦虫成虫的基本形态。

【示教标本】

1. 成虫(玻片染色标本) 镜下观察。

虫体纤细,体长 1.2~3.7mm,常有 4~5 个节片。头节、顶突、小钩和吸盘等都相应偏小,头节有 4 个吸盘,顶突上有 13~34 个小钩。成节生殖孔位于节片中线偏前,睾丸数较少,为 26~36 个,大多分布在生殖孔后方。子宫在成节中呈袋形或球形,孕节子宫为简单的囊状,几乎占满全节片,内含虫卵。

2. 泡状棘球蚴(HE 染色玻片标本) 低倍镜观察。

虫体呈淡黄色或灰白色的囊泡状团块,由多个小囊泡相互连接、聚集而成。整个泡球蚴与宿主组织间没有纤维组织被膜分隔。囊泡为圆形或椭圆形,直径 0.1~7mm。囊泡切开后,可见两层囊壁。外层为角皮层,很薄,无细胞结构,常不完整。内层为胚层,囊泡内含透明囊液和许多原头蚴(图 4-10)。人体感染的泡球蚴囊泡内常含胶状物而无原头蚴。

【实验报告】 描述泡状棘球蚴的形态结构特点。

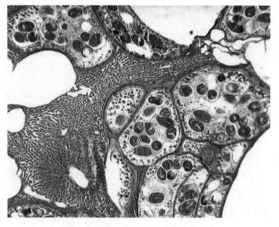

图 4-10 肝脏中多房棘球蚴的切片

【复习要点】
1. 宿主 终宿主是狐、狗、狼、獾和猫等等食肉动物。中间宿主以野生啮齿动物为主,如田鼠、仓鼠、大沙鼠、麝鼠、旅鼠、小家鼠以及褐家鼠等。人是多房棘球绦虫的非适宜中间宿主,寄生后囊泡内只含胶状物而无原头蚴。

2. 感染期 虫卵。

3. 感染途径及感染方式 人因误食虫卵而感染。

4. 寄生部位 成虫寄生于终宿主的小肠。幼虫为多房棘球蚴(亦称泡球蚴),寄生在啮齿类或食虫类动物体内。

5. 致病阶段 泡球蚴(通过直接侵蚀、毒性损害和机械压迫等机制而致病,原发病灶几乎在肝脏)。

6. 诊断材料与虫期 体液中检获泡球蚴碎片可以确诊。影像学检查、免疫学检查可以辅助诊断。

复 习 题

一、单项选择题(A 型题)

1. 多房棘球绦虫寄生于人体的阶段称为( )
   A. 包虫 B. 棘球蚴
   C. 泡球蚴 D. 囊尾蚴
   E. 似囊尾蚴

2. 在人体内寄生的泡球蚴囊内( )
   A. 只含原头蚴而无胶状物
   B. 只含胶状物而无原头蚴
   C. 只含透明囊液和原头蚴
   D. 只含生发囊和原头蚴
   E. 只含胶状物和原头蚴

3. 人是多房棘球绦虫的( )
   A. 终宿主 B. 适宜中间宿主
   C. 非适宜中间宿主 D. 转续宿主
   E. 主要保虫宿主

4. 多房棘球绦虫的中间宿主是( )
   A. 食草类动物 B. 食肉类动物
   C. 甲壳类昆虫 D. 啮齿类动物
   E. 水生类动物

5. 泡球蚴病对人危害严重,这是因为( )
   A. 囊体生长速度快

B. 虫体寄生于肝脑等重要脏器
C. 囊体可向外浸润生长
D. 囊体大而多,不易手术治疗
E. 易发生脑肺继发性感染

6. 多房棘球绦虫的感染阶段是( )
   A. 棘球蚴 B. 六钩蚴
   C. 多房棘球蚴 D. 成虫
   E. 虫卵

二、多项选择题(X 型题)

1. 下列哪种病变见于泡球蚴病( )
   A. 囊泡周围无纤维包膜
   B. 小囊泡周围有肉芽肿反应
   C. 囊泡间组织坏死
   D. 有的囊泡内含胶状物而无原头蚴
   E. 呈单个大囊肿

2. 泡球蚴对人体的危害有( )
   A. 机械压迫 B. 直接侵蚀
   C. 破坏红细胞 D. 癌变
   E. 毒性损害

三、名词解释

泡球蚴

参 考 答 案

一、单项选择题(A 型题)
   1. C 2. B 3. C 4. D 5. C 6. E

二、多项选择题(X 型题)
   1. ABCD 2. ABE

三、名词解释

泡球蚴是多房棘球绦虫的中绦期。泡球蚴为白色或淡黄色的大量囊泡相互连接、聚集而成。囊泡呈圆形或椭圆形,呈葡萄状排列,直径为 0.1~0.7cm,囊泡内含有透明的囊液和许多原头蚴,或含胶状物而无原头蚴。囊泡壁由角皮层和生发层组成,外壁角皮层很薄且常不完整。泡球蚴多以外生出芽方式增殖,不断有新的囊泡长入组织,也有少数向内芽生形成隔膜而分离出新的囊泡。整个泡球蚴呈浸润性生长,与周围组织之间无完整的纤维组织包膜分隔。由于人是多房棘球绦虫的非适宜中间宿主,寄生后囊泡内只含胶状物而无原头蚴。

第5节 曼氏迭宫绦虫(*Spirometra mansoni*)

内容提要

1. 示教标本
   肉眼观察:曼氏迭宫绦虫成虫和蛙。
   镜下观察:曼氏迭宫绦虫头节、成节及原尾蚴玻片标本;中间宿主剑水蚤。
2. 自学标本
   肉眼观察:曼氏裂头蚴大体标本。
   镜下观察:曼氏迭宫绦虫虫卵。
3. 实验操作
   蛙肉中检查裂头蚴。

【目的要求】

(1) 掌握曼氏裂头蚴的形态特征。
(2) 熟悉曼氏迭宫绦虫虫卵形态特征。
(3) 了解曼氏迭宫绦虫成虫形态特征及中间宿主。

【示教标本】

1. 成虫(甲醛浸制标本) 肉眼观察。

虫体长达60~100cm,宽0.5~0.6cm,乳白色。头节细小,颈部细长,其后为链体,约1000个节片,节片一般宽度大于长度,但远端的节片长宽几乎相等。

2. 头节(玻片染色标本) 低倍镜观察。

头节细小、长1~1.5mm,宽0.4~0.8mm,呈指状,背腹面各有一条纵行的吸槽(图4-11)。

3. 成节(玻片染色标本) 低倍镜观察。

节片宽短,内有发育成熟的雌、雄生殖器官。睾丸为小泡状,约有320~540个,均匀地散布在节片两侧背面,雄性生殖孔位于节片的前部中央。卵巢左右两叶,在节片后部腹面中央。阴道细管状,纵行节片中部,前端开口于雄性生殖孔之后,另一端膨大为受精囊再连接于输卵管。子宫位于节片中部呈螺旋状盘曲,紧密重叠,基部宽而远端窄小,略呈金字塔形,子宫孔开口于阴道口下方,因此在节片腹面正中线上依次有3个开口(图4-12)。

4. 原尾蚴(玻片染色标本) 镜下观察。

长椭圆形,大小为260μm×(44~100)μm,前端略凹,后端带有尾球,内含6个小钩。

5. 剑水蚤(玻片染色标本) 镜下观察。剑水蚤为第一中间宿主。

6. 蛙体内寄生裂头蚴(浸制标本) 肉眼观察。蛙为第二中间宿主。

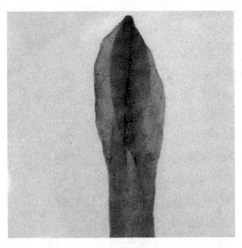
图4-11 曼氏迭宫绦虫头节
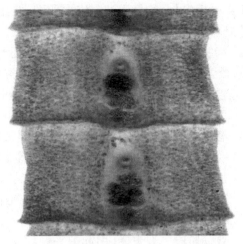
图4-12 曼氏迭宫绦虫成节

【自学标本】

1. 曼氏裂头蚴（浸制标本） 肉眼观察。

虫体细长呈条带状,约(30～300)mm×0.7mm。乳白色,虫体头端膨大,中央有一明显凹陷,与成虫头节相似。体表具有横皱纹,不分节。

2. 虫卵（玻片标本或临时封片） 高倍镜观察。

观察要点（图4-13）：虫卵椭圆形,两端稍尖,大小为(52～76)μm×(31～44)μm,浅灰褐色,有卵盖,卵壳较薄,内含一个卵细胞和许多卵黄细胞。

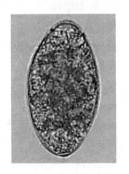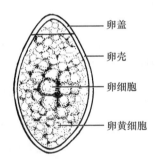

图4-13 曼氏迭宫绦虫虫卵

【实验操作】 蛙肉中裂头蚴检查方法

（1）器材：小锥、剪刀、眼科镊子、青蛙、搪瓷方盘。

（2）操作步骤：①用小锥从枕骨大孔刺入,处死青蛙。②以左手持蛙,使蛙腹部向上。用解剖剪刀剪开腹部皮肤,剥去外皮。③按顺序仔细检查蛙皮、蛙体表面及肌肉束间等部位。裂头蚴多寄生在蛙后肢大腿肌肉中,此处应重点查找。检查时可用弯头眼科镊子轻轻剥开肌纤维,如发现肌肉中有乳白色团缩物时,剖开肌膜,可见乳白色条带形活虫体缓缓蠕动,随即用弯头小镊子轻轻将虫体拖出,放入生理盐水平皿中。注意观察幼虫的形态、颜色和活力。

（3）注意事项：裂头蚴具有感染性,操作时应在搪瓷方盘中进行,实验结束后所用器具、蛙肉应及时消毒处理,以免造成环境污染或引起感染。

【实验报告】 绘曼氏迭宫绦虫卵图,并注明结构。
【复习要点】
1. 宿主 终宿主主要是猫和犬,此外还有虎、豹、狐和豹猫等食肉动物;第一中间宿主是剑水蚤,第二中间宿主以蛙为主。蛇、鸟类和猪等多种脊椎动物可作为转续宿主。人作为曼氏迭宫绦虫的宿主,主要是转续宿主,偶尔也可作为第二中间宿主,甚至终宿主。

2. 感染期 裂头蚴,原尾蚴。

3. 感染途径及感染方式 人体感染裂头蚴的方式是:①局部敷贴生蛙肉,裂头蚴经皮肤黏膜感染;②生食或半生食蛙、蛇、猪肉等中间宿主或转续宿主的肉类,裂头蚴经口感染;③饮生水或游泳等误食已感染原尾蚴的剑水蚤。

4. 寄生部位 裂头蚴常见的寄生部位是:四肢躯体皮下、眼部、口腔颌面部和内脏。成虫偶尔寄生于人体肠道。

5. 致病阶段 裂头蚴(引起裂头蚴病及增殖裂头蚴病);成虫(引起曼氏迭宫绦虫病)。

6. 诊断材料与虫期 裂头蚴病的诊断主要依靠从局部检获裂头蚴。成虫感染可以用粪检虫卵予以确诊。

复 习 题

一、单项选择题(A 型题)

1. 粪检时曼氏迭宫绦虫的卵内含有( )
   A. 六钩蚴
   B. 裂头蚴
   C. 1 个卵细胞及多个卵黄细胞
   D. 毛蚴
   E. 桑葚期蚴

2. 下列绦虫卵中有卵盖的是( )
   A. 微小膜壳绦虫卵
   B. 猪带绦虫卵
   C. 牛带绦虫卵
   D. 曼氏迭宫绦虫卵
   E. 犬复孔绦虫卵

3. 曼氏迭宫绦虫成虫头节有( )
   A. 吸盘   B. 小钩
   C. 吸槽   D. 口囊
   E. 唇瓣

4. 生活史中需要两个中间宿主的绦虫是( )
   A. 曼氏迭宫绦虫   B. 细粒棘球绦虫
   C. 犬复孔绦虫   D. 猪带绦虫
   E. 牛带绦虫

5. 可经皮肤感染的绦虫幼虫是( )
   A. 猪囊尾蚴   B. 裂头蚴
   C. 牛囊尾蚴   D. 棘球蚴
   E. 似囊尾蚴

6. 曼氏迭宫绦虫的感染期为( )
   A. 钩毛蚴   B. 毛蚴
   C. 杆状蚴   D. 六钩蚴
   E. 裂头蚴

7. 曼氏迭宫绦虫对人体的主要致病阶段为( )
   A. 虫卵   B. 棘球蚴
   C. 原尾蚴   D. 六钩蚴
   E. 裂头蚴

二、问答题

人是怎样感染裂头蚴的?人可作为曼氏迭宫绦虫的何种宿主?

参 考 答 案

一、单项选择题(A 型题)

1. C 2. D 3. C 4. A 5. B 6. E 7. E

二、问答题

人体感染裂头蚴的途径有两种:一是裂头蚴或原尾蚴经皮肤或黏膜侵入;二是误食裂头蚴或原尾蚴经口感染。具体感染方式主要有 3 种:①局部敷贴生蛙肉:为感染的主要方式,约占患者半数以上。在我国某些地区,民间传说蛙有清凉解毒作用，常用生蛙肉敷贴伤口或脓肿，包括眼、口颊、外阴等部位。若蛙肉中有裂头蚴即可经伤口或正常皮肤、黏膜侵入人体。②生食或半生食蛙、蛇、鸡或猪肉：民间传说吞食活蛙能治疗疮疖和疼痛，吞食蝌蚪可治疗皮肤过敏，当其中含有活的裂头蚴，虫体即可穿过肠壁进入腹腔，然后移行到身体其他部位。生饮蛇血、生吞蛇胆，喜食生的或未煮熟的兽、禽及其他野生动物肉类均可引起感染。③误食剑水蚤：饮用生水，或游泳时误饮入湖水、塘水，使受感染的剑水蚤有机会进入人体。原尾蚴也可能直接经皮侵入，或经眼结膜侵入人体而感染。

人作为曼氏迭宫绦虫的宿主，主要是转续宿主，偶尔也可作为第二中间宿主，甚至终宿主。

（陈金铃　段义农）

第五章 叶足虫(Lobosea)

第1节 溶组织内阿米巴(*Entamoeba histolytica*)

> **内容提要**
> 1. 示教标本
>   肉眼观察:肠阿米巴病病理标本、阿米巴肝脓肿病理标本;
>   镜下观察:溶组织内阿米巴滋养体活体标本、溶组织内阿米巴包囊碘液染色标本。
> 2. 自学标本
>   镜下观察:溶组织内阿米巴滋养体、包囊的铁苏木素染色标本。
> 3. 实验操作
>   溶组织内阿米巴滋养体的培养。

【目的要求】
(1) 掌握溶组织内阿米巴滋养体、包囊的形态特征。
(2) 熟悉溶组织内阿米巴滋养体的活动形式。
(3) 了解溶组织内阿米巴滋养体的培养方法。

【示教标本】

1. 肠阿米巴病病理标本(浸制标本) 肉眼观察。

10%甲醛溶液浸制,瓶装大体标本。溶组织内阿米巴滋养体侵入肠黏膜下层增殖并破坏肠黏膜,形成口小底大的烧瓶样溃疡。溃疡底部向四周扩展,使相邻溃疡底部互通。肠黏膜上可见多个开口小的溃疡面,黏膜破絮状大片坏死。

2. 阿米巴肝脓肿病理标本(浸制标本) 肉眼观察。

10%甲醛溶液浸制,瓶装大体标本。肠道内寄生的滋养体随血流经门静脉侵入肝脏,引起肝组织坏死、液化,形成脓肿。脓肿常为单个,多发于肝右叶。

3. 滋养体(活体标本) 镜下观察。

从人工培养液中,吸取少量培养物滴于载玻片上,镜下观察。溶组织内阿米巴在低倍镜下为透明活动体。高倍镜下可见外质伸出叶状或舌状伪足,内质流入伪足,虫体形态随之而变,虫体做阿米巴样运动。如室温较低或旋转较久则虫体运动迟缓,需耐心辨别。人工培养的滋养体,其食物泡内含培养基中的物质应与红细胞或细胞核区别。此种涂片不可用油镜观察,可加一定染液进行活体染色。

注意事项:①溶组织内阿米巴滋养体镜下为无色透明,视野光线不宜太强。②观察要及时并注意保温(可把标本放在保温台上观察)。

4. 包囊(碘液染色标本) 镜下观察。

采自慢性感染者或带虫者的成形粪便,碘液涂片,高倍镜下可见包囊圆球状,棕黄色,囊壁较厚、略透明。囊内可见1~4个大小相等的核,核内有一点状核仁。未成熟包囊内糖原泡被染成棕色,拟染色体呈透明的棒状或点状。

【自学标本】

1. 滋养体(铁苏木素染色标本) 油镜观察。

取患者带有脓血的粪便少许作涂片,经萧定氏(schaudinn)液固定、铁苏木素染液(Iron hematoxylin stain)染色,脱水,透明,封片制成玻片标本。将标本置于显微镜载物台,先在低倍镜下观察对准焦距,然后转高倍镜检查。应按顺序在染色较浅的地方寻找,注意视野内可见染色较深,聚集成堆或分散的脓细胞和外形规则,核为深黑色的上皮细胞;另有体积较大、外缘透明、有不规则的伪足、内为颗粒状而具有黑色细胞核的物体,此可能是溶组织内阿米巴滋养体(trophozoite)。应将物体移向视野中心,并在载玻片上滴加镜油一滴,转换油镜检查滋养体。此时只用细调节器调整焦距,切不可用粗调节器,否则将会损坏镜头或标本。

观察要点(图5-1):滋养体外质无色透明,常显示有伪足;内质为蓝黑色的颗粒状,其食物泡中含有完整或半消化的圆形黑色的红细胞,此点为滋养体的主要特征。核圆形,有薄而染成黑色的核膜,膜内缘可见分布较均匀的染色质粒,核中央有点状核仁。

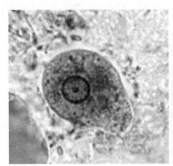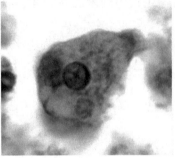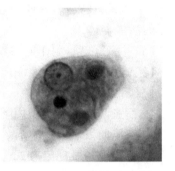

图5-1 溶组织内阿米巴滋养体

2. 包囊(铁苏木素染色标本) 油镜观察。

标本采自慢性感染者或带虫者的成形粪便。先用低倍镜对准焦距,高倍镜下找到包囊(cyst),然后转到油镜观察。观察要点(图5-2):包囊呈球形,直径5~20μm,囊壁较薄。未成熟包囊内核较大,囊内有1~4个泡状核,可见糖原泡和棒状的拟染色体;成熟包囊具四个核,但较小,多无拟染色体和糖原泡。观察时应注意包囊的细胞核(nucleus)、拟染色体(chromatoid body)、糖原泡(glycogen vacuole)可能在不同的焦距下出现。

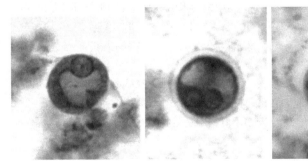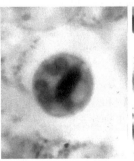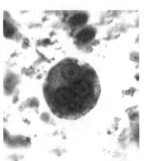

图5-2 溶组织内阿米巴包囊

【实验操作】 滋养体培养方法(示教)

常用培养基有营养琼脂双相培养基、鸡蛋斜面培养基、洛氏(Locke)液鸡蛋血清培养基和血清斜面培养基。

下面介绍采用血清斜面培养基培养溶组织内阿米巴的操作过程。

(1) 材料:无菌血清(人、马、猪、牛等血清均可)、消毒米粉、培养管、接种棒、吸管、温箱、烤箱、载玻片、盖玻片、盖液。

(2) 培养基配制:由固相和液相两部分组成。

固相部分(血清斜面):将无菌血清4ml装入培养管,放烤箱内(使试管倾斜)加热到90℃,1小时后即制成斜面。

液相部分(盖液):蛋白胨1g,氯化钠0.5g,蒸馏水100ml,8磅20分钟灭菌待用。

(3) 操作方法:接种前,取出血清斜面培养管,每管加盖液4~5ml,再加少许消毒米粉和青霉素、链霉素各1000U/ml。

用竹签挑取被检者黏液血便少许(约1g),接种到培养管里与液相部分混匀,置37℃温箱中培养,于24小时、48小时、72小时取沉淀镜检,观察溶组织内阿米巴滋养体生长情况。

(4) 结果观察:若粪便内含溶组织内阿米巴滋养体,经培养后,取沉渣镜检可见有伪足运动的活滋养体。

(5) 注意事项:制作血清斜面的血清必须无菌;加热若超过90℃,血清不能使用。

【实验报告】 绘溶组织内阿米巴包囊点线图,并注明结构。

【复习要点】

1. 宿主 人是溶组织内阿米巴的宿主,猫、狗和鼠等偶尔也可作为宿主。

2. 感染阶段 四核包囊。

3. 感染途径及感染方式 经口食入被含有包囊的粪便污染的食物或水。

4. 寄生部位 结肠。

5. 致病阶段 溶组织内阿米巴滋养体是致病期,包囊不致病。

6. 诊断材料与虫期 慢性感染的肠阿米巴病患者取粪便涂片,碘染查包囊。急性期肠阿米巴病患者取粪便中脓血黏液生理盐水涂片查滋养体。肠外感染者取相应标本查滋养体。

复 习 题

一、单项选择题(A型题)

1. 溶组织内阿米巴的感染方式是( )
   A. 经口感染 B. 经空气感染
   C. 经皮肤感染 D. 经胎盘感染
   E. 经昆虫媒介叮咬感染

2. 检查溶组织内阿米巴包囊的方法是( )
   A. 碘液涂片法 B. 饱和盐水浮聚法
   C. 离心沉淀法 D. 生理盐水涂片法
   E. 薄厚血膜涂片法

3. 溶组织内阿米巴的感染阶段为( )
   A. 一核包囊 B. 滋养体
   C. 二核包囊 D. 四核包囊
   E. 滋养体和包囊

4. 溶组织内阿米巴所致病变的常见部位是( )
   A. 十二指肠 B. 空肠
   C. 膀胱 D. 皮肤
   E. 结肠

5. 溶组织内阿米巴的致病作用与下列哪种因素有关( )
   A. 宿主的免疫机能状态
   B. 虫株的毒力
   C. 细菌的协同作用
   D. 宿主的肠道内环境
   E. 与上述因素都有关

6. 阿米巴痢疾的典型病理变化是( )
   A. 对组织的溶解破坏作用而形成烧瓶样溃疡
   B. 形成虫卵肉芽肿
   C. 虫体寄生在宿主细胞内大量繁殖导致宿主细胞破坏
   D. 虫体代谢产物引起的炎症反应
   E. 形成阿米巴肿
7. 溶组织内阿米巴生活史的两个阶段是指( )
   A. 滋养体和无鞭毛体 B. 滋养体和包囊
   C. 环状体和配子体   D. 速殖子和缓殖子
   E. 雌配子体和雄配子体
8. 可能检出溶组织内阿米巴包囊的标本是( )
   A. 成形粪便   B. 脓血黏液便
   C. 肝脓肿穿刺液   D. 脓血痰液
   E. 肺脓肿穿刺液
9. 阿米巴病的防治与以下哪个因素有关?( )
   A. 治疗病人和带囊者
   B. 加强粪便管理
   C. 保护水源
   D. 消灭苍蝇、蟑螂等传播媒介
   E. 与上述因素都有关

二、多项选择题(X型题)
1. 溶组织内阿米巴未成熟包囊与成熟包囊比较,具有的特征( )
   A. 有糖原泡   B. 有拟染色体
   C. 有内外质   D. 核仁居中
   E. 有1~3个细胞核
2. 溶组织内阿米巴滋养体的形态特征有( )
   A. 内外质分明
   B. 吞噬红细胞
   C. 泡状核
   D. 有线粒体、内质网等细胞器
   E. 细胞核的核周染粒大小一致,分布均匀

三、名词解释
   肠阿米巴病

四、问答题
1. 简述溶组织内阿米巴造成烧瓶样溃疡的原因。
2. 溶组织内阿米巴生活史过程是什么?简述它们对人体的危害性。

参考答案

一、选择题
   1. A 2. A 3. D 4. E 5. E 6. A
   7. B 8. A 9. E

二、多项选择题(X型题)
   1. ABE 2. ABCE

三、名词解释
   溶组织内阿米巴滋养体侵入肠壁组织,吞噬红细胞和组织细胞,引起肠阿米巴病。急性期表现肠壁组织坏死、溃疡,病人出现腹痛、腹泻、排黏液血便、次数多、味极腥臭,这是典型阿米巴痢疾的表现。慢性期由于组织破坏和愈合常同时存在,纤维组织增生明显,使得肠壁增厚,形成局部包块——阿米巴肉芽肿,病人腹泻和便秘症状交替出现。

四、问答题
   1. 溶组织内阿米巴的致病过程复杂。有毒株滋养体黏附肠黏膜,在接触部位释放细胞致病因子和蛋白水解酶,细胞致病因子破坏接触的肠黏膜细胞(靶细胞),滋养体部分或全部吞噬这些靶细胞和红细胞,蛋白水解酶可溶解组织细胞,破坏肠黏膜。早期病变主要发生在浅表的肠黏膜,坏死区极小。急性期滋养体大量繁殖,并可穿破黏膜肌层,在疏松的黏膜下层繁殖扩展,溶解破坏组织,形成口小底大的烧瓶样溃疡。

   2. 生活史过程:包囊—滋养体—包囊。它们对人体的危害:①无症状带虫者:可作为传染源传播疾病。②有症状感染者:引起肠阿米巴病和肠外阿米巴病,肠外阿米巴病包括阿米巴性肝脓肿、阿米巴性脑脓肿及阿米巴性肺脓肿等。

第 2 节　其他消化道阿米巴

> **内容提要**
> 1. 示教标本
>   镜下观察：布氏嗜碘阿米巴（*Iodamoeba butschlii*）滋养体、包囊，微小内蜒阿米巴（*Endolimax nana*）滋养体、包囊。
> 2. 自学标本
>   镜下观察：结肠内阿米巴（*Entamoeba coli*）滋养体铁苏木素染色标本、包囊碘液染色标本。

【目的要求】

（1）熟悉结肠内阿米巴滋养体和包囊的结构。

（2）了解布氏嗜碘阿米巴、微小内蜒阿米巴的形态特征。

【示教标本】

1. 布氏嗜碘阿米巴滋养体（玻片染色标本）　油镜观察。

粪便涂片，铁苏木素染色。滋养体直径 6～25μm，伪足较宽大，核膜染色浅，核周染粒较小；核仁粗大，周围有一层颗粒状结构，中心位或稍偏位，食物泡内含细菌和有机质碎屑物，不吞噬红细胞。

2. 布氏嗜碘阿米巴包囊（碘液染色涂片）　镜下观察。

粪便涂片，碘液染色标本。包囊染成黄色，比溶组织内阿米巴包囊略小，呈椭圆形、梨形或不规则形。胞质内无拟染色体；糖原泡 1～2 块，多呈棕色，边界极清晰（此特点为鉴定本虫的重要依据）；细胞核 1 个，被挤于一侧；核仁呈亮点状，核内染色质粒聚于一侧呈新月状。

3. 微小内蜒阿米巴滋养体（玻片染色标本）　油镜观察。

粪便涂片，铁苏木素染色。滋养体平均为 10μm，内质的食物泡内含有细菌和有机质碎屑物。核仁大而形状不规则，占核直径的 1/3～1/2；无核周染色质粒。

4. 微小内蜒阿米巴包囊（碘液染色涂片）　镜下观察。

粪便涂片，碘液染色。包囊比溶组织内阿米巴包囊略小，平均 9μm，染成黄色。细胞质内偶见形状不一的棕色糖原泡，缺拟染色体，核 1～4 个，4 核包囊为成熟包囊；核仁清晰。

【自学标本】

1. 结肠内阿米巴滋养体（玻片染色标本）　油镜观察。

粪便涂片，铁苏木素染色。结肠内阿米巴滋养体较溶组织内阿米巴的滋养体略大，20～50μm，内外质分界不明显，食物泡内含有淀粉颗粒和细菌，不含红细胞。核仁常常偏于一边。核膜内缘染色质粒大小不均匀，排列不整齐。

2. 结肠内阿米巴包囊（碘液染色涂片）　镜下观察。

滴加碘液 1 小滴于载玻片上，用竹签挑少许粪便在碘液中涂抹均匀，或用滴管吸取包囊保存液 1 小滴加在碘液中，加盖片后置镜下观察。先用低倍镜找到比溶组织内阿米巴包囊大的黄色圆球形小体，再用高倍镜观察。观察要点（图 5-3）：包囊圆球形，直径约 10 ～

30μm,棕黄色,囊壁和核膜不着色,细胞核 4~8 个,成熟包囊为 8 个核,偶有超过 8 个者。未成熟包囊内糖原泡较大,拟染色体两端不整齐,呈草束状或碎片状。注意与其他一些常见阿米巴碘液染色包囊相区别(表 5-1)。

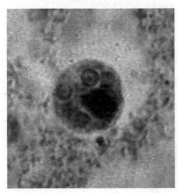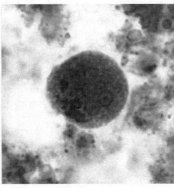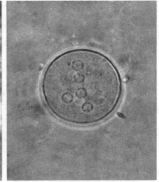

图 5-3 结肠内阿米巴包囊

表 5-1 四种碘液染色阿米巴包囊的形态区别

	溶组织内阿米巴包囊	结肠内阿米巴包囊	布氏嗜碘阿米巴包囊	微小内蜒阿米巴包囊
大小	5~20μm	8~30μm	8~10μm	4~10μm
形状	圆或类圆	圆或类圆	不规则卵圆或类圆	类圆或椭圆
核数	1~4 个	多为 8 个	1 个	1 个
核仁	位于核中央	稍偏位	偏位	不清楚
糖原块	未成熟包囊可见糖原块,晚期则分散	同左	集中成 1~2 个棕色糖原块	未成熟包囊有时可见糖原块

【实验报告】 绘结肠内阿米巴包囊点线图。

【复习要点】

1. 宿主 人。
2. 感染阶段 成熟包囊。
3. 感染途径及感染方式 经口食入。
4. 生活部位 结肠。

(邴玉艳)

第六章 鞭毛虫(Flagellates)

第1节 杜氏利什曼原虫(*Leishmania donovani*)

> **内容提要**
>
> 1. 示教标本
>   镜下观察：前鞭毛体活体标本、无鞭毛体玻片标本。
>   肉眼观察：传播媒介——白蛉。
> 2. 自学标本
>   镜下观察杜氏利什曼原虫无鞭毛体和前鞭毛体形态特征。
> 3. 实验操作
>   穿刺检查无鞭毛体；前鞭毛体培养法。

【目的要求】

(1) 掌握杜氏利什曼原虫无鞭毛体和前鞭毛体的形态特征。
(2) 熟悉杜氏利什曼原虫的实验室检查方法。
(3) 了解骨髓和淋巴结穿刺法及杜氏利什曼原虫的培养。

【示教标本】

1. 前鞭毛体（活体标本） 镜下观察。

杜氏利什曼原虫前鞭毛体(promastigote)人工培养活体标本(见实验操作)。高倍镜观察(光线不宜太强)，可见很多前鞭毛体聚集成菊花状，鞭毛自由摆动。

2. 无鞭毛体(玻片标本,瑞氏或姬氏染色) 油镜观察。

杜氏利什曼原虫无鞭毛体(amastigote)寄生于巨噬细胞内，数目不等。在制片过程中，巨噬细胞破裂，无鞭毛体亦可散于细胞之外。其体积甚小，约为红细胞的1/3，卵圆形或圆形，染色后细胞质为淡蓝色，核大而圆被染成紫红色，位于虫体一侧，动基体呈杆状，染成紫红色，位于核的对侧，颗粒状的基体紧挨动基体。

3. 白蛉（玻片标本） 解剖镜或低倍镜观察。
白蛉(sandfly)成虫的形态结构(图6-1)：

(1) 外形：似蚊。
(2) 大小：体长1.5～4.0mm，约为蚊虫的1/3大小。
(3) 颜色：灰黄色或浅灰色。
(4) 结构：全身多细毛，头部球形，有复眼1对，大而黑。触角细长，胸部向背面隆凸，有翅和平衡棒各1对，翅狭长，末端尖，足细长。观察白

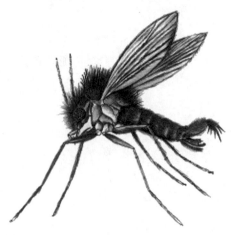

图6-1 白蛉

蛉形态时注意与蚊区别。

【自学标本】

1. 无鞭毛体（瑞氏或姬氏染色） 油镜观察。

无鞭毛体是杜氏利什曼原虫的致病阶段，寄生于人或其他哺乳动物的脾、肝、骨髓、淋巴结等处的单核巨噬细胞内。

无鞭毛体标本取自黑热病患者或人工感染的田鼠的骨髓、淋巴结或脾脏穿刺液，经薄涂片甲醛固定后，姬氏染色（Giemsa's stain）制成玻片标本。用油镜观察（图 6-2）。

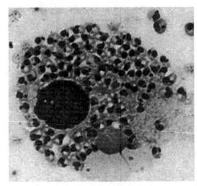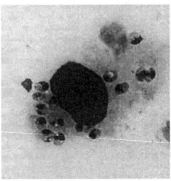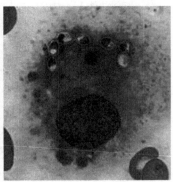

图 6-2　杜氏利什曼原虫无鞭毛体

先在低倍镜下找到清晰的界面，转高倍镜找到被感染的巨噬细胞，将其移至视野中央，转油镜观察。要注意因涂片标本制作过程中，巨噬细胞常被破坏，部分无鞭毛体游离于巨噬细胞外。骨髓涂片中的无鞭毛体胞质有时着色过浅，不易看清，应注意和血小板相区别。

（1）外形：虫体圆形或椭圆形。

（2）大小：$(2.9\sim5.7)\mu m\times(1.8\sim4.0)\mu m$。

（3）颜色：细胞质呈淡蓝色或深蓝色，细胞核呈红色或紫色。

（4）内部结构：细胞核 1 个，大而圆，呈团块状，位于虫体一侧。核旁可见细小杆状紫红色的动基体（kinetoplast）。动基体前还有一个红色粒状的基体和丝状的根丝体。动基体、基体及根丝体因为距离靠近，在光镜下不易区分。

2. 前鞭毛体（姬氏染色） 油镜观察。

前鞭毛体是杜氏利什曼原虫的感染阶段，寄生于白蛉消化道内。

前鞭毛体标本为培养基培养的前鞭毛体，经甲醛固定、姬氏染色的玻片标本。在油镜下观察，观察要点如下（图 6-3）：

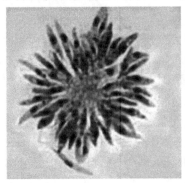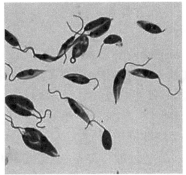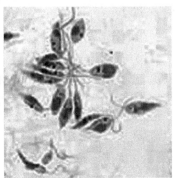

图 6-3　杜氏利什曼原虫前鞭毛体

(1) 外形:虫体因发育程度不同而差别很大。成熟的前鞭毛体呈梭形或纺锤形,前端稍钝圆,后端尖。

(2) 大小:(14~20)μm×(1.5~1.8)μm。由基体前端伸出1根鞭毛(flagellum)游离于虫体外,其长度与虫体长度相接近。

(3) 颜色:细胞质呈淡蓝色,细胞核紫红色。

(4) 内部结构:核大而圆,位于虫体中部。紫红色的动基体位于虫体前端,基体位于动基体前。培养基内前鞭毛体常排列成菊花状(图6-3)。

【实验操作】

1. 穿刺检查无鞭毛体(示教)

(1) 骨髓穿刺:

1) 实验器材与药品:消毒腰穿包、消毒棉签、显微镜、2%利多卡因、甲醛、瑞氏或姬氏染液。

2) 操作步骤:

①髂骨穿刺:病人侧卧位,暴露髂骨。根据患者年龄大小,选取17~20号带针芯的干燥无菌穿刺针,局部消毒后,从髂前上棘后上方1~2cm处作为穿刺点(此处骨面较平,容易固定)刺入,至针头触及骨面,慢慢地钻入骨内约0.5~1cm,拔出针芯,接上注射器,抽取骨髓。骨髓涂片,晾干后用甲醛固定,经瑞氏染色或姬氏染色,油镜下检查有无无鞭毛体。

②棘突穿刺:病人侧卧或跨坐椅上,暴露椎骨棘突。选最明显的棘突,局部消毒后由棘突尖垂直刺入骨髓腔,5岁以下患者进针0.3~1.0cm,5岁以上的进针1.0~1.5cm,拔出针芯,接上注射器,抽取骨髓。涂片染色方法同上。

3) 注意事项:

①穿刺针进入骨质后避免摆动过大,以免折断。

②抽吸骨髓液时,逐渐加大负压,作细胞形态学检查时,抽吸量不宜过多,否则使骨髓液稀释,但也不宜过少。

③骨髓液抽取后应立即涂片。

④多次干抽时应进行骨髓活检。

(2) 淋巴结穿刺:一般在腹股沟部位进行。局部消毒后,左手捏住淋巴结,右手持6号针头刺入。因淋巴结内有压力,淋巴结内组织液可自行进入针内,稍待片刻,拔出针头,接上注射器,将针头内组织液涂片,同上法染色。

2. 前鞭毛体培养法(示教)

(1) 实验器材与试剂:试管、消毒棉塞、无菌橡胶塞、高压消毒蒸锅、琼脂、氯化钠、双蒸馏水、无菌脱纤维蛋白兔血、洛氏液、青霉素、链霉素。

(2) 操作步骤:

1) NNN(Novy, MacNeal, Nicolle)培养基配制:琼脂14g,氯化钠6g,加双蒸馏水100ml,煮沸,充分溶解后分装试管,每管3~5ml,用棉塞塞紧瓶口。高压灭菌,待冷却至48℃时,每管加入培养基1/3量的无菌脱纤维蛋白兔血,混匀后斜置,冷却成斜面。每管加0.2~0.3ml洛氏液,使斜面上有一薄水层。此时,以无菌橡胶塞代替棉塞,以防水分蒸发。置37℃温箱培养24小时,确认无菌后即可使用。

2) 接种培养方法:接种前每管适量加青霉素、链霉素。取病人骨髓、肝、脾、淋巴结穿刺物或皮肤活组织刮取物,与少量洛氏液混匀,接种于NNN培养基中,置20~25℃温箱培养。

一般7~10天后显著生长。此时可取培养液涂片检查。也有2~3周始查见前鞭毛体的,所以接种后应连续培养观察1个月左右,再确定结果。

3) 注意事项:

①涂片用的载玻片须洁净无油污。

②前鞭毛体生长与温度密切相关,须控制适宜的培养温度。

③配制培养基、接种和检查培养情况时,全程均应是严密的无菌操作。

【实验报告】 绘杜氏利什曼原虫无鞭毛体和前鞭毛体图,并标注结构。

【复习要点】

1. 宿主 人或哺乳动物体内寄生无鞭毛体,传播媒介白蛉体内寄生前鞭毛体。

2. 寄生部位 无鞭毛体主要寄生在肝、脾、骨髓、淋巴结等器官的巨噬细胞内。

3. 感染阶段 前鞭毛体。

4. 感染途径及方式 当感染有前鞭毛体的白蛉叮咬人或哺乳动物时,前鞭毛体即可随白蛉唾液进入其体内。

5. 致病阶段 无鞭毛体。

6. 诊断材料及虫期 骨髓穿刺物做涂片,染色镜检无鞭毛体。

复 习 题

一、单项选择题(A型题)

1. 无鞭毛体寄生于人体的( )
 A. 白细胞 B. 中性粒细胞
 C. 巨噬细胞 D. 红细胞
 E. 肝细胞

2. 主要引起内脏利什曼病的病原体是( )
 A. 巴西利什曼原虫 B. 杜氏利什曼原虫
 C. 热带利什曼原虫 D. 硕大利什曼原虫
 E. 墨西哥利什曼原虫

3. The infective stage of *Leishmania donovani* is( )
 A. amastigote B. promastigote
 C. trophozoite D. schizont
 E. cyst

4. The vector of *Leishmania donovani* is( )
 A. fly B. mosquito
 C. flea D. sand fly
 E. cockroach

5. 黑热病引起贫血最主要的原因是( )
 A. 骨髓造血功能受损 B. 原虫破坏红细胞
 C. 原虫的毒素作用 D. 脾功能亢进
 E. 免疫抑制作用

6. 能引起全血性贫血的原虫是( )
 A. 溶组织内阿米巴 B. 杜氏利什曼原虫
 C. 间日疟原虫 D. 蓝氏贾第鞭毛虫
 E. 冈比亚锥虫

7. 确诊黑热病常用的方法是( )
 A. 根据患者的临床表现
 B. 取血涂片镜检
 C. 血清免疫学实验
 D. 骨髓穿刺涂片
 E. 肝穿刺检查

8. 犬是杜氏利什曼原虫的( )
 A. 终宿主 B. 保虫宿主
 C. 转续宿主 D. 中间宿主
 E. 以上都不是

9. 下列哪项不符合杜氏利什曼原虫的特征( )
 A. 前鞭毛体有鞭毛一根
 B. 无鞭毛体寄生于巨噬细胞内
 C. 生活史中均为无性繁殖
 D. 有波动膜
 E. 以白蛉为传播媒介

二、多项选择题(X型题)

1. 内脏利什曼病的主要临床表现为( )
 A. 不规则发热 B. 腹泻
 C. 贫血 D. 肝脾肿大
 E. 血尿、蛋白尿

2. 黑热病贫血的特征是( )

A. 红细胞减少　　　　B. 白细胞减少
C. 血小板减少　　　　D. 淋巴细胞增多
E. 嗜酸粒细胞增多
3. 黑热病诊断的方法有( )
　A. 骨髓穿刺　　　　B. 淋巴结穿刺
　C. 动物接种法　　　D. 十二指肠引流
　E. 粪便检查
4. 在流行病学上我国黑热病可分为以下哪几型
( )
　A. 人源型　　　　　B. 犬源型

C. 沼泽型　　　　　D. 自然疫源型
E. 混合型

5. 黑热病患者 A/G 比例倒置是由于( )
　A. 肝脏合成白蛋白增多
　B. 肝脏合成白蛋白减少
　C. 部分白蛋白可从尿中排出
　D. 浆细胞大量被破坏,球蛋白减少
　E. 浆细胞增生产生球蛋白增多

三、问答题

简述杜氏利什曼原虫引起贫血的机制。

参 考 答 案

一、单项选择题(A 型题)
　1. C　2. B　3. B　4. D　5. D　6. B　7. D
8. B　9. D
二、多项选择题(X 型题)
　1. ACDE　2. ABC　3. ABC　4. ABD
5. BCE
三、问答题
　　杜氏利什曼原虫引起的贫血为全血性贫血,即红细胞、白细胞、血小板数量均显著降低(白细胞减少,机体抵抗力降低,患者常死于肺部细菌感染)。主要原因:

(1) 脾功能亢进:由于脾肿大,隔离和破坏血液细胞成分,导致贫血和各类白细胞与血小板减少。

(2) 骨髓有巨噬细胞浸润,其造血功能受影响使红细胞与白细胞生成减少。

(3) 免疫溶血:①利什曼抗原附着于红细胞膜上。②杜氏利什曼原虫代谢产物中有 1~2 种抗原与人红细胞抗原相同。机体产生抗利什曼原虫抗体与红细胞膜结合并在补体参与下引起红细胞破坏。

第 2 节　蓝氏贾第鞭毛虫(*Giardia lamblia*)

内 容 提 要

1. 示教标本
　　镜下观察:蓝氏贾第鞭毛虫包囊、滋养体的形态特征。
2. 自学标本
　　镜下观察:蓝氏贾第鞭毛虫包囊、滋养体的形态特征。
3. 实验操作
　　生理盐水直接涂片查滋养体;碘液染色涂片查包囊。

【目的要求】
(1) 掌握蓝氏贾第鞭毛虫包囊的形态特征。
(2) 掌握蓝氏贾第鞭毛虫滋养体的形态特征。
(3) 了解蓝氏贾第鞭毛虫的致病、诊断、传播方式和防治原则。

【示教标本】
1. 蓝氏贾第鞭毛虫滋养体(玻片染色标本)　油镜观察。
2. 蓝氏贾第鞭毛虫包囊(玻片染色标本)　油镜观察。

【自学标本】

1. 蓝氏贾第鞭毛虫滋养体（铁苏木素染色） 油镜观察。

取慢性腹泻患者的稀便涂片，经铁苏木素染色，制成玻片标本，用油镜观察。观察要点（图6-4）：

（1）外形：呈纵切倒置的半个梨形，两侧对称，前端钝圆，后端尖细。

（2）大小：(9~21)μm×(5~15)μm。

（3）颜色：蓝黑色。

（4）内部结构：虫体前半部向内凹陷形成两个吸盘（sucking disk）。一对细胞核位于吸盘凹陷部位底部。两核之间有1对轴柱（columella）纵贯虫体，轴柱中部有一对半月形的中体（median body），轴柱前端有基体（kinetosomal complex），由此发出前侧鞭毛（anterior flagellum）、后侧鞭毛（posterior flagellum）、腹侧鞭毛（ventral flagellum）和尾鞭毛（caudal flagllum）各1对。

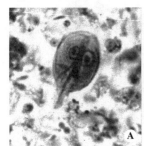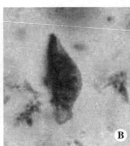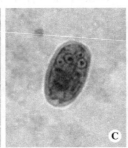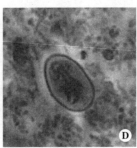

图6-4 蓝氏贾第鞭毛虫
A. 滋养体正面观；B. 滋养体侧面观；C、D. 包囊

2. 蓝氏贾第鞭毛虫包囊（铁苏木素染色） 油镜观察。

取材自包囊感染者的粪便涂片，经铁苏木素染色，制成玻片标本。先在低倍镜下找到清晰的界面，转高倍镜见到蓝黑色、边界清楚的椭圆形虫体，将其移至视野中央，转油镜观察。应注意包囊内细胞核、轴柱可能不在同一焦距下出现（图6-4）。

（1）外形：椭圆形。

（2）大小：(8~14)μm×(7~10)μm。

（3）颜色：蓝黑色，囊壁较厚，一般不着色。

（4）内部结构：未成熟包囊内有2个细胞核，成熟包囊内有4个细胞核，聚集在虫体一端。细胞质内还可见到轴柱（axostyle）、弯曲的中体（median body）和鞭毛的早期结构。

【实验操作】

1. 生理盐水直接涂片法（检查滋养体）

（1）实验器材与试剂：载玻片、牙签、盖玻片；生理盐水、2%~3%煤酚皂（来苏儿）、铁苏木素染液、阳性粪便。

（2）操作步骤：

1）在洁净的载玻片中央，滴1滴生理盐水。

2）用牙签取少许粪便，在生理盐水中涂抹均匀，制成薄涂片。涂片的厚度以能透过涂片看清书本上的字迹为宜。

3）加盖片，先在低倍镜下有顺序地检查，找见虫体后再转用高倍镜，仔细观察形态。依据滋养体的形态、大小及内部结构等特征加以鉴别。

(3) 注意事项：

1) 滋养体应及时检查并注意保温。

2) 涂片要均匀,粪膜的厚薄适宜。涂片的厚度以透过涂片略能辨认书上字迹为宜。

3) 加盖片时,先以盖片一边接触液面,慢慢倾斜盖下,以免出现气泡。

4) 将用过的牙签、载玻片、盖片分别泡于消毒缸中(2%～3%煤酚皂),以便统一清洗、消毒、避免污染实验室。

2. 碘液直接涂片法(检查包囊)　以一滴碘液代替生理盐水,其余方法同上。在载玻片上滴加一滴碘液,用牙签挑取少许粪便在碘液中涂抹均匀,加盖玻片镜检,包囊呈黄色或棕黄色。

注意事项:由于包囊排出具有间歇性,隔日查1次,连续查3次可显著提高检出率。

附:铁苏木素染色法(iron-haematoxylin stain)

适于蓝氏贾第鞭毛虫永久性标本的制作。苏木素染液是一种细胞核的优良染色剂,并可使细胞中不同的结构呈现各种不同的颜色。

1. 操作过程

(1) 用牙签粘取适量粪便在载玻片上涂成粪膜,迅速置于固定液中固定。

(2) 邵氏固定液加温40℃,只需5～10分钟。

(3) 将固定的涂片浸于50%乙醇溶液中10分钟。

(4) 再换置70%乙醇溶液10分钟。

(5) 置于75%碘酒溶液中10分钟。

(6) 置于70%乙醇溶液中1小时或过夜。

(7) 放入50%乙醇溶液中5分钟。

(8) 自来水或蒸馏水冲洗3次,每次5～10分钟。

(9) 置于加温40℃的4%铁明矾中5～10分钟,或置于4%的冷铁明矾溶液中(如染包囊需4～6小时)。

(10) 水洗10～20分钟。

(11) 置于0.5%改良赫氏苏木素染液中(加温40℃)染色2～5分钟。

(12) 在流水中洗2分钟。

(13) 置于2%冷铁明矾溶液中脱色1～2分钟(在显微镜下观察包囊或滋养体的内部结构清晰为准)。

(14) 将脱色适宜的标本水洗1分钟。

(15) 经50%、70%、85%、95%、100%乙醇溶液逐级脱水,每级2～5分钟。

(16) 无水乙醇、二甲苯各1/2溶液中透明2分钟。

(17) 放入二甲苯中透明2～5分钟。

(18) 用稀薄加拿大树胶封片。

2. 铁苏木素染色过程中应注意的几个问题

(1) 取材与固定:挑选粪便或肝穿刺液中脓血部分涂片。涂片均匀,一次涂成,立即投入已经加热固定液中。所谓固定,就是采用物理或化学的方法,使生物体或细胞被杀死,细胞质凝固,称为固定。苏木素染色法采用邵氏固定液,染色效果好坏是与固定液的成分有关,如氯化高汞可溶于酒精中,加强酒精的固定作用,但有使固定细胞收缩现象。而固定液中配上冰醋酸,也是穿透性强的固定液,它的特点是能使固定的细胞胀大,核也胀大,这两者结合,取长补短,达到固定后的原虫形态改变不大,所以邵氏液是肠原虫良好的固定剂。

（2）脱汞:肠原虫经邵氏液固定后,由70%乙醇溶液移入碘酒中,可看到标本颜色变为棕黄色,然后移入70%乙醇溶液,将棕色涂片逐渐变为乳白色为止,表示标本中汞完全脱去,这就是脱汞过程。氯化汞在加热固定时进入细胞内,当标本从热固定液中移到冷70%乙醇溶液中,汞盐遇冷而沉积在细胞内,标本再通过碘酒,沉积遇碘酒,使可溶性汞盐游离到细胞外,达到脱汞作用。如汞盐不脱净,贮存在细胞内,影响染色,造成细胞结构不清。

（3）染色:染色包括媒染、染色和脱色3个过程。苏木素是一种很好的核染色剂,它能使细胞质染成淡蓝色,而核及拟染色体被染成蓝黑色。染色效果与媒染剂有关,苏木素为弱酸性染料,如单独用它染色,细胞质很淡,细胞核为酸性,所以不着色。要使核着色,须加铝、铁、铜等盐类作媒染剂,使它变为碱性,促使细胞核及拟染色体着色。染色的时间长短与虫种、虫体发育阶段有关,染滋养体时期时要短些,染包囊则需长些。不同虫种有所差异,结肠内阿米巴包囊的囊壁厚,染色时间相对长些,溶组织内阿米巴包囊囊壁薄,易着色,染色时间短些。此外,新配染液的染色时间要短些。染色还与温度、染液浓度有关,温度高和浓度高染色时间短些。标本染色一般需要过染,细胞内结构才能真实,但表面的浮色不脱去,会影响观察,这就须要将表面多余的颜色脱去,称为脱色。

（4）脱水与透明:脱水与透明是衡量标本好坏的关键。根据渗透压的原理,液体由低浓度向高浓度渗透,使细胞内多余水分脱去。二甲苯是很好的透明剂,脱水好的标本透明能很顺利进行,一旦脱水不净,二甲苯不溶于水而出现混浊,像云雾状。有时潮湿,湿度大,二甲苯不纯,可适当加硫酸铜,除去无水乙醇或二甲苯中的水分。

【实验报告】 绘蓝氏贾第鞭毛虫滋养体、包囊图,并标注结构。

【复习要点】

1. 宿主 人及动物。保虫宿主有家畜（牛、羊、猪、兔等）、宠物（猫、狗）和野生动物（如河狸）。

2. 寄生部位 滋养体主要寄生在宿主十二指肠或小肠上段。

3. 感染阶段 四核包囊。

4. 感染途径与方式 经口食入被含有包囊的粪便污染的饮用水或食物。

5. 致病阶段 滋养体。

6. 诊断材料及虫期 对急性患者的水样便或慢性患者的稀便,做生理盐水直接涂片检查滋养体;对慢性患者或带虫者的成形便,用2%碘液染色涂片检查包囊。

复 习 题

一、单项选择题（A 型题）

1. 蓝氏贾第鞭毛虫的感染阶段是（　　）
   A. 单核包囊　　B. 双核包囊
   C. 四核包囊　　D. 滋养体
   E. 滋养体和包囊

2. 蓝氏贾第鞭毛虫的致病阶段是（　　）
   A. 滋养体　　B. 包囊
   C. 单核包囊　　D. 双核包囊
   E. 四核包囊

二、多项选择题（X 型题）

1. 蓝氏贾第鞭毛虫病的传染源是（　　）
   A. 急性期病人　　B. 慢性期病人
   C. 带囊者　　D. 保虫宿主
   E. 转续宿主

2. 贾第虫病的病原学诊断方法有(　　)
   A. 粪便生理盐水涂片查滋养体
   B. 粪便碘液涂片查包囊
   C. 十二指肠引流法查滋养体
   D. 乙状结肠镜取活检
   E. 骨髓涂片查滋养体

三、名词解释
　　旅游者腹泻

四、问答题
　　简述蓝氏贾第鞭毛虫的致病和病原学诊断方法。

参 考 答 案

一、单项选择题(A 型题)
　　1. C　2. A

二、多项选择题(X 型题)
　　1. BCD　2. ABC

三、名词解释
　　蓝氏贾第鞭毛虫呈世界性分布,滋养体主要寄生于人体的小肠上部,引起腹痛、腹泻和吸收不良等症状,此病在旅游者中多见,故称旅游者腹泻。

四、问答题
　　(1) 蓝氏贾第鞭毛虫的致病:①虫株的毒力:来源不同的虫株具有不同的致病力。②对肠黏膜的机械性损伤:贾第虫滋养体依靠吸盘附着在小肠壁黏膜表面,可损伤肠黏膜微绒毛,影响其消化和吸收功能。③机械性隔离作用:由于大量虫体的寄生和繁殖,使得虫体在营养物质和肠绒毛之间形成隔离层,从而影响营养物质的吸收。④虫体的分泌物和代谢产物对肠绒毛的化学性损伤,导致其功能下降。⑤宿主免疫力:免疫力低下的宿主更容易感染贾第虫或临床症状更严重。

　　(2) 病原学诊断方法:①粪便检查:急性期取新鲜粪便用生理盐水涂片检查滋养体,亚急性或慢性期病人用碘液染色粪便涂片检查包囊。由于包囊排出具有间断性,隔日查一次,连续检查三次的方法可以大大提高检出率。②小肠液检查:用十二指肠引流或肠内试验法采集标本,涂片检查滋养体即可确诊。③小肠活组织检查:借助内窥镜在小肠十二指肠韧带附近取黏膜组织,用姬氏染色检查滋养体,即可确诊。

第3节　阴道毛滴虫(*Trichomonas vaginalis*)

内 容 提 要

1. 示教标本
　　镜下观察:阴道毛滴虫滋养体。
2. 自学标本
　　镜下观察:阴道毛滴虫滋养体玻片标本及活体的形态特征。
3. 实验操作
　　阴道分泌物生理盐水直接涂片法;阴道毛滴虫的培养。

【目的要求】
(1) 掌握阴道毛滴虫滋养体的形态特征。
(2) 熟悉阴道分泌物生理盐水直接涂片法。
(3) 了解阴道毛滴虫的培养方法。

【示教标本】　阴道毛滴虫滋养体
【自学标本】

1. 阴道毛滴虫滋养体(玻片染色标本)　油镜观察。

取感染者阴道分泌物涂片,甲醇固定,姬氏染色。先在低倍镜下找到淡蓝色的梨形或椭

圆形小体,即为滋养体,转高倍镜观察可见虫体内有一紫染的核。最后转换油镜观察内部结构。观察要点如下(图6-5):

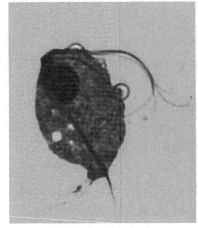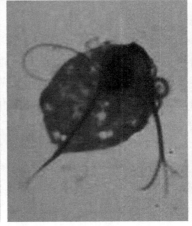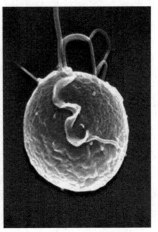

图6-5 阴道毛滴虫

(1) 外形:梨形或椭圆形。
(2) 大小:(10~30)μm×(5~15)μm。
(3) 颜色:细胞质为蓝色,细胞核呈紫红色。
(4) 内部结构:油镜下观察虫体前1/3处有1个紫红色的椭圆形的泡状核,核上端有5颗排列成环状的毛基体(blepharoplast),由此发出5根鞭毛,4根前鞭毛(anterior flagellum)和1根后鞭毛(recurrent flagellum),后者与虫体侧面的波动膜(undulating membrane)外缘相连。轴柱1根,纤细透明,粉红色,纵贯虫体并伸出体外。

2. 阴道毛滴虫(活体标本) 镜下观察
先在低倍镜下找到梨形或椭圆形,水滴样具有折光性,运动的虫体,然后转换高倍镜观察。虫体呈水滴状,无色透明,具有折光性。可见到活动的前鞭毛、伸出虫体末端的轴柱和侧方的波动膜。前鞭毛聚集成1~2束,摆动迅速,波动膜波浪状运动,使虫体向前旋转运动。如温度过低,虫体则运动缓慢。

【实验操作】
1. 阴道分泌物生理盐水直接涂片法
(1) 实验器材:消毒棉签、生理盐水、载玻片、显微镜。
(2) 操作步骤(图6-6):
①用消毒棉签从阴道后穹隆、子宫颈及阴道壁上取分泌物,放入备有生理盐水的瓶内;
②将棉签置于载玻片上轻轻涂开;
③加盖片,立即镜检。

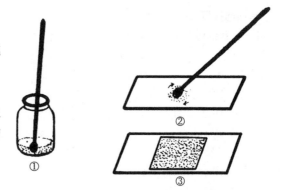

图6-6 生理盐水涂片操作方法

(3) 注意事项:气温低时应注意保温,必要时可于酒精灯上迅速来回晃2~3次,立即置低倍镜下检查,以防滴虫因过冷而使活动力减低,增加检查识别时的困难。

2. 阴道毛滴虫的培养(示教)

(1) 实验器材与药品:无菌棉拭子、试管、滤纸、蒸锅、冰箱、载玻片、温箱、显微镜、吸管。半胱氨酸盐酸盐、蛋白胨、氯化钠、蒸馏水、麦芽糖、灭活小牛血清、青霉素、链霉素、兔肝。

(2) 操作步骤:

1) 肝浸汤培养基的制作方法:先将研碎的兔肝 15g 放入 100ml 蒸馏水中,置冰箱冷浸过夜,次日煮半小时,经多层纱布过滤,除去沉渣,再向滤液中加水,以补还加热时蒸发失去的水量,即得澄清的 15% 肝浸汤。然后加入蛋白胨 2g,氯化钠 0.5g,半胱氨酸盐酸盐 0.2g,麦芽糖 1.0g,并加热使其溶解,调节 pH 为 5.6~5.8,过滤,分装每管 5ml,高压灭菌(8 磅 20 分钟)后置 37℃温箱中,经 24~48 小时,证明无菌,即保存冰箱中以备用。

2) 接种方法:接种前,先在无菌操作法下,向每管里加入灭活小牛血清 1ml,青霉素、链霉素各 1000~1500U/ml,然后再用玻璃吸管吸取含有阴道滴虫的培养液 1~2 滴,在无菌的操作条件下,转种入上述培养基中,在 37℃温箱中培养 48 小时,吸取管底沉淀物镜检。

(3) 注意事项:

1) 涂片用的载玻片须洁净无油污。

2) 滋养体生长与温度密切相关,须控制适宜的培养温度。

3) 配制培养基、接种和检查培养情况时,全程均应是严密的无菌操作。

【实验报告】 绘阴道毛滴虫滋养体图,并标注结构。

【复习要点】

1. 寄生部位 主要寄生在女性阴道和泌尿系统;男性泌尿生殖系统。

2. 感染阶段 滋养体。

3. 感染途径与方式 通过直接或间接接触感染。

4. 致病阶段 滋养体。

5. 诊断材料与虫期 取阴道分泌物或前列腺分泌物做生理盐水直接涂片,镜检滋养体。

复 习 题

一、单项选择题(A 型题)

1. 阴道毛滴虫感染阶段是( )
 A. 滋养体　　　　B. 包囊
 C. 鞭毛体　　　　D. 滋养体和包囊
 E. 以上都不对

2. 阴道毛滴虫感染途径是( )
 A. 经皮肤钻入
 B. 经胎盘感染
 C. 直接或间接接触感染
 D. 经蚊虫叮咬感染
 E. 饮用污染的水感染

3. 健康妇女的阴道 pH 为( )
 A. pH 2.5~3.5　　B. pH 3.8~4.4
 C. pH 4.5~5.5　　D. pH 6~7
 E. pH 7~8

二、多项选择题(X 型题)

1. 阴道毛滴虫的主要寄生部位是( )
 A. 女性阴道和泌尿道　B. 男性泌尿道
 C. 人体消化道　　　　D. 男女生殖系统
 E. 人体淋巴系统

2. 阴道毛滴虫的病原学检查方法主要有( )
 A. 生理盐水涂片法　B. 涂片染色法
 C. 分泌物培养法　　D. 活组织检查法
 E. 血涂片检查法

三、名词解释

阴道的自净作用

四、问答题

简述阴道毛滴虫的致病机制和病原学诊断方法。

参考答案

一、单项选择题（A型题）
1. A 2. C 3. B

二、多项选择题（X型题）
1. ABD 2. ABC

三、名词解释
正常情况下，健康女性阴道的内环境因乳酸杆菌的作用而保持酸性（pH3.8~4.4），可抑制虫体及细菌的生长繁殖，这称为阴道的自净作用。

四、问答题
阴道毛滴虫的致病机制与诊断方法如下：

（1）致病机制：①虫体本身的毒力：滴虫产生毒素、机械活动及吞噬作用使附着处阴道上皮细胞坏死。②破坏阴道自净作用：阴道毛滴虫竞争性消耗阴道上皮细胞糖原，妨碍乳酸杆菌酵解糖原产生乳酸，使局部pH升高，转变为中性或碱性，从而有利细菌的感染，加重炎症反应。③阴道毛滴虫可吞噬精子，其分泌物阻碍精子存活，与不孕症有关。

（2）阴道毛滴虫的病原学诊断方法主要有：①生理盐水直接涂片：取阴道分泌物或前列腺分泌物做涂片，镜检活滋养体。②培养法：将阴道分泌物加入培养基中，在37℃温箱孵育，48小时后取沉淀物涂片检查滋养体。③染色法：取阴道分泌物涂片，瑞氏染色，镜检滋养体。

（赵 蕾）

第七章 孢子虫(Sporozoa)

第1节 疟原虫(*Plasmodium*)

> **内容提要**
> 1. 示教标本
>   镜下观察：间日疟原虫(*Plasmodium vivax*)的厚血膜涂片、三日疟原虫(*Plasmodium malariae*)的薄血膜涂片；疟原虫的卵囊和子孢子玻片标本。
>   肉眼观察：媒介昆虫——按蚊针插标本。
> 2. 自学标本
>   镜下观察：间日疟原虫红细胞内各期和恶性疟原虫(*Plasmodium falciparum*)的环状体、配子体的薄血膜涂片。
> 3. 实验操作
>   血涂片制作及染色；鼠疟原虫接种。

【目的要求】

(1) 掌握薄血膜涂片中间日疟原虫和恶性疟原虫各阶段的形态特征。
(2) 熟悉三日疟原虫红细胞内各阶段的形态特征。
(3) 熟悉厚、薄血片的制作与染色方法。
(4) 了解疟原虫卵囊、子孢子的形态，了解鼠疟原虫的实验动物接种方法。

【示教标本】

1. 间日疟原虫(厚血膜涂片) 油镜观察。

间日疟患者血液制成厚血膜，姬氏染色。先在低倍镜下确定血膜平面，滴加镜油后，转换油镜进行观察。由于在制片时红细胞被溶解，致使虫体形态(皱缩变形)与薄血片所见不同。故最好在1张玻片上同时做厚、薄血膜，以便比较观察。

(1) 环状体(ring form)：又称早期滋养体或小滋养体。呈环状，细胞质为蓝色，细胞核1个，呈红色，但大部分虫体因细胞质缩成团，呈现"!"、"?"、"飞鸟"或"间断的环"等多种形状。

(2) 大滋养体(large trophozoite)：又称晚期滋养体或阿米巴样滋养体。体积较大，形状不规则，多数细胞质断裂成块，核较大，疟色素颗粒较明显。

(3) 未成熟裂殖体(immature schizont)：有两个以上的核，细胞质形状不规则或规则，疟色素颗粒较多。

(4) 成熟裂殖体(maturate schizont)：裂殖子12~24个，疟色素集中成块。

(5) 配子体(gametocyte)：圆形或卵圆形，细胞质断裂成块或腐蚀消失，有1个核，结实或疏松，疟色素分散。

2. 三日疟原虫(薄血膜涂片) 油镜观察。

三日疟患者血液制成薄血膜涂片,姬氏染色,用油镜观察。

（1）滋养体：虫体除圆形外,常见带状,贯穿整个红细胞,故称带状体。空泡不显著。疟色素分布于虫体边缘,被寄生的红细胞不胀大。

（2）裂殖体：裂殖子6～12个,排成环状,充满红细胞,疟色素聚集在虫体中央。

3. 疟原虫卵囊(oocyst,囊合子)（玻片标本） 低倍镜或高倍镜观察。

蚊胃壁上突起的球形小体,即为囊合子,内含许多子孢子。

4. 疟原虫子孢子(sporozoite)（玻片标本） 油镜观察。

子孢子为细长两端尖中间较宽、弯曲似镰刀的虫体,大小约为 15μm×1μm。活的子孢子无色透明,看不到细胞核。

5. 按蚊（针插标本） 放大镜观察。

按蚊灰褐色,翅前缘脉上有淡色斑。详细描述参见第八章昆虫。

【自学标本】

1. 间日疟原虫（薄血膜涂片） 油镜观察。

取间日疟患者血液制成薄血膜涂片,用瑞氏染色或姬氏染色。先在低倍镜下确定血膜的平面,然后确定血片薄而均匀的部位或红细胞呈单层均匀排列的部位（通常为血片近末端）,滴加镜油后,转换油镜进行观察。在红细胞内找疟原虫。疟原虫的细胞质被染成蓝色,细胞核被染成红色（图7-1）。注意与血片中的其他细胞、染料残渣等鉴别。

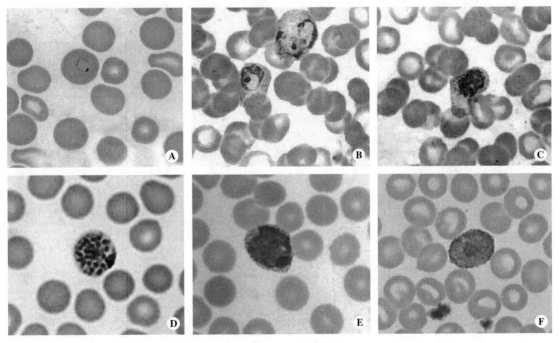

图7-1 薄血膜涂片上间日疟原虫的形态
A. 环状体；B. 大滋养体；C. 未成熟裂殖体；D. 成熟裂殖体；E. 雌配子体；F. 雄配子体

（1）环状体：细胞质呈纤细的环状,蓝色,中间有空泡,细胞核较小,呈红色,位于细胞质一侧,大小约为红细胞直径的1/3。1个红细胞内偶见2个以上的环状体感染,被寄生的红细胞大小无变化。

（2）大滋养体：由环状体逐渐发育而来,为虫体摄食和生长阶段,虫体明显增大,细胞质增多,常伸出伪足,核1个,略增大,形状不规则,但不分裂。细胞质中开始出现棕褐色的疟色素(malarial pigments)。被寄生的红细胞胀大,颜色变浅,开始出现细小红色的薛氏小点(Schüffner's dots)。

(3)裂殖体:大滋养体继续发育进入裂体增殖阶段。细胞核开始分裂,虫体外形逐渐变圆,其内空泡消失,疟色素分散在细胞质中,称未成熟裂殖体或早期裂殖体。细胞核继续不断分裂,达到12~24个,细胞质随之分裂,分别包绕每1个核,形成12~24个裂殖子,疟色素集中成1~2团,位于虫体中央或一侧,称为成熟裂殖体或晚期裂殖体。

(4)配子体:虫体圆形或卵圆形,核1个,增大不再分裂,虫体几乎充满胀大的红细胞,疟色素均匀分布于其中。雌配子体(female gametocyte)细胞质致密,呈深蓝色,虫体较大,核小而致密,深红色,多偏于一侧。雄配子体(male gametocyte)核大而疏松,染色较浅,多位于虫体中央。

2. 恶性疟原虫(薄血膜涂片) 油镜观察。

恶性疟原虫患者血液制成薄血膜涂片,瑞氏或姬氏染色。观察方法同间日疟原虫薄血膜涂片。重点观察环状体与配子体(图7-2),外周血液中不出现大滋养体和裂殖体。

(1)环状体:环纤细,约占红细胞直径的1/5,1个环上可有2个细胞核,1个红细胞内常有2个以上环状体寄生,环状体可位于红细胞边缘。

(2)配子体:雌配子体呈新月形,核小而致密,位于中央,疟色素集中于核的周围。雄配子体呈腊肠形,核疏松较大,位于中央,疟色素散在于核的周围。被寄生的红细胞因破裂而不见或仅见一部分。

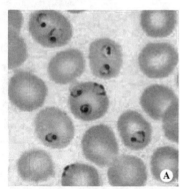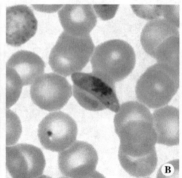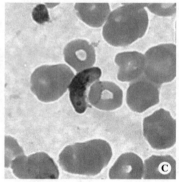

图7-2 薄血膜涂片上恶性疟原虫的形态
A. 环状体;B. 雌配子体;C. 雄配子体

四种疟原虫在薄血膜中的形态鉴别见表7-1和附彩图1。

表7-1 薄血膜中四种疟原虫的形态鉴别

	间日疟原虫	恶性疟原虫	三日疟原虫	卵形疟原虫
环状体(早期滋养体)	胞质淡蓝色,环较大,为被寄生红细胞直径的1/3;1个核,偶有2个,红色,胞质淡蓝色,1个红细胞内仅寄生1个疟原虫,偶有2个	环细小,约为被寄生红细胞直径的1/5;1~2个核,在1个红细胞内常有数个疟原虫,虫体常位于红细胞边缘	环较粗,约为被寄生红细胞直径1/3;1个核,胞质深蓝色	似三日疟原虫

续表

	间日疟原虫	恶性疟原虫	三日疟原虫	卵形疟原虫
大滋养体（晚期滋养体）	虫体渐增大,胞质增多,形状不规则,有伪足伸出,胞质中有空泡;疟色素棕黄色、丝状,分散在胞质内	卵圆形,胞质深蓝色,无空泡;疟色素黑褐色、集中;本期多集中于内脏毛细血管内,不出现在外周血中	虫体小,圆形或带状,空泡小或无,胞质致密;核1个;疟色素棕黑色,分布于虫体边缘	虫体较三日疟原虫大,空泡不显著,核1个;疟色素似间日疟原虫,但较少、粗大
未成熟裂殖体	核开始分裂,胞质随着核的分裂逐渐呈现圆形,空泡消失;疟色素开始集中	虫体仍似大滋养体,但核开始分裂,疟色素集中。外周血不易见到	体小,圆形,空泡消失;核开始分裂;疟色素集中较迟	体小,圆形,空泡消失;核开始分裂;疟色素集中较迟
成熟裂殖体	虫体充满红细胞,含裂殖子12~24个,排列不规则,疟色素集中成堆	含裂殖子8~36个;排列不规则,疟色素集中成团。外周血不易见到	含裂殖子6~12个,通常8个,花瓣状排列;疟色素集中于中央	似三日疟,但疟色素中在中央或一侧
雌配子体	圆形、卵圆形,占满胀大的红细胞,胞质深蓝,1个核,色深红,较致密偏于一侧,疟色素散于胞质	新月形,胞质蓝色,核致密,深红色,位于中央;疟色素黑褐色,分布在核周围	圆形,小于正常红细胞,胞质深蓝色,核1个,致密,偏于一侧;疟色素分散	似三日疟原虫,疟色素似间日疟原虫
雄配子体	圆形,胞质浅蓝色,1个核,核大、淡红色,较疏松,位于中央;疟色素分散于胞质中	腊肠形,胞质淡蓝色,核疏松,淡红色,位于中央;疟色素在核周围	圆形,小于正常红细胞,胞质深蓝色,核大,疏松,位于中央,疟色素分散	似三日疟原虫,疟色素似间日疟原虫
被寄生红细胞的变化	除环状体外,各期均胀大,色变淡,有鲜红细小的薛氏小点	正常或略小,常见稀疏粗大深红色的茂氏小点	正常或略小,偶可见少量、淡紫色微细的齐氏小点	略胀大,常见薛氏小点

【实验操作】

1. 血涂片制作及染色

（1）制片和染色：以鼠疟原虫为实验材料,先以酒精棉球擦拭人工感染夏氏或约氏疟原虫的小鼠尾部,使之充血,然后剪去尾尖,挤出血滴,按下列步骤涂制厚、薄血膜（图7-3）：

1）取小白鼠尾血一小滴于载玻片右侧的1/3与2/3交界处。

2）用推片一端置于血滴之前,待血液沿推片边缘向两侧扩散后,使推片于载片间呈30°~45°角。

3）自右向左均匀地向前推成薄血膜。

4）然后再取一小滴鼠尾血（约$10mm^3$）置于右侧1/3处中央。

5）用推片的一角,将血滴以顺时针方向自内向外做螺旋形摊开,制成0.8~1cm直径的厚血膜,厚薄均匀。

6）待血膜充分晾干。

7）用玻璃蜡笔在厚血膜与薄血膜之间画线,并用小玻棒蘸甲醇或无水乙醇在薄血膜上轻轻抹过以固定,然后在厚血膜上用蒸馏水溶血,使血膜呈灰白色,晾干。

8）滴加姬氏染液使铺满厚、薄血膜为止。

9）再加等量蒸馏水摇匀,约染30分钟。

10）用清水（自来水即可）冲去染液。

11）倾斜待干,镜检。

（2）注意事项：

1）在染色过程中,不能让染液干涸在玻片上,染液需用水冲去而不能先把染液倒掉后再用流水冲洗,以免染液中的颗粒残渣留于玻片上,影响观察。

2)如果血膜上出现许多圆形小孔,表明玻片上有小油滴;如果血膜上出现横的空白条纹,表明推片时用力不均,速度时慢时快所致;血膜太厚则红细胞相互重叠,不易检出疟原虫;血膜太薄则红细胞相互间空隙太大,影响观察效率。

(3)染液配制:

1)姬氏染液:

①染液配方:姬氏染剂粉 1g,甲醇 50ml,纯甘油 50ml。

②操作方法:将姬氏染剂粉置于研钵中,先加小量甘油充分研磨,然后边加甘油边研磨,至甘油加完为止,倒入棕色磨口玻璃瓶中。分数次用甲醇冲洗研钵中甘油染液,直至 50ml 甲醇用完。盖紧瓶塞,充分摇匀,置 65℃ 温箱中,24 小时或室温内 1 周后过滤备用。

2)瑞氏染液:

①染液配方:瑞氏染剂粉 0.1~0.5g,甲醇 97ml,甘油 3ml。

②操作方法:将瑞氏染剂粉加入甘油中充分研磨,然后加入少量

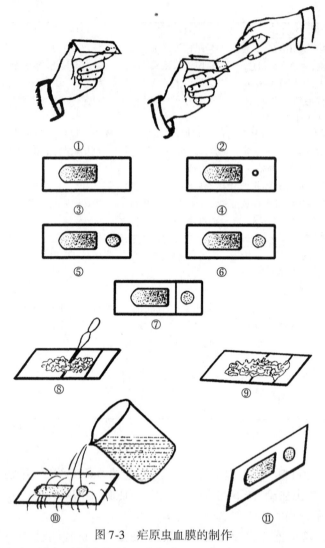

图 7-3 疟原虫血膜的制作

甲醇,研磨后倒入瓶内,再分次用甲醇冲洗研钵中的甘油染液,倒入瓶内,直至用完为止,摇匀。24 小时或 1~2 周后过滤待用。

2. 鼠疟原虫的转种(示教)

(1)材料:夏氏或约氏疟原虫感染小鼠及健康小鼠、2ml 注射器及 7 号针头、试管、剪刀、灭菌生理盐水、乙醇和消毒棉球。

(2)操作方法:用乙醇消毒受染鼠尾部,剪断尾巴末端,将血滴入有生理盐水的试管内(血与生理盐水的比例为 1∶10),注意无菌操作。将稀释的鼠血 0.2~0.3ml 注入正常的鼠腹腔,5~6 天后制片染色,进行观察。疟鼠需每 5~6 天转种一次。

【实验报告】

(1)绘间日疟原虫红内期各期彩图。

(2)绘恶性疟原虫环状体和配子体彩图。

【复习要点】

1. 疟原虫的生活史过程

(1)在人体内发育:包括红细胞外期、红细胞内期、配子体形成期。

（2）在蚊体内发育：包括配子生殖，为有性生殖，在蚊胃腔内完成；孢子生殖为无性生殖，在蚊胃壁内完成。

2. 宿主 疟原虫需要两个宿主：人和按蚊。

3. 感染阶段 子孢子（蚊叮咬），红内期疟原虫（输血感染）。

4. 感染方式 按蚊叮咬经皮肤感染；输血感染。

5. 寄生部位 肝细胞、红细胞。

6. 传播媒介 雌性按蚊。

7. 诊断材料与虫期 病原学检查主要采用厚、薄血膜染色镜检。注意采血时间：间日疟和三日疟发作后数小时至10余小时采血。恶性疟发作开始时采血。

复 习 题

一、单项选择题（A型题）

1. 哪种感染人的疟原虫有新月形配子体（　　）
    A. 恶性疟原虫 B. 间日疟原虫
    C. 三日疟原虫 D. 卵形疟原虫
    E. 四种人疟原虫均有

2. 哪种人疟原虫寄生的红细胞中常见薛氏小点（　　）
    A. 恶性疟原虫
    B. 间日疟原虫
    C. 三日疟原虫
    D. 恶性疟原虫和卵形疟原虫
    E. 间日疟原虫和三日疟原虫

3. 既可引起复发，又可引起再燃的疟原虫有（　　）
    A. 三日疟原虫、恶性疟原虫
    B. 间日疟原虫、恶性疟原虫
    C. 卵形疟原虫、三日疟原虫
    D. 卵形疟原虫、恶性疟原虫
    E. 间日疟原虫和卵形疟原虫

4. 疟原虫在人体的寄生部位为（　　）
    A. 仅在肝细胞 B. 脾细胞
    C. 有核细胞   D. 仅在红细胞
    E. 红细胞和肝细胞

5. 疟疾病原学诊断常用的方法为（　　）
    A. 骨髓穿刺   B. 体外培养法
    C. 浓集法   D. 动物接种法
    E. 厚、薄血膜涂片

6. 在一个红细胞内，哪种疟原虫最常见多个环状体（　　）
    A. 恶性疟原虫 B. 卵形疟原虫
    C. 三日疟原虫 D. 间日疟原虫
    E. 三日疟原虫和恶性疟原虫

7. 在影响疟疾流行的自然因素中最重要的是（　　）
    A. 温度   B. 湿度
    C. 植被   D. 光线
    E. 地形

8. 诊断间日疟采血最适宜的时间是（　　）
    A. 发作之际
    B. 发作后数小时至10余小时
    C. 发作后48小时
    D. 发作后1周
    E. 发作后72小时

9. 疟原虫感染人体的主要途径与方式是（　　）
    A. 子孢子由媒介按蚊刺吸人血接种感染
    B. 红细胞内期裂殖体经输血感染
    C. 红细胞内期裂殖体经胎盘感染胎儿
    D. 红细胞内期配子体经输血感染
    E. 配子体由媒介按蚊刺吸人血接种感染

10. 间日疟复发的根源是（　　）
    A. 肝细胞内休眠子被激活
    B. 残存红内期疟原虫重新繁殖
    C. 再次感染疟原虫
    D. 机体免疫力下降
    E. 疟原虫发生抗原变异

11. 疟原虫的主要致病阶段是（　　）
    A. 红外期裂体增殖期
    B. 红内期裂体增殖期
    C. 配子生殖期
    D. 孢子增殖期
    E. 配子体形成期

12. 疟原虫进入蚊体内能继续发育的时期是（　　）
    A. 子孢子   B. 环状体

C. 大滋养体 　　　D. 裂殖体
E. 雌、雄配子体

二、多项选择题(X型题)

1. 疟疾的防治工作包括( )
   A. 加强流动人口的管理
   B. 治疗病人和带虫者
   C. 疫苗预防
   D. 药物预防
   E. 蚊媒防制

2. 在间日疟的防治中伯氨喹啉的作用包括( )
   A. 抗复发治疗　　B. 控制临床发作
   C. 杀灭配子体　　D. 抑制孢子增殖
   E. 抑制裂体增殖

3. 人体感染疟原虫的方式有( )
   A. 子孢子由雌按蚊叮咬皮肤感染
   B. 裂殖体经输血感染
   C. 红内期经胎盘感染胎儿
   D. 配子体经输血感染
   E. 配子体经蚊虫叮咬感染

4. 疟原虫的生殖方式含有( )
   A. 裂体增殖　　　B. 配子生殖
   C. 孢子增殖　　　D. 结合生殖
   E. 二分裂增殖

5. 间日疟原虫寄生的红细胞变化可表现为( )
   A. 红细胞膜上有薛氏小点
   B. 疟色素分散在红细胞膜上
   C. 部分红细胞缩小
   D. 所有寄生的红细胞均胀大
   E. 胀大的红细胞可呈淡红色

6. 用于恶性疟诊断的发育期有( )
   A. 裂殖体　　　　B. 环状体
   C. 配子体　　　　D. 卵囊
   E. 子孢子

7. 疟疾患者脾肿大的原因有( )
   A. 嗜酸粒细胞增多
   B. 单核/巨噬细胞增生
   C. 脾充血
   D. 纤维组织增生
   E. 疟原虫破坏红细胞

8. 疟疾贫血的机制有( )
   A. 免疫病理机制引起溶血
   B. 脾功能亢进
   C. 红内期疟原虫直接破坏红细胞
   D. 红外期疟原虫破坏肝细胞
   E. 骨髓中红细胞生成障碍

9. 薄血膜上间日疟原虫成熟裂殖体的形态特征( )
   A. 虫体占满胀大的红细胞
   B. 裂殖子排列不规则
   C. 具有12~24个裂殖子
   D. 红细胞上可见数粒粗大紫红色茂氏小点
   E. 疟色素分散在胞质中

10. 寄生于人体的疟原虫通常有( )
    A. 间日疟原虫　　B. 三日疟原虫
    C. 恶性疟原虫　　D. 卵形疟原虫
    E. 诺氏疟原虫

三、名词解释

1. 疟疾发作
2. 疟疾复发
3. 疟疾再燃

四、问答题

1. 疟疾引起贫血的机制有哪些?
2. 简述间日疟原虫在人体内的发育过程。
3. 疟疾的病原学诊断方法有哪些?各有何优缺点?
4. 为什么疟疾会出现周期性寒热发作?

参考答案

一、单项选择题(A型题)

1. A 2. B 3. E 4. E 5. E 6. A 7. A
8. B 9. A 10. A 11. B 12. E

二、多项选择题(X型题)

1. ABCDE 2. AC 3. ABC 4. ABC 5. AE
6. BC 7. BCD 8. ABCE 9. ABC
10. ABCD

三、名词解释

1. 疟疾发作是指疟原虫在红细胞内裂体增殖引起的周期性寒热发作。红内期裂殖体发育成熟后胀破红细胞,裂殖子、疟原虫的代谢产物、残余和变性的血红蛋白及红细胞碎片等一并进入血流,刺激下丘脑的体温调节中枢,产生寒战、发热、出汗退热等一系列的临床症状。

2. 疟疾初发后红细胞内期疟原虫已被消灭,未经蚊媒再传播感染,但经过一定时间的潜隐期(6个月以上),由于肝细胞内迟发型子孢子经红外期裂体增殖后,裂殖子侵入红细胞,又出现疟疾的发作,称为复发(relapse)。复发与疟原虫种株的遗传特性有关。复发见于间日疟、卵形疟。

3. 疟疾初发停止后,体内红细胞中疟原虫未被完全消灭。在没有新感染的情况下,经过一定时期(多在2个月之内),由于残存在红细胞内的少量疟原虫发生抗原变异,逃避宿主的免疫力,重新大量繁殖起来,引起疟疾的再次发作称为再燃(recrudescence)。寄生人体的四种疟原虫都可以出现再燃。

三、问答题

1. 疟疾引起贫血的机制:①疟原虫直接破坏红细胞;②脾功能亢进,大量吞噬感染的和正常的红细胞;③免疫病理机制引起的溶血;④骨髓中造血功能受到抑制。

2. 间日疟原虫在人体内的发育过程包括红细胞外期、红细胞内期和配子体形成三个时期。①红细胞外期:子孢子侵入肝细胞后进行裂体增殖,产生许多裂殖子。由于迟发型子孢子和速发型子孢子的存在,不同地理株的红细胞外期发育时间不同,速发型子孢子约需6~7天,迟发型子孢子则在6个月以上。②红细胞内期:红外期裂殖子侵入红细胞后,进行红内期裂体增殖,经环状体、大滋养体发育为成熟裂殖体,红细胞破裂释放出裂殖子,再侵入新的红细胞继续进行裂体增殖。红内期裂体增殖周期为48小时。③配子体形成:疟原虫在红细胞内经过几代裂体增殖以后,部分裂殖子在红细胞内不再进行裂体增殖,而发育为雌、雄配子体。

3. 疟疾的病原学诊断方法主要有薄血膜涂片染色法和厚血膜涂片染色法。血涂片经姬氏或瑞氏染色,显微镜检查疟原虫。或经荧光染色,用荧光显微镜检查疟原虫。在间日疟、三日疟和卵形疟患者血涂片上可查见环状体、大滋养体、裂殖体和配子体,而在恶性疟原虫患者血涂片上主要检查环状体和配子体。厚、薄血膜涂片染色法的优缺点:在薄血膜涂片上,染色后疟原虫清晰,形态完整,容易辨认疟原虫的种类和各发育阶段的形态特征。但由于血膜薄,虫数较少,容易漏检。厚血膜涂片在染色过程中,红细胞被溶解,疟原虫皱缩变形,而致疟原虫形态不典型,鉴别有困难,但由于血膜厚,原虫较集中,可提高检出率。此外,血沉棕黄层定量分析法(quantitative buffy coat,QBC)是近年来用于疟疾诊断的。原理是感染疟原虫的红细胞比正常红细胞轻,而比白细胞略重,离心分层后,集中分布于正常红胞层的上部,在加入橙试剂后,用荧光显微镜观察结果。其敏感性比普通镜检法高7倍,简便、快速。但费用较高,对实验器材有特殊要求。

4. 红内期成熟裂殖体胀破寄生的红细胞,裂殖子、疟原虫代谢产物、残余和变性的血红蛋白,以及红细胞碎片等一并进入血流,其中相当一部分可被巨噬细胞和多形核白细胞吞噬,刺激这些细胞产生内源性热原质,与疟原虫代谢产物共同作用于下丘脑的体温调节中枢,引起患者寒热发作。体温升高数小时后,血中的致病物质被吞噬或降解,内源性热原质不再产生,体温调节功能逐渐恢复正常,人体通过大量出汗,体温下降至正常,发作停止。在引起发作的同时,释放出的部分裂殖子迅速侵入新的红细胞,继续进行裂体增殖,经环状体、大滋养体发育为成熟的裂殖体,再次导致寄生的红细胞胀破,再出现寒热发作。如此循环,形成典型的周期性发作。疟疾发作周期与疟原虫红细胞内裂体增殖所需时间一致。间日疟原虫和卵形疟原虫红细胞内裂体增殖周期为48小时,故间日疟和卵形疟隔日发作1次。三日疟原虫为72小时,隔二日发作1次。恶性疟为36~48小时发作1次。

第2节 刚地弓形虫 (*Toxoplasma gondii*)

内容提要

1. 示教标本

   镜下观察:包囊染色标本及卵囊。

2. 自学标本

   镜下观察:滋养体染色标本。

【目的要求】
(1) 掌握弓形虫滋养体的形态特征。
(2) 熟悉弓形虫包囊及卵囊的形态结构。
(3) 了解弓形虫的检查方法。

【示教标本】

1. 包囊(玻片染色标本)　油镜观察。

包囊取自脑、骨骼肌、视网膜或其他组织,涂片,染色。包囊直径为 30～60μm,圆形或卵圆形,外面有一层富有弹性的囊壁,内含数个至数千个缓殖子(图 7-4)。

2. 卵囊(囊合子)(生理盐水涂片)　高倍镜观察。

猫粪生理盐水直接涂片,高倍镜下观察。卵囊为圆形或椭圆形,9μm×12μm,具有两层透明的囊壁,内含两个孢子囊,每个孢子囊内含 4 个新月形子孢子。

【自学标本】　滋养体(玻片染色标本)　油镜观察。

感染鼠的腹腔液涂片、姬氏染色。本制片所见的滋养体为假包囊破裂后释出的速殖子,呈香蕉形或半月形,一端较尖,一端较钝,一边扁平,一边隆起,长 4～7μm,细胞核呈紫红色,位于虫体中央,细胞质为蓝色(图 7-4)。

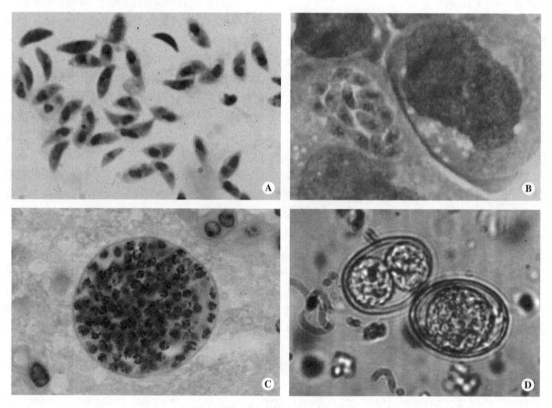

图 7-4　刚地弓形虫
A. 滋养体;B. 假包囊;C. 包囊;D. 卵囊

【实验报告】　绘弓形虫速殖子图,并注明结构。

【复习要点】

1. 宿主　完成生活史需要 2 个宿主。猫是弓形虫的终宿主兼中间宿主,有性生殖只限于在猫科动物小肠上皮细胞内进行,在其他动物或人体内只能进行无性生殖,这些动物和人为中间宿主。

2. 感染阶段 卵囊或包囊、假包囊。

3. 感染途径及方式 先天性感染是通过胎盘传播而感染;后天性感染主要是经口感染,也可经皮肤黏膜损伤处或经输血、器官移植而感染。

4. 寄生部位 宿主的有核细胞内。

5. 诊断材料与虫期 取急性期患者的腹水、胸水、羊水、脑脊液、骨髓或血液等,离心后取沉淀物作涂片,或采用活组织穿刺物涂片,经姬氏染液染色,镜检弓形虫滋养体。另外,可用动物接种分离法或细胞培养法检测;还可用弓形虫染色试验、酶联免疫吸附试验(ELISA)等免疫学方法。

复 习 题

一、单项选择题(A型题)

1. 刚地弓形虫寄生在人体的阶段有(　　)
   A. 仅有滋养体　　　B. 裂殖体
   C. 仅有包囊　　　　D. 仅有假包囊
   E. 滋养体、包囊、假包囊

2. 刚地弓形虫的终宿主是(　　)
   A. 猫科动物　　　　B. 食草动物
   C. 啮齿类动物　　　D. 人
   E. 爬行动物

3. 刚地弓形虫的感染阶段有(　　)
   A. 卵囊　　　　　　B. 假包囊
   C. 包囊　　　　　　D. 滋养体
   E. 以上都是

4. 刚地弓形虫的侵入途径是(　　)
   A. 仅经胎盘　　　　B. 主要经口
   C. 仅经输血　　　　D. 经媒介昆虫叮咬
   E. 直接经正常皮肤侵入

5. 刚地弓形虫寄生在人体的(　　)
   A. 红细胞　　　　　B. 有核细胞
   C. 淋巴液　　　　　D. 血清
   E. 脑脊液

6. 能引起胎儿畸形或先天性智力发育不全的寄生虫是(　　)
   A. 并殖吸虫　　　　B. 刚地弓形虫
   C. 猫弓首线虫　　　D. 包虫
   E. 猪囊虫

7. 染色试验可用于诊断(　　)
   A. 疟疾　　　　　　B. 血吸虫病
   C. 隐孢子虫病　　　D. 弓形虫病
   E. 丝虫病

8. 后天性弓形虫病最常见的临床表现为(　　)
   A. 淋巴结肿大　　　B. 脑炎、脑膜炎
   C. 视网膜脉络膜炎　D. 不规则发热
   E. 精神异常

9. 先天性弓形虫病的感染途径是(　　)
   A. 经口感染
   B. 经损伤的皮肤黏膜感染
   C. 经胎盘感染
   D. 经输血感染
   E. 经移植器官感染

10. 治疗孕妇弓形虫病的首选药物是(　　)
    A. 乙胺嘧啶　　　　B. 复方新诺明
    C. 螺旋霉素　　　　D. 青蒿素
    E. 磺胺嘧啶

二、多项选择题(X型题)

1. 在弓形虫生活史中主要的发育阶段有(　　)
   A. 滋养体　　　　　B. 包囊
   C. 裂殖体　　　　　D. 配子体
   E. 卵囊

2. 弓形虫寄生在人体的阶段有(　　)
   A. 包囊　　　　　　B. 假包囊
   C. 卵囊　　　　　　D. 裂殖体
   E. 配子体

3. 刚地弓形虫的感染阶段为(　　)
   A. 滋养体　　　　　B. 包囊
   C. 假包囊　　　　　D. 卵囊
   E. 子孢子

4. 在刚地弓形虫的生活史中(　　)
   A. 猫可作为中间宿主
   B. 人可作为终宿主

C. 猫可作为终宿主
D. 鼠类可作为终宿主
E. 多种哺乳类动物可作为中间宿主
5. 刚地弓形虫的生殖方式有（　　）
    A. 二分裂增殖
    B. 配子生殖
    C. 裂体增殖
    D. 接合生殖
    E. 出芽生殖
6. 弓形虫感染广泛流行的原因有（　　）
    A. 多种生活史期具有感染性
    B. 卵囊排放量大
    C. 中间宿主广泛
    D. 人群抵抗力弱
    E. 包囊可长期生存在中间宿主体内
7. 刚地弓形虫可寄生的动物有（　　）
    A. 哺乳类　　　　B. 鸟类
    C. 爬行类　　　　D. 鱼类
    E. 人类
8. 获得性弓形虫病的感染途径有（　　）
    A. 经口感染
    B. 经损伤的皮肤黏膜感染

C. 经胎盘感染
D. 经输血感染
E. 经移植器官感染
9. 刚地弓形虫的实验诊断方法有（　　）
    A. 动物接种法
    B. 细胞培养法
    C. 血清学检查
    D. 患者末梢血液涂片染色查包囊
    E. 患者体液离心后沉淀物涂片染色查滋养体
10. 与弓形虫感染有关的因素是（　　）
    A. 气候因素　　　　B. 地理位置
    C. 生活方式　　　　D. 饮食习惯
    E. 职业

三、名词解释
1. 弓形虫速殖子
2. 弓形虫假包囊
3. 先天性弓形虫病
4. 获得性弓形虫病

四、问答题
1. 弓形虫广泛流行的原因有哪些？
2. 为什么弓形虫感染多为隐性感染？哪些情况下可发生急性弓形虫病？

参考答案

一、单项选择题（A 型题）
1. E　2. A　3. E　4. B　5. B　6. B　7. D
8. A　9. C　10. C

二、多项选择题（X 型题）
1. ABCDE　2. AB　3. ABCD　4. ACE
5. ABCE　6. ABCE　7. ABCDE　8. ABDE
9. ABCE　10. CDE

三、名词解释
1. 速殖子是弓形虫在中间宿主有核细胞内进行快速增殖的滋养体。游离的滋养体呈弓形或新月形，活虫体无色透明，一端较尖，一端钝圆。大小为$(4\sim7)\mu m\times(2\sim4)\mu m$。经瑞氏染色后胞质呈淡蓝色，胞核呈紫红色。

2. 假包囊是指弓形虫被宿主细胞膜包绕形成的虫体集合体。弓形虫滋养体在宿主有核细胞内寄生，以二芽殖法或二分裂法等方式不断增殖，一般含数个至十多个虫体。假包囊中滋养体又称速殖子，当虫体增殖到一定数目时，宿主细胞膜破裂，速殖子释出，再侵入其他细胞继续繁殖，常见于弓形虫病的急性期。

3. 先天性弓形虫病是指经胎盘感染的弓形虫病。当母亲在孕期感染弓形虫，在母体原虫血症时，虫体经胎盘血流进入胎儿体内，引起胎儿的先天性感染，可导致流产、早产、死产或畸形等。

4. 获得弓形虫病是指出生后由外界获得的弓形虫感染，常无特异性症状。可因虫体侵犯部位和机体反应性不同而临床表现不一。

四、问答题
1. 造成弓形虫普遍感染、广泛流行的原因有：①包囊、滋养体及卵囊具有较强的抵抗力；②生活史中感染阶段多，有卵囊、包囊、假包囊和滋养体期；③对宿主选择性不强，中间宿主广泛，人、家禽、家畜都能感染，可感染的哺乳类动物达140多种；④可在终宿主间、中间宿主间，以及终宿主与中间宿主之间多向交叉传播；⑤包囊可长期生存在中间宿主的组织内；⑥卵囊排放量大，对外界环境污染严重；⑦感染方式简单、多样，经口感染是主要的途径。

2. 弓形虫是一种机会性致病原虫。虽然人是弓形虫的中间宿主,对刚地弓形虫普遍易感,但是人有较强的自然免疫力,免疫功能正常的人群感染后大多无明显症状,为隐性感染,并产生带虫免疫。发生急性弓形虫病的情况有两种:一是隐性感染的活化,弓形虫的隐性感染者,由于患有恶性肿瘤、施行器官移植、长期接受放射治疗、应用免疫抑制剂以及细胞毒剂等医源性免疫功能受损,或先天性、后天性免疫缺陷,如艾滋病患者,可使隐性感染转为急性或亚急性,使原有病症恶化。二是免疫缺陷或免疫功能低下者感染弓形虫后一开始就表现为急性弓形虫病。

第3节 隐孢子虫(*Cryptosporidium*)

内容提要

示教标本

镜下观察:微小隐孢子虫卵囊染色标本。

【目的要求】 熟悉微小隐孢子虫卵囊形态特征。

【示教标本】 微小隐孢子虫卵囊(玻片染色标本) 油镜观察。

取感染微小隐孢子虫(*Cryptosporidium parvum*)动物或人的粪便,进行涂片,抗酸染色,油镜观察(图7-5)。卵囊圆形或椭圆形,直径4～7μm,玫瑰红色(背景为蓝绿色),内有4个月牙形子孢子,排列不规则,有时可见蓝黑色颗粒状的残留体。

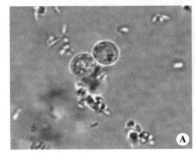
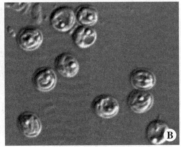
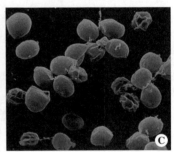

图7-5 隐孢子虫卵囊

A. 湿涂片;B. 微分干涉相差显微镜照片;C. 扫描电镜照片

【复习要点】

1. **宿主** 人是终宿主。
2. **感染阶段** 卵囊。
3. **感染途径** 经口感染。
4. **寄生部位** 小肠上皮细胞的刷状缘中。
5. **诊断材料与虫期** 粪便或组织液检查,查卵囊。

复 习 题

一、单项选择题(A型题)

1. 隐孢子虫的感染阶段是( )
 A. 卵囊   B. 子孢子
 C. 裂殖子   D. 雌、雄配子体
 E. 滋养体
2. 隐孢子虫最常见的寄生部位( )
 A. 胃   B. 小肠上段
 C. 回盲部   D. 结肠
 E. 直肠
3. 临床上隐孢子虫感染常表现为( )
 A. 急性感染   B. 慢性感染
 C. 慢性感染急性发作 D. 隐性感染

E. 先天性感染
4. 改良抗酸染色法用于检查( )
   A. 溶组织内阿米巴滋养体
   B. 贾第虫滋养体
   C. 卡氏肺孢子虫包囊
   D. 隐孢子虫卵囊
   E. 弓形虫包囊
5. 隐孢子虫病的临床表现主要是( )
   A. 胸痛、咳嗽   B. 腹泻
   C. 脓血样大便   D. 贫血
   E. 泌尿生殖道炎症
6. 隐孢子虫病的常用诊断方法( )
   A. 粪便直接涂片染色法
   B. 碘液染色涂片法
   C. 肠黏膜组织活检法
   D. 间接荧光抗体法
   E. 粪便水洗沉淀法
7. 隐孢子虫感染的病原学诊断通常是取粪便( )
   A. 查卵囊   B. 查滋养体
   C. 查包囊   D. 查配子体
   E. 查裂殖体
8. 人类感染隐孢子虫的传染源主要来自( )
   A. 保虫宿主   B. 病人
   C. 包囊携带者   D. 环境污染物

E. 先天免疫缺陷者
9. 隐孢子虫的感染途径是( )
   A. 通过污染的食物和饮用水经口感染
   B. 经媒介昆虫叮咬感染
   C. 经皮肤感染
   D. 经胎盘感染
   E. 经直接或间接接触感染
10. 隐孢子虫卵囊经改良抗酸染色后卵囊呈( )
    A. 蓝绿色   B. 黄色
    C. 不着色   D. 玫瑰红色
    E. 黑色

二、多项选择题(X型题)
1. 隐孢子虫可寄生于人体的( )
   A. 小肠   B. 结肠
   C. 肺   D. 胆囊
   E. 脾
2. 隐孢子虫病的传染源包括( )
   A. 隐孢子虫病的病人
   B. 粪便中排出包囊者
   C. 感染本虫的犬、猫
   D. 感染本虫的羊
   E. 患有本病的牛

三、问答题
隐孢子虫引起宿主腹泻的机制是什么?

参 考 答 案

一、单项选择题(A型题)
　　1. A　2. B　3. D　4. D　5. B　6. A　7. A
8. B　9. A　10. D
二、多项选择题(X型题)
　　1. ABCD　2. ACDE

三、问答题
　　隐孢子虫寄生于小肠上皮细胞刷状缘形成的纳虫空泡内,使肠绒毛出现萎缩、变短、变粗,或融合、移位、脱落等损伤,破坏了小肠正常生理功能,因而导致消化吸收障碍,出现腹泻。此外,肠黏膜表面积缩小,多种黏膜酶的减少,可能也起一定的作用。

第4节　肺孢子虫(*Pneumocystis*)

内 容 提 要

1. 示教标本
   镜下观察:卡氏肺孢子虫滋养体姬氏染色标本、包囊银染色标本。
2. 自学标本
   镜下观察:卡氏肺孢子虫包囊姬氏染色标本。

【目的要求】

(1) 熟悉卡氏肺孢子虫包囊的形态特征。

(2) 了解卡氏肺孢子虫包囊的检查方法。

【示教标本】

1. 卡氏肺孢子虫滋养体(姬氏染色玻片标本) 油镜观察。

卡氏肺孢子虫滋养体外形多变,大小 2~5μm。胞质浅蓝色,核 1 个染成深紫色(图 7-6)。

2. 卡氏肺孢子虫包囊(银染色玻片标本) 油镜观察。

感染大鼠肺组织印片,六亚甲基四胺银染色(GMS)。观察要点:包囊圆形或椭圆形,4~6μm。囊壁染成棕褐色,看不到内部结构。有的囊内可见核状物或括弧状结构(图 7-6)。

【自学标本】 卡氏肺孢子虫包囊(姬氏染色玻片标本) 油镜观察。

感染人体的耶氏肺孢子虫(*Pneumocystis jiroveci*)过去也称卡氏肺孢子虫,现归类为真菌(又称耶氏肺孢子菌),显微镜下与动物感染的卡氏肺孢子虫(*Pneumocystis carinii*)无法区分。实验标本用感染卡氏肺孢子虫大鼠的肺组织印片,姬氏染色。包囊为圆形或椭圆形,直径 5~12μm。囊壁不着色,囊含有 8 个香蕉形囊内小体,呈紫蓝色。核 1 个,紫红色(图 7-6)。

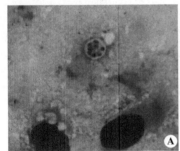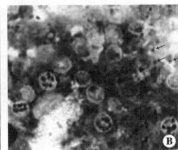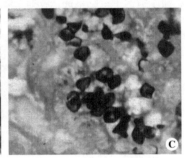

图 7-6 卡氏肺孢子虫

A:包囊,姬氏染色;B:包囊,箭头所指为滋养体,姬氏染色;C:包囊,GMS 染色

【复习要点】

1. 宿主 人;多种动物。

2. 感染阶段 成熟包囊。

3. 感染途径及方式 可能为痰和飞沫通过空气吸入感染。

4. 寄生部位 肺。

5. 诊断材料与虫期 检到滋养体和包囊即可确诊。常用方法:痰标本、支气管肺泡灌洗,经支气管肺活检查找滋养体和包囊。

复 习 题

一、单项选择题(A 型题)

1. 艾滋病患者最常见的机会性感染和致死的主要原因是(　　)

   A. 弓形虫病　　B. 隐孢子虫病

   C. 肺孢子虫肺炎　D. 贾第虫病

   E. 微孢子虫病

2. 与饮食卫生无关的寄生虫病是(　　)

   A. 贾第虫病　　B. 结肠小袋纤毛虫病

   C. 隐孢子虫病　D. 弓形虫病

   E. 肺孢子虫病

3. 肺孢子虫肺炎多发生在(　　)
   A. 青少年
   B. 健康成年人
   C. 有外伤史者
   D. 免疫功能缺陷或低下者
   E. 生食溪蟹者
4. 肺孢子虫的寄生部位是(　　)
   A. 肾　　　　B. 肝
   C. 心　　　　D. 肺
   E. 脾
5. 流行型肺孢子虫肺炎(间质性浆细胞性肺炎)多见于(　　)
   A. 早产儿及营养不良的婴儿
   B. 器官移植术后
   C. 恶性肿瘤患者
   D. 艾滋病患者
   E. 支气管炎患者
6. 确诊肺孢子虫感染的依据是(　　)
   A. 检获包囊
   B. 检获卵囊
   C. 免疫学试验阳性
   D. 肺部特征性的X线表现
   E. 典型的临床表现
7. 目前治疗肺孢子虫肺炎的首选药物是(　　)
   A. 螺旋霉素
   B. 复方新诺明(TMP-SMZ)
   C. 伯氨喹啉
   D. 戊烷脒
   E. 克林霉素

二、多项选择题(X型题)
1. 肺孢子虫病可见于(　　)
   A. 先天性免疫功能不全者
   B. 应用大量免疫抑制剂的患者
   C. 使用抗肿瘤药物的患者
   D. 接受放射线照射治疗的患者
   E. 艾滋病患者
2. 肺孢子虫在肺泡内的发育阶段有(　　)
   A. 滋养体　　　B. 裂殖体
   C. 配子体　　　D. 包囊
   E. 卵囊

参 考 答 案

一、单项选择题(A型题)
　　1. C　2. E　3. D　4. D　5. A　6. A　7. B

二、多项选择题(X型题)
　　1. ABCDE　2. AD

(杜耍英)

第八章 昆虫(Insects)

第 1 节 蚊(Mosquitoes)

> **内容提要**
> 1. 示教标本
> 镜下观察:三属蚊生活史各期标本。蚊喙、蚊翅及蚊消化系统的玻片标本。蚊各期的活体标本。
> 2. 自学标本
> 解剖镜观察:成蚊针插标本。
> 低倍镜观察:蚊幼虫玻片标本。

【目的要求】
(1) 掌握蚊的一般形态特征及三属蚊各期的主要鉴别特征。
(2) 熟悉蚊虫检索表的使用方法。
(3) 了解蚊口器及消化道的形态。

【示教标本】

1. 三属蚊卵(玻片标本) 放大镜或解剖镜观察。观察要点(图 8-1):
(1) 按蚊卵:浅棕色,舟形,两侧有透明的浮囊。
(2) 库蚊卵:浅褐色,圆锥形,前端宽,顶部有 1 个小突,后端窄。
(3) 伊蚊卵:深褐色,橄榄形,表面有花纹。

2. 三属蚊幼虫(玻片标本) 放大镜或解剖镜观察。观察要点(图 8-1):
(1) 按蚊幼虫:1~7 腹节各节背面两侧有 1 对掌状毛,无呼吸管,腹部第 8 节背面有 1 对呼吸孔。
(2) 库蚊幼虫:腹末端背面伸出 1 支呼吸管,较细长,管上有 2 对以上的毛丛。
(3) 伊蚊幼虫:有呼吸管但较库蚊幼虫的短粗,仅有 1 对毛丛。

3. 三属蚊蛹(玻片标本) 放大镜或解剖镜观察。
观察要点(图 8-1):侧面观呈逗点状,胸部背面有 1 对呼吸管。按蚊蛹呼吸管短粗,管口呈喇叭状,库蚊及伊蚊蛹呼吸管较细长。腹部分节,第一腹节背面有一对树状毛,末端有一对尾鳍。

4. 三属蚊成虫(针插标本) 放大镜或解剖镜观察。
观察要点(图 8-1,图 8-2):蚊分头、胸、腹三部。头部:注意观察触须和喙上的黑白斑或白环,如三带喙库蚊的喙中段有一宽阔白环。观察触角毛的疏密、长短,可以区别蚊性别。胸部:按蚊翅前缘有黑白斑。白纹伊蚊在中胸盾片正中有一条白色纵纹。腹部:注意库蚊背板后缘有白色横带。

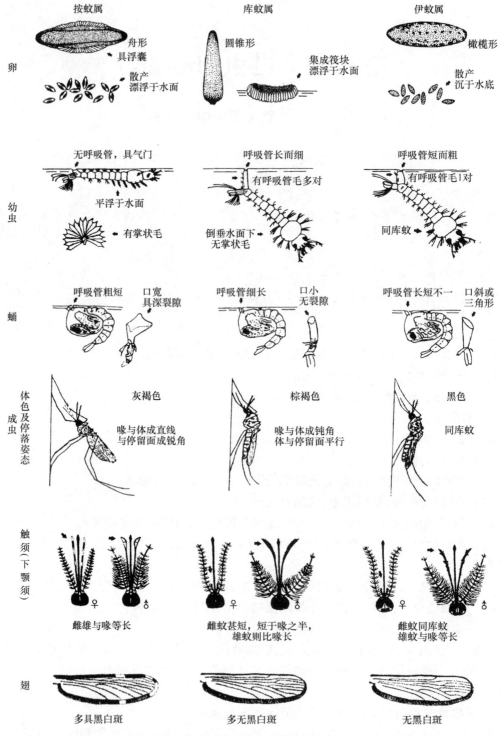

图 8-1 三属蚊生活史各期的形态区别

(1) 中华按蚊(*Anopheles sinensis*):体灰褐色。翅前缘外侧有 2 个白斑。触须和跗节间有白环。

（2）微小按蚊（Anopheles minimus）：体棕褐色。翅前缘有4个白斑。足跗节为暗色。

（3）淡色库蚊（Culex pipiens pallens）：体淡褐色。腹部各节背面有白色横带（基白带）。

（4）三带喙库蚊（Culex tritaeniorhynchus）：体棕褐色。喙中段有一宽阔白环。腹节背面基部均有淡黄色狭带。

（5）白纹伊蚊（Aedes albopictus）：体黑色，间有银白色斑纹。胸部背面正中有一条明显的白色纵纹。

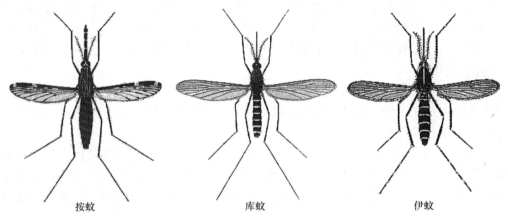

图 8-2　三属蚊成虫

5. 雌蚊喙（口器）（玻片标本）　解剖镜或低倍镜观察。

观察要点：口器为刺吸式，细长，由5部分组成：①下唇：最粗，呈槽状，末端有两个小唇瓣，槽内藏有六根刺针样结构。②上内唇：一支，腹面凹陷，构成食管的内壁，横切面呈马蹄形。③舌：一支，扁薄，其尖端如缝针。④上颚：一对，末端较宽如刀状，其端部内侧有细齿。⑤下颚：一对，末端较上颚窄，呈细刀状，其端部具有粗锯齿。

6. 蚊翅（玻片标本）　解剖镜或低倍镜观察。

蚊翅狭长，膜质，内有翅脉支撑，除前缘脉与亚前缘脉外，尚有六根纵脉，2、4、5纵脉又各分为2支。

7. 成蚊消化系统（玻片标本）　低倍镜观察。

消化系统包括前肠、中肠（胃）和后肠。蚊胃长而膨大，在传播疾病上起重要作用。在中、后肠间有5条马氏管通入，为排泄器官。

8. 三属蚊虫各期（活体标本）　肉眼观察或放大镜观察。

（1）三属蚊卵：①按蚊卵：棕色，外形似小艇状，中部两侧有浮囊，单个或多个排成图案形浮于水面。②库蚊卵：褐色，长圆形，一端较粗，互相集结呈竹筏状，浮在水面。③伊蚊卵：黑色，纺锤形，分散，常沉在水底。

（2）三属蚊幼虫：虫体大小因龄期而不同，头、胸、腹分界明显。①按蚊幼虫：尾端无呼吸管，只有一对气门，腹部背面有掌状浮毛，静止时体与水面平行。②库蚊：尾端有一长而细的呼吸管，静止于水面时头下垂，身体与水面成一角度，倒挂在水中。③伊蚊：尾端的呼吸管短而粗，静止于水面时体态如库蚊。

（3）三属蚊蛹：在水中姿态基本相同，侧面观呈逗点状，停留时胸背面的呼吸管与水面接触。蚊蛹不食能动，通常在成蛹后2~3天羽化为成蚊。

（4）三属成蚊：①按蚊：灰褐色，翅脉上有黑白鳞片组成的斑，静止时蚊体与停留面成角度而与喙成一直线。②库蚊：淡褐色，无斑，静止时蚊体与停留面平行而与喙成一角度。③伊蚊：黑色，有白斑，静止时姿态同库蚊。

【自学标本】

1. 成蚊（针插标本） 放大镜或解剖镜观察。观察要点（图8-2）：

（1）成虫分头、胸、腹三部分，有翅一对及细而长的足三对。

（2）头部：略呈球形，两侧有一褐色的复眼，眼的内侧有一对细长分节的触角，头的前下方为一根较长的喙（口器），喙的两侧有一对触须，喙与触须上均密生鳞片。雄蚊的触角轮毛长而密，雌蚊的触角轮毛短而稀。触须的形态是蚊的分类依据之一。按蚊属雌雄蚊触须均与喙等长，但雄蚊触须的末2节膨大呈棒状。库蚊属和伊蚊属雄蚊触须较喙长或等长，而雌蚊触须极短。

（3）胸部：分前、中、后三个胸节。前后胸节均退化，不易见。中胸发达，占胸部的大部分，其上有一对窄长的翅，翅脉与翅缘上都有鳞片，翅鳞形成的斑纹是按蚊分类的重要依据。足三对，细长而分节。

（4）腹部：分10节，仅可见8节，末端两节，雌的变为尾须，雄的演化为复杂的钳状外生殖器。雄蚊的尾器构造复杂，是鉴别蚊种的一个重要依据。库蚊和伊蚊属腹部布满鳞片，可形成一定的斑纹或横带，为蚊种的重要鉴别特征。按蚊腹部通常无鳞或少鳞片。

2. 蚊幼虫（玻片标本） 放大镜或解剖镜观察。

观察要点：幼虫体分头、胸、腹三部。各部生有毛或毛丛。头部有触角、复眼和单眼各1对，咀嚼式口器在腹面。胸部略成方形，3节融合。腹部细长，分节，末端有气门或呼吸管。呼吸管有无及形状是分类的依据。

【实验报告】 用放大镜观察中华按蚊、淡色库蚊、白纹伊蚊的针插标本，按检索表（表8-1）练习检索蚊种。

表8-1 常见蚊种检索表（雌蚊）

1. 触须与喙等长，腹部无鳞片，翅有黑白斑	2
触须比喙短，腹部有鳞片，翅无黑白斑	3
2. 触须有4个白环，翅前缘有2个白斑	中华按蚊
触须有3个白环，翅前缘有4个白斑	微小按蚊
3. 中胸背板黑色，有银白色鳞片斑，跗节白环清晰	4
中胸背板棕黄色，无白色斑纹	5
4. 中胸背板正中具有一条白色纵纹	白纹伊蚊
5. 喙无白环	6
喙有白环	7
6. 腹节背板基部有直线或凹入形灰白色带	淡色库蚊
腹节背板基部有圆弧形灰白色带	致倦库蚊
7. 翅鳞全黑，中胸背板暗棕色，腹节背板基部有灰白色带，后足股节及胫节前面暗棕色，体型较小	三带喙库蚊
翅鳞黑白夹杂，呈麻点状，中胸背板前半有淡黄色鳞片，腹节背板顶部有宽淡黄色带，后足股节及胫节均有夹杂的灰白鳞片，体型较大	二带喙库蚊

注意：在使用检索表时必须从第一条开始查起，绝不能从中间插入，以免误入歧途。另外，由于检索表受文字篇幅限制，只列少数几个主要特征，还有很多特征不能包括，所以在进行鉴定时，不能完全依赖于检索表，必要时须查阅有关分类专著与文献中的全面特征描述。

【复习要点】

1. 生活史 蚊的生活史属于全变态,有卵、幼虫、蛹、成虫4个时期。雌蚊交配后产卵于水中,幼虫在水中营自由生活,蛹羽化为成蚊离开水面,营寄生生活。

2. 孳生习性 按蚊多产卵于静止或缓流的清水中;库蚊产卵于污水中;伊蚊产卵于小型容器的积水中。

3. 吸血习性 雌蚊交配后,需要吸食人或动物血液,卵巢才能发育、产卵。同时在吸血过程中获得病原体而成为传播媒介。雄蚊不吸血,吸植物汁液或花蜜。

4. 越冬 当外界气温降到10℃以下时,雌蚊卵巢发育停滞,营养物质转化为脂肪,不食不动,在阴暗、潮湿处度过冬天。虫媒病的流行季节与媒介蚊虫的季节消长有关。

5. 与疾病的关系 蚊不仅吸血骚扰,而且传播多种疾病。主要有疟疾、丝虫病、流行性乙型脑炎、登革热等。

6. 我国重要的传病蚊种 中华按蚊、嗜人按蚊、微小按蚊、大劣按蚊、淡色库蚊、致倦库蚊、三带喙库蚊、白纹伊蚊、埃及伊蚊等。

复 习 题

一、单项选择题(A型题)

1. 按蚊属幼虫主要孳生于( )
   A. 小型容器的积水中
   B. 各种类型的污水中
   C. 大型静止或缓流的清水中
   D. 潮湿的泥土或草丛中
   E. 无选择性,上述均可

2. 不适于白蚊伊蚊孳生的积水处是( )
   A. 树洞   B. 竹筒
   C. 盆、罐   D. 稻田
   E. 废轮胎

3. 三带喙库蚊可传播( )
   A. 流行性乙型脑炎   B. 黄热病
   C. 疟疾   D. 登革热
   E. 丝虫病

4. 中华按蚊翅的形态特征是( )
   A. 翅前缘脉上有2个白斑
   B. 翅前缘脉上有4个白斑
   C. 翅前缘脉上有6个白斑
   D. 翅前缘脉上无白斑,只有黑斑
   E. 黑白斑全无

5. 我国广大平原地区疟疾的主要传播媒介是( )
   A. 中华按蚊   B. 微小按蚊
   C. 大劣按蚊   D. 嗜人按蚊
   E. 以上都不是

二、名词解释

1. 变态   2. 孳生地
3. 季节消长   4. 生殖营养周期
5. 生理龄期

三、问答题

1. 蚊主要传播哪些寄生虫病?简述其传病机制。
2. 为什么说蚊是最重要的医学昆虫?

参 考 答 案

一、单项选择题(A型题)

1. C 2. D 3. A 4. A 5. A

二、名词解释

1. 昆虫从幼虫发育到成虫,其外部形态、内部结构、生理功能、生活习性及行为和本能上所经历的一系列变化,称为变态。

2. 节肢动物幼期的生活场所称为孳生地。

3. 节肢动物的数量随着季节的变化而增减的现象称为季节消长。

4. 雌蚊每次从吸血到产卵的周期称生殖营养周期。周期分三个阶段:寻找宿主吸血,血液的消化和卵巢的发育,寻找产卵场所。两次吸血的时间间隔与其卵巢的发育周期相一致,并受环境因素的影响。

5. 雌蚊经历生殖营养周期的次数称为生理龄期。这是蚊虫存活时间的一个度量指标,雌蚊一生一般经历3~7次。雌蚊每排卵一次,其卵巢小管上就会留下一个膨大部,作为判断生理龄期的证据。生理龄期的次数越多,传播疾病的机会也越多。

三、问答题

1. 蚊传播的寄生虫病有疟疾、丝虫病。①疟疾:传播疟疾的蚊子属于按蚊属,在我国主要有中华按蚊、嗜人按蚊、微小按蚊、大劣按蚊等。当雌性按蚊叮咬血中带有配子体的人时,雌、雄配子体随血液被吸入蚊胃,在那里经成熟分裂发育为雌、雄配子。雌雄配子结合形成合子,合子发育为动合子,穿过胃壁到胃外层弹性纤维膜下形成卵囊。在卵囊内进行孢子增殖,形成大量子孢子。子孢子(感染期)自囊壁逸出,进入血腔,最后到达唾液腺。当它再次吸血时,子孢子便随唾液进入人体。②丝虫病:我国传播丝虫病的蚊媒主要是淡色库蚊、致倦库蚊、中华按蚊、嗜人按蚊。当雌蚊叮刺血中带有微丝蚴的人时,将微丝蚴吸入蚊胃,然后微丝蚴脱去鞘膜,穿过胃壁,经血腔进入胸肌进一步发育为腊肠期幼虫,经2次蜕皮发育为丝状蚴(感染期)。丝状蚴离开胸肌经血腔到达蚊下唇,当蚊再次吸血时,丝状蚴自下唇逸出,经伤口侵入人体。

2. 蚊是优势种,种群数量大。孳生地广泛,有水则有蚊子。生殖能力强,一生产卵几十到几百个。生活周期短,十几天繁殖一代,一年可繁殖7~8代。飞翔能力强,活动范围广,可飞行200~1000m。对多种杀虫剂产生耐药性。目前很难控制蚊虫数量。蚊能传播疟疾、丝虫病、乙型脑炎、黄热病和登革热。蚊虫数量不控制,这些蚊媒病就难以控制,所以说蚊是危害最大,最重要的医学昆虫。

第2节 蝇(Flies)

内容提要

1. 示教标本
   肉眼观察:蝇卵、幼虫、蛹的甲醛浸制标本。
   解剖镜观察:蝇幼虫和蝇翅的玻片标本。
2. 自学标本
   肉眼观察:蝇成虫针插标本。
   解剖镜观察:蝇头及足的玻片标本。

【目的要求】

(1) 掌握蝇与传播疾病有关的形态结构特点。
(2) 熟悉蝇生活史各期的基本形态特点。
(3) 了解常见蝇种的形态。

【示教标本】

1. 蝇卵(甲醛浸制标本) 肉眼或解剖镜观察。
观察要点:虫体乳白色,长椭圆形或香蕉形,前端细,后端钝圆,长约1mm。

2. 蝇幼虫(甲醛浸制标本) 肉眼或解剖镜观察。
观察要点:①乳白色,圆柱形,体分节。前尖后粗,体后端呈截断状。②后端截面上可见棕黄色后气门1对。

3. 蝇幼虫(玻片标本) 低倍镜观察。
观察要点:①外形:圆柱状,前端尖细,后端呈截断状,分节。②头部:1节,尖小,腹面有两个黑色口钩。③体部:分13节,胸部3节,腹部10节。第1~7腹节相似,第8节下面的小突起为第9节,第10节是第9节后的小突起。④气门:前气门一对,位于第一胸节两侧。后气门一对,在腹部第8节后侧。后气门由气门环(缘)、气门裂(隙)及气门钮(钮孔)等组成(图8-3)。气门裂的形状及走向、钮孔的有无、气门环的完整与否以及两气门的距离,为蝇种属的鉴定依据。

4. 蝇蛹(甲醛浸制标本)　肉眼或解剖镜观察。

观察要点:①长椭圆形,长5~8mm,棕褐色或黑色。②表面可见幼虫期遗留下来的分节痕迹。

5. 蝇翅(玻片标本)　解剖镜或低倍镜观察。

观察要点:翅透明,翅脉不分支,除前缘脉、亚前缘脉外,有纵脉6条,其中第4纵脉弯曲度及其与第3纵脉末端之距离远近,为分类的特征之一。

6. 常见蝇种(针插标本)　肉眼或解剖镜观察。

(1)家蝇(*Musca domestica*):中等大小,5~6mm。暗灰褐色,胸部背面有4条黑色纵纹。腹部橙黄色,在基部两侧尤明显,并具黑色纵纹。

(2)黑尾黑麻蝇(*Helicophagella melanura*):体型较大,灰色。胸背面有3条黑色纵纹。腹部背面呈黑白相间的棋盘状方形斑块。

(3)大头金蝇(*Chrysomyia megacephala*):体呈青绿色金属光泽,头大,复眼深红色,颊橙黄色,躯体肥胖,头部比胸部宽。

(4)丝光绿蝇(*Lucilia sericata*):较大头金蝇略小,体呈绿色金属光泽,颊部银白色。

(5)巨尾阿丽蝇(*Aldrichina grahami*):大型,深青黑色,中胸背板前部中央有3条短黑色纵纹,腹部背面有深蓝色金属光泽。

(6)厩腐蝇(*Muscina stabulans*):中型,胸部背面有4条暗黑色条纹,中央2条较明显。翅第4纵脉呈弧形。腹部有浅色或深色的斑。

(7)夏厕蝇(*Fannia canicularis*):小型,暗灰色。翅第4纵脉直,末端与第3纵脉有相当的距离。腹部黄色,有倒"T"字形暗斑。

(8)厩螫蝇(*Stomoxys calciterans*):中型,暗灰色,形似家蝇,刺吸式口器,胸部背面有不清晰的4条黑色纵纹,翅第4纵脉末端呈弧形弯曲。

【自学标本】

1. 蝇成虫(针插标本)　肉眼观察或解剖镜观察。

观察要点(图8-3):①成虫体长4~14mm,体分头、胸、腹三部分,全身布满鬃毛。②胸部分前、中、后三节,中胸发达,胸背板上的鬃毛、条纹是分类上的重要依据。中胸背板两侧发出膜状透明的翅一对。翅脉不分支。③胸部两侧下方有足三对,分节。④腹部圆筒形,末端尖圆,分节,外观可见5节,其余各节转变为外生殖器,缩于腹内。

2. 蝇头(玻片标本)　解剖镜或低倍镜观察。

观察要点(图8-3):①头部半球形,两侧有大的复眼1对,高倍镜观察,可见由许多六角形小眼组成。头顶中央有透明的单眼3个,排成三角形。②触角1对,位于两复眼之间,各分3节,第1节小,第2节前外侧有纵贯全长的纵缝,第3节最长,近基部有触角芒向前外方伸出。③蝇的口器大多为舐吸式。舐吸式口器位于头的下方,由基喙、中喙、口盘组成。基喙漏斗形,末端有触须1对;中喙短粗,由上唇、舌及下唇组成;下唇末端膨大为口盘,口盘由一对半圆形唇瓣组成,其腹面有对称排列的凹沟,各沟开口于内侧的集合管,集合管开口于前口部,它与由上唇和舌组成的食物道相通。

3. 蝇足（玻片标本） 解剖镜或低倍镜观察。

观察要点（图 8-3）：①足上有许多鬃毛。②末端有爪及爪垫一对，爪间有爪间突一个。③爪垫发达，密布细毛，可以分泌黏液，易于黏附病原体。

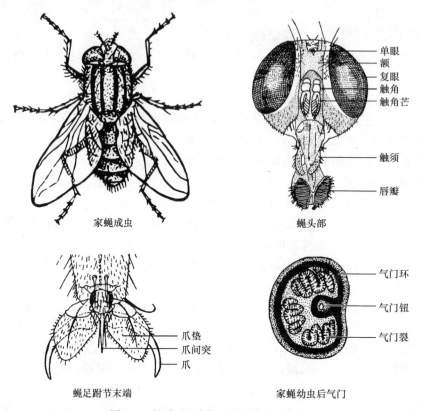

图 8-3 蝇成虫、头部、爪及幼虫后气门

【实验报告】 取成蝇针插标本，用放大镜按头、胸、腹顺序观察蝇的一般结构。根据表 8-2 识别常见蝇类。

表 8-2 常见蝇类检索表

1. 口器刺吸式	螫蝇
口器舐吸式	2
2. 体表有金属光泽	3
体表无金属光泽	4
3. 体型大，胸部青黑，腹背暗蓝，下腋瓣上具细毛	丽蝇
体型较小，体表亮绿，颊银白色	绿蝇
体型中等大小，体表蓝绿，复眼深红，颊部杏黄	金蝇
4. 体较小，暗灰色，胸背有四条等宽的黑色纵纹	家蝇
体较大，色灰，胸背有三条黑色纵纹，腹背有黑白相间的棋盘斑块	麻蝇
体中等大小，第四纵脉的梢端部分逐渐轻微弯曲，并止于翅尖附近	腐蝇

【复习要点】

1. 生活史 蝇的生活史属于全变态，有卵、幼虫、蛹、成虫 4 个时期。

2. 孳生习性 孳生场所因蝇种而异。大致分为 4 类：粪便类、垃圾类、腐败动物质类、腐败植物质类等。

3. 食性 可分为不食蝇类、吸血蝇类和非吸血蝇类。不食蝇类：此类蝇的幼虫能致人、畜蝇蛆病，如羊狂蝇、纹皮蝇、牛皮蝇。吸血蝇类：有刺吸式口器，如厩螫蝇、舌蝇（采采蝇），这类蝇可生物性传播疾病。非吸血蝇类：多数蝇为此类，具舔吸式口器，频繁取食，杂食性。喜食各种腐败的动、植物有机物质，且有边爬、边吃、边吐、边排粪的习性，因此，主要通过污染食物机械性传播疾病。

4. 与疾病的关系 成蝇为传播疾病的媒介，幼虫为病原体可寄生人体。

5. 诊断材料与虫期 根据蝇蛆寄生的部位蝇蛆病分为：眼蝇蛆病、口腔耳鼻咽蝇蛆病、胃肠蝇蛆病、皮肤蝇蛆病、创伤蝇蛆病、泌尿生殖道蝇蛆病等类型。诊断以从患处检获蝇蛆而确诊。

6. 我国常见的种类 家蝇、黑尾黑麻蝇、大头金蝇、丝光绿蝇、巨尾阿丽蝇、厩腐蝇、夏厕蝇、厩螫蝇等。

复 习 题

一、单项选择题（A 型题）

1. 蝇传播疾病的主要方式是（　　）
   A. 发育式　　B. 增殖式
   C. 发育增殖式　　D. 经卵传递式
   E. 机械性传播

2. 蝇与传播疾病有关的生态习性是（　　）
   A. 季节分布广泛
   B. 有趋光性、白天活动
   C. 食性杂、边吃、边吐、边排粪
   D. 大多数以蛹越冬
   E. 有些蝇种可直接产幼虫

3. 引起眼蝇蛆病的常见蝇种是（　　）
   A. 厩螫蝇　　B. 舌蝇（采采蝇）
   C. 羊狂蝇　　D. 家蝇
   E. 大头金蝇

二、多项选择题（X 型题）

1. 蝇类的口器包括（　　）
   A. 舐吸式　　B. 咀嚼式
   C. 刺吸式　　D. 复合式
   E. 无口器

2. 由蝇类生物性传播的疾病有（　　）
   A. 丝虫病　　B. 结膜吸吮线虫病
   C. 内脏利什曼病　　D. 锥虫病
   E. 贾第虫病

3. 可以发生蝇蛆病的组织器官是（　　）
   A. 肠道　　B. 泌尿生殖道
   C. 眼　　D. 口腔、耳、鼻咽
   E. 皮肤

4. 蝇对人类的危害包括（　　）
   A. 体内外携带病原体，机械性传播疾病
   B. 幼虫寄生于人体组织、器官
   C. 叮刺吸血，传播睡眠病
   D. 传播地方性斑疹伤寒
   E. 传播结膜吸吮线虫病

三、问答题

试述与蝇类传播疾病有关的形态结构及生活习性。

参 考 答 案

一、单项选择题（A 型题）
　　1. E　2. C　3. C

二、多项选择题（X 型题）
　　1. ACE　2. BD　3. ABCDE　4. ABCE

三、问答题

蝇类主要通过机械性传播传播疾病，也可生物性传播疾病。

（1）机械性传病的有关形态结构及生活习性：①成蝇全身密布鬃毛，足末端的爪垫可分泌黏液并密布细毛，可黏附携带大量的病原体；②食性杂，取食频繁。不仅以腐败物、脓血为食，也喜食人类的食物；③边吃边吐边排：舐吸式口器的蝇吃固体食物时先吐出唾液溶解食物后才能吸入,它常是边吃边吐。由于食量大而边吃边排,将病原体排在我们的食品上;④飞翔能力强,活动范围广。来往于厕所、垃圾箱、腐败物、人舍、食堂之间。喜光亮,白日活动;⑤蝇经常抖动、清理身体,把病原体抖落在我们的食物品上。

由于上述的结构和习性决定了蝇类机械性传病的特性。

(2) 生物性传病:吸血蝇类通过吸血传播锥虫病;杂食性蝇类舐吸眼分泌物,传播结膜吸吮线虫。

第3节 白蛉(Sand flies)

内容提要

1. 示教标本
   镜下观察:白蛉卵、幼虫、蛹的玻片标本。
   解剖镜观察:成蛉大体标本。
2. 自学标本
   镜下观察:白蛉成虫、咽甲、受精囊的玻片标本。

【目的要求】

(1) 熟悉白蛉成虫在分类上的鉴别特点。

(2) 了解白蛉生活史各期的主要形态结构。

【示教标本】

1. 卵(玻片标本) 低倍镜观察。

卵长椭圆形,棕色,外壳上有不同形状的纹迹。

2. 幼虫(玻片标本) 低倍镜观察。

观察要点:①体小,分节,全身长有许多刚毛,形似小毛虫,色白。②头部1节,大而色深。③胸部3节,各节都具有刚毛。④腹部有10节,在腹部1~7节的腹面各有伪足一对,第9腹节上有长的尾鬃,第一龄幼虫有尾鬃1对,而第二、三、四龄幼虫有尾鬃2对。

3. 蛹(玻片标本) 低倍镜观察。

蛹淡黄色,长约4mm,分头胸部和腹部。蛹皮甚薄,透过蛹皮可见里面发育的成虫。尾端附有第四龄幼虫蜕下的皮,两对尾鬃依然存在。

4. 成蛉(针插标本) 解剖镜观察。

体较蚊小,黄褐色。胸部驼背状。两翅竖立与身体约成45°角。注意观察腹部末端以鉴别雌雄性别。

【自学标本】

1. 成蛉(玻片标本) 低倍镜观察。

观察要点(图8-4):①虫体显著小于蚊虫,3mm左右,灰黄色,全身丛生细毛,虫体分头、胸、腹三部分。②头部:复眼一对,大而明显。喙较粗,刺吸式口器。喙的两旁有一对触须,较口器为长,分5节,自第4节起向头的下后方弯曲。触角1对,细长。口腔内有口甲,咽部有咽甲。咽甲上有很多尖刺,其末端有许多横嵴。③胸部:向上隆起,形似驼背。中胸发达,有翅一对,狭长,上具短毛,顶端尖。停歇时两翅分开向背后竖立,与躯体呈45°角,此特点为识别白蛉的一个重要标志。腹面有足3对,细而长。④腹部:有10节,第2~6节背面有竖立的细长毛。雄蛉腹部末端有雄性外生殖器,其上抱器的第 2 节有角质巨毛 5 根。雌蛉腹内有受精囊一对,形似玉米棒,分节不完全。

2. 中华白蛉咽甲(玻片标本) 镜下观察。

咽甲前端细长,后端钝圆。后端有很多倒的尖齿,前方尖齿大而排列疏松,后方的尖齿小而密集。齿后基部有若干横脊(图 8-4)。

3. 中华白蛉受精囊(玻片标本) 镜下观察。

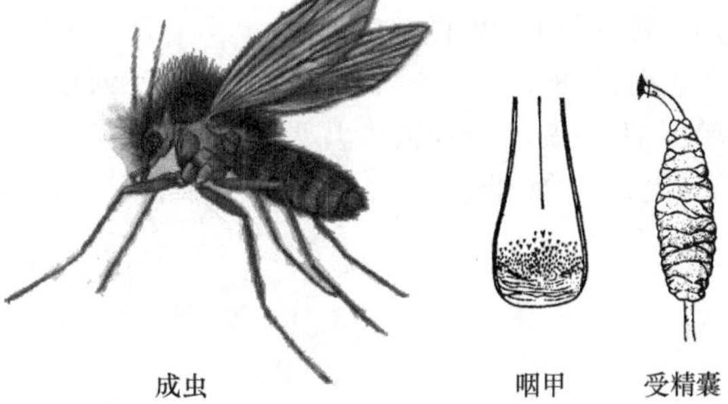

受精囊似玉米棒,分 11~13 节,但分节不完全。顶端有一簇毛。受精囊管长度约为囊体长度的 2.5 倍(图 8-4)。

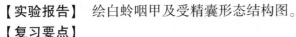

成虫　　　　　　　咽甲　　受精囊

图 8-4　中华白蛉

【实验报告】 绘白蛉咽甲及受精囊形态结构图。

【复习要点】

1. 生活史 白蛉的生活史属于全变态,分卵、幼虫、蛹、成虫 4 个时期。

2. 孳生与栖息习性 白蛉幼期选择土质疏松、湿度适宜、富含有机质的土壤为其孳生地。栖息习性可分为家栖、半家栖、野栖三种类型。成蛉飞翔能力弱,停落时间长,活动范围小,出现季节短,对杀虫剂敏感。

3. 吸血习性 仅雌蛉吸血。竖立毛类多吸人及哺乳动物血,平卧毛类多吸鸟类、两栖类和爬行类动物血。

4. 与疾病的关系 白蛉除叮人吸血外,还传播利什曼病、白蛉热、巴尔通病(Bartonellosis)等多种疾病。

5. 我国主要传病蛉种 中华白蛉、长管白蛉、亚历山大白蛉、吴氏白蛉。

复 习 题

一、多项选择题(X 型题)
1. 白蛉传播的疾病有(　　)
   A. 黑热病　　　　B. 东方疖
   C. 白蛉热　　　　D. 登革热
   E. 皮肤黏膜利什曼病
2. 防制白蛉应以杀灭成虫为主的原则是由于成蛉(　　)
   A. 飞翔能力弱,停落时间长,活动范围小
   B. 生殖周期长
   C. 白天吸血
   D. 出现季节短
   E. 对杀虫剂敏感

二、问答题
   从生态学角度分析,为什么在我国白蛉的数量已控制,而蚊尚未被控制?

参 考 答 案

一、多项选择题(X 型题)
　　1. ABCE　　2. ABDE
二、问答题
　　我国通过几十年的爱国卫生运动后,白蛉的数量早已被控制了,而蚊虫却难以控制,这主要的原因是:①白蛉的生活史发育周期长,需 6~8 周,一年只能繁殖一代,最多两代;②生殖能力较弱,雌蛉产卵量少,一生只产卵 50 个左右;③成蛉出现的季节短,为 3~5 个月;④飞翔能力弱,跳跃式飞行,活动范围小,常停落在人舍、畜舍的墙

上;⑤孳生地局限在人舍、畜舍的浅层松土中;⑥成虫对杀虫剂敏感。所以在多年的爱国卫生运动中,在广泛采用硬化地面和滞留喷洒杀虫剂措施后就控制了白蛉的繁殖。

然而,蚊虫在生态学上有许多优势:①蚊的生殖周期短,夏秋季仅需十几天,一年可繁殖多代;②优势种的种群数量大;③生殖力强,繁殖季节长,为5~6个月;④飞翔能力强,活动范围广,野栖和半家栖蚊种常在户外活动;⑤孳生广泛,有水则有蚊;⑥对多种杀虫剂逐渐产生耐药性。尽管年年喷洒杀虫剂,不断改造环境,还不能清除蚊的孳生地,杀虫剂不可能广泛喷洒,所以蚊还没有被有效地控制。

第4节　蚤（Fleas）

内容提要

1. 示教标本
   镜下观察:蚤卵、幼虫、蛹、成蚤前胃及常见成蚤的玻片标本。
2. 自学标本
   镜下观察:蚤成虫玻片标本。

【目的要求】

(1) 掌握蚤的基本形态及鉴别特征。
(2) 了解蚤生活史各期形态。

【示教标本】

1. 卵(玻片标本)　镜下观察。

卵椭圆形,0.2~0.4mm,暗黄色,无盖。

2. 幼虫(玻片标本)　镜下观察。

幼虫乳白色,体细长,形似蛆,分节,无足,无眼,有刚毛,腹部末端有一对指状突起。

3. 蛹(玻片标本)　镜下观察。

蛹包在茧内,茧外粘有尘沙,已具成虫的雏形,头、胸、腹及足均已形成。

4. 蚤前胃(玻片标本)　镜下观察。

蚤前胃位于成虫胸部第3胸节附近,近圆形,其内生有许多几丁质的前胃刺,伸向胃腔。

5. 常见蚤类(玻片标本)　镜下观察(图8-5)。

(1) 印鼠客蚤(*Xenopsylla cheopis*,又称开皇客蚤):眼鬃1根,位于眼的前方。雄蚤上抱器第1突稍宽,略呈三角形,第2突稍窄。雌蚤受精囊尾部基段扩大,微宽或等宽于头部。

(2) 猫栉首蚤(*Ctenotephalides felis*):眼鬃2根,位于眼的前方。颊下有一排梳齿状的颊栉,前胸后缘有一排前胸栉。

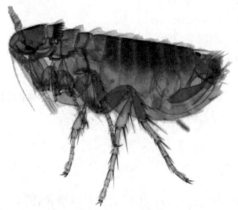

图8-5　蚤成虫

【自学标本】　致痒蚤(*Pulex irritans*,又称人蚤)(玻片标本)　镜下观察。

观察要点(图8-6):先用肉眼观其大小、体色、体形,然后在低倍镜下按头、胸、腹顺序观察其形态特征,注意眼的有无,眼鬃的位置,颊栉、胸栉的有无及雄性抱器和雌性受精囊的形态等。

1. 头部 侧观略呈三角形,触角分节,位于两侧触角窝内。触角窝可把头分成前头与后头两部分。前头上半部称额,下半部称颊。触角窝前有单眼1对,眼下方有眼鬃1根。颊部腹面没有向后生长的粗壮而坚硬的刺(颊栉)。颊的前下方有刺吸式口器。

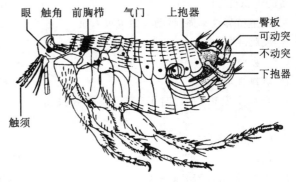

图8-6 蚤雄虫

2. 胸部 分3节,每节由一块背板,一块腹板和左、右两块侧板组成。无翅,前胸背板的后缘没有向后生长的前胸栉,中胸侧板无垂直的侧板杆。足3对,后足粗壮发达。

3. 腹部 分11节,前7节明显,每节有气门1对,位于背板的两侧,第7节背面的后上角两侧各有一组粗壮的鬃称为臀前鬃,第8节背板的上面有一块多毛的圆板称臀板(感觉板)。末3节变为外生殖器。雄蚤上抱器突起宽大呈半圆形,围绕着2个钳状突起。雌蚤受精囊的头部圆形,尾部细长弯曲。

【实验报告】 如何区别国内常见的几种蚤类?蚤前胃的结构与传播疾病有何关系?

【复习要点】

1. 生活史 蚤的生活史属于全变态,分卵、幼虫、蛹、成虫4个时期。

2. 宿主 包括哺乳类和鸟类,以啮齿类为主。成虫常寄生在宿主体表的皮毛上。雌潜蚤则钻入宿主皮下,营永久性寄生生活。孳生地多为宿主的巢窝和活动场所。

3. 习性 雌雄蚤均吸血,耐饥力强。通常每天吸血数次,每次2~10分钟。常边吸血边排粪。对宿主体温敏感,经常更换宿主。

4. 与疾病的关系 蚤对人的危害有吸血、皮下寄生和传播疾病。传播的疾病有鼠疫、地方性斑疹伤寒(又称鼠型斑疹伤寒),还可作为微小膜壳绦虫、缩小膜壳绦虫、犬复孔绦虫的中间宿主。

5. 我国常见蚤种 印鼠客蚤、致痒蚤(又称人蚤)、方形黄鼠蚤、猫栉首蚤等。

复 习 题

一、单项选择题(A型题)

1. 蚤的吸血习性是( )
   A. 仅幼虫吸血　　B. 仅雌性吸血
   C. 仅雄性吸血　　D. 雌雄成虫均吸血
   E. 幼虫、成虫均吸血

2. 蚤传播地方性斑疹伤寒的机制是( )
   A. 病原体在蚤唾液腺内繁殖,吸血时注入人体
   B. 病原体被蚤体表的鬃毛携带,污染食物,经口感染
   C. 病原体在蚤胃上皮细胞内繁殖,细胞破裂后随粪排出,污染皮肤伤口而感染
   D. 病原体在蚤体腔内繁殖,蚤体破碎后污染伤口而感染
   E. 病原体在蚤前胃刺间大量繁殖堵塞前胃,吸血时血液倒流将病原体冲入伤口

3. 与蚤传播鼠疫有关的重要结构是( )
   A. 胃上皮细胞　　B. 胃

C. 中肠 D. 体腔
E. 前胃几丁质刺

二、多项选择题(X 型题)

1. 蚤的生态特性( )
   A. 宿主特异性不强,吸动物血也吸人血
   B. 仅雌性吸血
   C. 边吸血边排粪
   D. 雌雄性均吸血
   E. 当宿主发热、死亡时迅速离去,再寻找新宿主

2. 蚤传播的疾病有( )
   A. 鼠疫
   B. 鼠型(地方性)斑疹伤寒
   C. 流行性斑疹伤寒
   D. 流行性出血热
   E. 膜壳绦虫病

3. 蚤传播鼠疫的机制有( )
   A. 鼠疫杆菌在蚤前胃几丁质刺间大量增殖,形成菌栓,堵塞前胃
   B. 菌栓随蚤粪排出后污染伤口
   C. 菌栓堵塞前胃后,蚤因饥饿而频繁吸血
   D. 蚤吸血时,血液冲刷回流,将前胃中鼠疫杆菌带回伤口
   E. 鼠疫杆菌进入体腔繁殖后,到达唾液腺,蚤再吸血时注入人体

三、名词解释

潜蚤病

四、问答题

1. 蚤可传播哪些疾病?简述其传病机制。
2. 当人们进入久无人住的房屋时,为什么也会遭受大量蚤的袭击?

参 考 答 案

一、单项选择题(A 型题)
   1. D 2. C 3. E

二、多项选择题(X 型题)
   1. ACDE 2. ABE 3. ACD

三、名词解释

潜蚤病是由穿皮潜蚤(Tunga penetrans)的受精雌蚤钻入人或动物的皮内寄生引起的。好发足趾间、足趾、甲沟、足趾甲下及足底皮肤皱纹处,其他如肘窝、生殖器周围。该病主要在热带国家流行。

四、问答题

1. 蚤传播的疾病有鼠疫、地方性(鼠型)斑疹伤寒、膜壳绦虫病等。

(1)鼠疫:鼠疫的病原体是鼠疫杆菌。当蚤吸食感染宿主的血后,鼠疫杆菌在蚤的前胃几丁质刺间大量繁殖,形成菌栓,堵塞前胃。蚤因饥饿而频繁吸血,血液受阻,不能到达胃内,冲刷回流把鼠疫杆菌带回宿主体内致使宿主感染。受染蚤因饥饿而频繁更换宿主吸血,因而会使更多的宿主感染,迅速传播。

(2)地方性斑疹伤寒:病原体是莫氏立克次体。蚤吸血感染后,莫氏立克次体在其胃和马氏管的上皮细胞内繁殖,细胞破裂后随蚤粪排出,病原体污染伤口而使人感染。

(3)绦虫病:蚤可作为犬复孔绦虫、微小膜壳绦虫、缩小膜壳绦虫的中间宿主。狗窝、鼠洞是蚤幼虫的孳生地,这些绦虫的卵如被蚤的幼虫食入,则在肠内孵出六钩蚴,然后穿过肠壁进入血腔内发育。蚤幼虫经蛹羽化为成虫的过程中,六钩蚴在蚤体内发育为有感染性的似囊尾蚴,人误食含似囊尾蚴的蚤而感染。

2. 蚤的发育为全变态,成熟幼虫吐丝作茧化蛹,蛹外面常黏着一些灰尘或碎屑。蛹期通常1~2周,长者可达1年。茧内蛹羽化时需要外界的刺激,当人们进入久无人住的房间时,由于室内空气的流动对茧蛹产生震动,同时室内温度升高,人们走近蚤蛹时的扰动和接触时的压力,这些因素都可诱使成虫破茧而出。羽化后成虫可立即交配、吸血。另外,蚤的耐饥力强,有的种类能耐饥达10个月以上。故进入久无人住的房间时会遭受大量蚤的袭击。

第5节 虱(Lice)

> **内容提要**
> 1. 示教标本
>   镜下观察：虱卵、若虫玻片标本。
> 2. 自学标本
>   镜下观察：人虱、耻阴虱玻片标本。

【目的要求】

(1) 熟悉人虱和耻阴虱的形态和鉴别特征。

(2) 了解虱的生活史各期形态。

【示教标本】

1. 虱卵(玻片标本) 低倍镜观察。

卵圆形,黄白色,长约0.8mm,一端有盖,黏附于毛发或纤维上。

2. 若虫(玻片标本) 低倍镜观察。

若虫外形似成虫,体较小,腹部亦短,生殖器官未发育成熟。

【自学标本】

1. 人虱(玻片标本) 低倍镜观察。

人虱(*Pediculus humanus*)有二个亚种,即生长在头发上的人头虱(*Pediculus humanus capitis*)和生长在内衣的人体虱(*Pediculus humanus corporis*),二者的形态相似。人体虱灰白色,人头虱颜色较深。观察要点(图8-7)：①体小,灰白色,背腹扁平。②头部：呈菱形,两侧有触角1对,触角后有突出的单眼1对,头前端有刺吸式口器,藏于咽部腹面口针囊中。③胸部：融合,呈梯形。无翅,足三对。足末节有爪1个,与上一节(胫节)末端的指状突相对形成抓握器。④腹部分9节,前7节明显。各节边缘有角质黑片,雌虱末端分两叶作"W"形凹陷,雄虱腹部末端钝圆成"V"形。

2. 耻阴虱(玻片标本) 低倍镜观察。

耻阴虱(*Pthirus pubis*)体形宽短似蟹,腹节两侧是锥状突起,上有刚毛。前足及爪较细,中、后足及爪粗大(图8-7)。

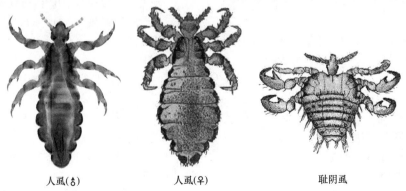

人虱(♂)　　　人虱(♀)　　　耻阴虱

图8-7 虱成虫

【实验报告】 绘成虱形态图,并标注主要结构。

【复习要点】

1. 生活史 虱的生活史属于不完全变态,包括卵、若虫、成虫3个时期。

2. 宿主 虱是永久性寄生虫,全部发育过程均在宿主体表进行。人头虱多寄生于耳后发根;人体虱主要寄生于贴身内衣裤内面缝隙;耻阴虱多寄生于阴毛处。虱卵常黏附在毛发或衣物纤维上。

3. 习性 虱的若虫和成虫只嗜吸人血。不耐饥饿,每天吸血数次,每次3~10分钟。常边吸血边排粪。对宿主体温敏感,当宿主发热或出汗后,虱即爬离原来的宿主。

4. 感染途径与方式 人虱是通过人与人之间的直接接触或间接接触而传播,耻阴虱主要通过性接触传播。

5. 与疾病的关系 虱除了吸血,引起皮疹外,还可传播流行性斑疹伤寒、虱传回归热(流行性回归热)、战壕热等疾病。

6. 诊断材料与虫期 寄生人体的虱有人虱和耻阴虱。人虱又分为人体虱和人头虱二个亚种。诊断以检获成虫或虫卵而确诊。

复 习 题

一、单项选择题(A型题)

1. 下列虱的吸血习性正确的是(　　)
   A. 仅若虫吸血
   B. 仅雌虫吸血
   C. 仅雄虫吸血
   D. 雌虫、雄虫、若虫均吸血
   E. 雌虫及若虫吸血,雄虫不吸血

2. 虱传播的流行性斑疹伤寒,普氏立克次体可在虱的(　　)
   A. 肠上皮细胞内增殖
   B. 唾液腺内增殖
   C. 体腔中增殖
   D. 肠上皮细胞表面增殖
   E. 卵巢传至下一代

3. 虱传播战壕热的病原体五日热立克次体生长在虱的(　　)
   A. 血腔中   B. 肠上皮细胞表面
   C. 肠上皮细胞内 D. 唾液腺中
   E. 体表

4. 虱传播回归热,病原体回归热疏螺旋体生长在虱的(　　)
   A. 血腔中   B. 肠上皮细胞表面
   C. 肠上皮细胞内 D. 唾液腺中
   E. 体表

二、多项选择题(X型题)

1. 人虱与传病有关的习性是(　　)
   A. 雌虫、雄虫、若虫均嗜吸血
   B. 不耐饥饿,频繁吸血
   C. 常边吸血、边排粪
   D. 兼吸人血和动物血,在人与动物之间传病
   E. 对温、湿度敏感,当宿主体变化时,即离开原宿主

2. 虱传播的疾病有(　　)
   A. 地方性斑疹伤寒 B. 流行性斑疹伤寒
   C. 流行性出血热   D. 回归热
   E. 战壕热

三、问答题

虱主要传播哪些疾病?简述其传病机制。

参 考 答 案

一、单项选择题(A型题)
1. D 2. A 3. B 4. A

二、多项选择题(X型题)
1. ABCE 2. BDE

三、问答题

虱传播的疾病主要有流行性斑疹伤寒、战壕热、回归热。

(1) 流行性斑疹伤寒:病原体为普氏立克次体,当虱刺吸病人血后,立克次体侵入肠上细胞内

并大量增殖,使上皮细胞破裂,病原体随蚤粪排出。当蚤再次刺吸他人血时,蚤粪污染伤口,或由于蚤的身体被压破,病原体经伤口侵入人体而感染。

(2) 战壕热:蚤叮刺病人时将五日热立克次体吸入胃内,病原体在胃腔内或胃上皮细胞表面繁殖,病原体随粪排出;蚤再次叮刺他人时,蚤粪污染伤口,病原体即侵入人体。

(3) 回归热:回归热包柔氏螺旋体随感染患者血液进入蚤胃内,再经胃壁进入血腔并大量增殖。人体的感染是由于蚤被碾破后体液内的病原体经伤口进入人体造成感染。

第6节 臭虫(Bedbugs)

内容提要

示教标本
  镜下观察:臭虫成虫玻片标本。

【目的要求】 熟悉臭虫的外部形态。

【示教标本】 成虫(玻片标本) 镜下观察。

观察要点(图8-8):①虫体扁宽,椭圆形,红褐色。雄虫较雌虫略小。虫体分头、胸、腹三部分。②头部:两侧有突出的复眼一对,无单眼。触角一对,由4节组成,口器为刺吸式,平时弯入头及胸部腹面。③胸部:翅退化为一对很小的翅基。腹面有足三对,细长,在中胸腹面后足基节前有臭腺的开口。④腹部:由10节组成,末端两节形成生殖器。

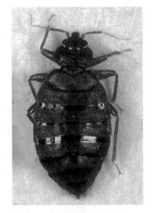

图8-8 臭虫成虫

【复习要点】

1. 生活史 臭虫的生活史属于不完全变态,包括卵、若虫和成虫3个时期。

2. 习性 臭虫常栖息于室内墙壁、木制家具的缝隙、草垫、床席等处。臭虫对宿主无严格选择性,除人外,也可吸啮齿类、禽类、家畜的血。白天隐匿,夜晚吸血。若虫和成虫均吸血,每天吸血数次。臭虫耐饥饿力强。

3. 与疾病的关系 臭虫吸血骚扰,影响睡眠。叮咬皮肤可引起皮炎。臭虫抗原与过敏性哮喘有关。

第7节 蜚蠊(Cockroaches)

内容提要

示教标本
  肉眼观察或放大镜观察:常见蜚蠊成虫、若虫针插标本、卵荚浸制标本。

【目的要求】

(1) 掌握蜚蠊成虫外部形态特征。

(2) 熟悉蜚蠊常见虫种。

【示教标本】

1. 蜚蠊成虫（俗称蟑螂）（针插标本） 肉眼观察或放大镜观察。

观察要点：①虫体椭圆形，背腹扁平，体形大小因种而异，一般长 10~30mm。棕黄色或棕红色，体表具油亮光泽。②头部：头小，向下弯曲，隐伏于前胸腹面。触角细长鞭状，分节甚多。1 对肾形复眼极发达，单眼 2 个，位于复眼上缘。口器为咀嚼式。③胸部：由前、中、后胸 3 节组成。前胸发达，背板很大，略呈扇形。有的种类表面有斑纹。中、后胸各有翅 1 对，前翅革质，后翅膜质，超过腹端。有的种类雌虫只有短翅或无翅。足 3 对，末端具有 2 爪和 1 个爪间突，足强劲有力，善于疾走。④腹部：扁形，分 10 节。最末腹节背板上长有 1 对尾须。雄虫最末腹节腹板上生有 1 对腹刺，雌虫无腹刺。雌虫最末腹板为分叶状构造，具有夹持卵荚的作用。我国室内常见蜚蠊种类（图 8-9）：

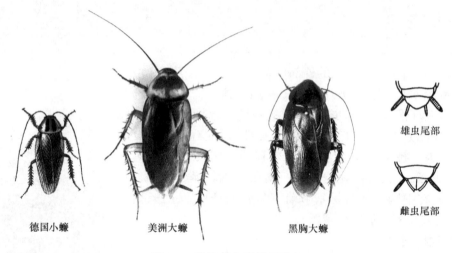

图 8-9 蜚蠊成虫及尾部形态

（1）德国小蠊（*Blattella germanica*）成虫：虫体最小，10~14mm，茶褐色，前胸背板有两条平行的黑色纵纹。在雌虫腹部末端可一直附着卵荚。

（2）美洲大蠊（*Periplaneta americana*）成虫：虫体最大，长 27~35mm，椭圆形，背腹扁平，体呈红褐色，体表有油亮光泽。头小，触角细长，约等于体长。前胸背板边缘淡黄褐色，中部有一赤褐色蝶形斑，斑的中线向后延伸成一"小尾"，中线前方有一"T"形黄色条纹，翅发达。雄虫腹刺及雌虫尾须均细长。

（3）黑胸大蠊（*Periplaneta fuliginosa*）成虫：虫体椭圆形，较大，长 23~30mm，背腹扁平，黑褐色。前胸背板与体色一致，无色斑。腹节第一背板特化，前缘中央有一圆形毛茸。尾须粗长。

2. 蜚蠊若虫（针插标本） 肉眼观察或放大镜观察。

观察要点：虫体小，色浅，腹部分节，无翅，生殖器官未发育成熟。

3. 卵荚（Ootheca，又称卵鞘）（浸制标本） 肉眼观察或放大镜观察。

卵荚暗褐色，形似钱包，长约 10mm，两侧稍圆凸，鞘壳坚硬，上缘为锯齿缘，下缘较平直。卵鞘内有隔膜，鞘分为左右两侧，每侧再分若干室，每室含卵一个。

【实验报告】 用放大镜观察常见蜚蠊针插标本，按照表 8-3 学会检索蜚蠊虫种。

表 8-3 常见蜚蠊检索表

1. 虫体大,体长在 2cm 以上 ······	2
虫体小,体长不超过 2cm,前胸背板有 2 条黑色纵纹 ······	德国小蠊
2. 雌、雄成虫翅部发育完全 ······	3
雄虫成虫有翅,雌成虫翅发育不完全 ······	5
3. 前胸背板有色斑 ······	4
前胸背板无色斑,色泽一致 ······	黑胸大蠊
4. 前胸背板中央有黑褐色蝶形斑,前翅的前缘基部有一条金黄色条纹 ······	澳洲大蠊
前胸背板中央有赤褐色蝶形斑,前翅的前缘基部无黄色条纹,翅色一致 ······	美洲大蠊
5. 雄虫翅短,覆盖腹部的 2/3,雌虫翅退化 ······	东方蜚蠊
雄虫翅发达,覆盖全腹部 ······	6
6. 雌虫翅仅达腹部第四节背板,体型细长 ······	日本大蠊

【复习要点】

1. 生活史 蜚蠊的生活史属于不完全变态,包括卵、若虫和成虫 3 个时期。

2. 习性 蜚蠊为杂食性昆虫,家栖种类常栖息于室内温暖、潮湿、阴暗、隐蔽,并且靠近食物、水源的场所。喜群居,昼伏夜出。

3. 与疾病的关系 主要是机械性传播疾病;还可作为美丽筒线虫、念珠棘头虫、缩小膜壳绦虫等的中间宿主;蜚蠊分泌物和排泄物可作为变应原,引起过敏性哮喘、皮炎等。

4. 我国常见蜚蠊种类 德国小蠊、美洲大蠊、黑胸大蠊。

(朱丹丹 段义农)

第九章 蜱、螨(Ticks and Mites)

第1节 蜱(Ticks)

> **内容提要**
> 1. 示教标本
>   肉眼观察:软蜱活体标本。
>   镜下观察:硬蜱玻片标本、软蜱玻片标本。
> 2. 自学标本
>   镜下观察:硬蜱玻片标本。

【目的要求】
(1) 掌握硬蜱、软蜱的形态特征及主要区别。
(2) 熟悉蛛形纲的一般形态特征。
(3) 了解硬蜱颚体的构造及其吸血习性。

【示教标本】
1. 硬蜱(玻片标本)　解剖镜或低倍镜观察。
全沟硬蜱(*Ixodes persulcatus*)观察要点:
(1) 体型较大,椭圆形,黄色或褐色。雌蜱较大,雄蜱较小。虫体分颚体和躯体两部分(图9-1,图9-2)。

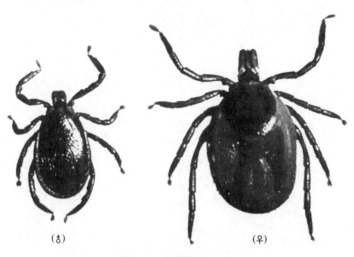

(♂)　　　　(♀)

图9-1　全沟硬蜱成虫

(2) 颚体(又称假头):位于蜱体前端。颚体由四部分组成:①颚基:为颚体基部,与躯体相连。②螯肢:一对,杆状,由颚基背面中央伸出,其顶端有两个向外的倒齿。

螯肢的功能是切割皮肤以便吸血。③口下板：一块，由颚基腹面正中向前伸出，位于螯肢腹面，口下板腹面有许多左右对称的倒齿。口下板与螯肢合成口腔，在吸血时蜱借口下板上的倒齿固定在宿主皮肤上。④须肢：一对，分四节，位于螯肢外侧。第四节小，位于第三节顶端内侧面的凹陷内，不可动。须肢形态结构因种而异。须肢在蜱吸血时起支持和固定作用。

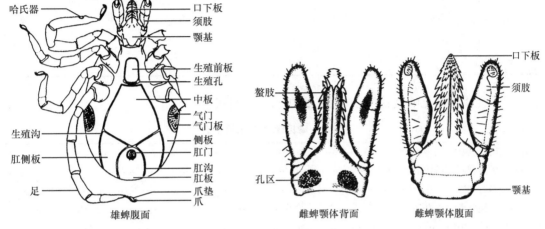

图9-2 全沟硬蜱结构示意图

（3）躯体：背面有一块硬的盾板，故名硬蜱。雌蜱的盾板较小，仅覆盖躯体前部三分之一。雄蜱盾板大，几乎覆盖整个躯体背面。有的蜱在盾板后缘形成不同花饰称缘垛。躯体腹面有四对分节的足，分为基、转、股、膝、胫、跗6节。第1对足背侧有一杯状哈氏器。气门1对，位于第4对足基节后外侧的气门板上。

2. 软蜱（活体标本） 肉眼观察，注意比较未吸血及饱食血液后软蜱的大小。软蜱饱食后体积膨胀增大，状如豆粒，未吸血之蜱体扁平、较小。

3. 软蜱（玻片标本） 解剖镜或低倍镜观察（图9-3）。

乳突钝缘蜱（*Ornithodoros papillipes*）观察要点：体卵圆形，色棕褐，体表有皱纹或颗粒状，基本形态与硬蜱相似，主要区别点如下：①颚体位于躯体腹面第1对足基节间，从背面不能看到。②躯体背面无盾板，雌、雄不易区别。③第4节须肢与其他节等长，指状，可动。④气门（气门板）在第3、第4对足基节之间。

【自学标本】 全沟硬蜱（玻片标本），解剖镜或低倍镜观察（图9-2），观察要点见示教部分。

【实验报告】

1. 将硬蜱和软蜱形态及生活习性的不同点填入表9-1。

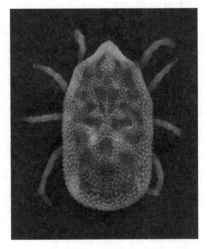

图9-3 软蜱成虫

表 9-1　硬蜱和软蜱形态及生活习性不同点

	硬　蜱	软　蜱
假头		
背盾板		
生活场所		
若虫		
成虫食性		
宿主		
寿命		

2. 学会使用常见蜱类检索表(表9-2)进行蜱的分类。

表 9-2　常见蜱类各属检索表

1. 背部无盾片,颚体位于躯体腹面	2
背部有盾片,颚体由躯体前方伸出	3
2. 躯体边缘有环边	软蜱属(*Argas*)
躯体边缘钝圆而无环边	钝缘蜱属(*Ornithodoros*)
3. 无肛沟	牛蜱属(*Boophilus*)
有肛沟	4
4. 肛沟环绕于肛门前方,无缘饰,如果有,其数也不超过3	硬蜱属(*Ixodes*)
肛沟环绕于肛门后方,有缘饰,一般为11个	5
5. 颚体全长较长,盾片上有珐琅样花纹	花蜱属(*Amblyomma*)
颚体全长较短,盾片上无珐琅样花纹	6
6. 有眼,颚体基部背面六角形,雄蜱腹面有骨板	扇头蜱属(*Rhipicephalus*)
无眼,颚体基部背面长方形,雄蜱腹面无骨板	血蜱属(*Haemaphsalis*)

【复习要点】

1. 生活史　蜱生活史有卵、幼虫、若虫、成虫4个时期。硬蜱若虫只有1期,软蜱若虫因种或环境条件不同而有不同时期,通常3~4期或更多。

2. 宿主　蜱营专性体表寄生。宿主包括许多陆生哺乳动物和鸟类,少数爬行类和极少的两栖类,某些种类可侵袭人体。通常寄生在宿主皮肤较薄、不易被搔动的部位。如人的颈部、耳后、腋窝大腿内侧、阴部及腹股沟。对宿主的专性程度因种而异。根据生活史中更换宿主的次数,可分为:一宿主蜱、二宿主蜱、三宿主蜱和多宿主蜱4种类型。

3. 吸血习性　硬蜱各发育期吸血1次,一般在白天侵袭宿主,吸血时间长,饱食后体重增加数十倍至百余倍;软蜱多数种类的幼虫及若虫均吸血1次,成蜱吸血多次,一般在夜间侵袭宿主,吸血时间短,饱食后体重增加数倍。

4. 栖息　硬蜱多栖息于森林、草原、灌木丛、洞穴、荒漠地带等。软蜱多生活在荒漠、半荒漠地带的宿主巢穴及家畜圈舍中。

5. 与疾病的关系　①直接危害:叮刺吸血,引起皮炎,或产生毒害,如蜱瘫痪。②传播人兽共患病:森林脑炎(又称俄罗斯春夏脑炎)、新疆出血热(又称克里米亚-刚果出血热)、北亚蜱媒斑疹伤寒、Q热、莱姆病、蜱媒回归热等。

6. 我国重要的传病蜱种　全沟硬蜱、草原革蜱、亚东璃眼蜱、乳突钝缘蜱等。

复 习 题

一、单项选择题（A 型题）

1. 蜱属于节肢动物门的（ ）
   A. 昆虫纲　　　　B. 蛛形纲
   C. 甲壳纲　　　　D. 唇足纲
   E. 倍足纲

2. 蜱的吸血习性是（ ）
   A. 仅雌性吸血
   B. 仅若虫吸血
   C. 仅幼虫吸血
   D. 成虫、若虫、幼虫都吸血
   E. 雌虫、若虫及幼虫吸血

3. 我国森林脑炎的主要传播媒介是（ ）
   A. 全沟硬蜱　　　B. 草原革蜱
   C. 乳突钝缘蜱　　D. 亚东璃眼蜱
   E. 地里纤恙螨

4. 硬蜱与软蜱最主要的区别是（ ）
   A. 虫体颜色的差异
   B. 虫体的大小、形态不同
   C. 颚体的构造不同
   D. 盾板的有无
   E. 颚体的位置与盾板的有无

5. 传播新疆出血热的主要媒介是（ ）
   A. 全沟硬蜱　　　B. 亚东璃眼蜱
   C. 森林革蜱　　　D. 嗜群血蜱
   E. 乳突钝缘蜱

6. 我国莱姆病的主要传播媒介是（ ）
   A. 全沟硬蜱　　　B. 亚东璃眼蜱
   C. 森林革蜱　　　D. 草原革蜱
   E. 微小牛蜱

二、多项选择题（X 型题）

1. 硬蜱的形态特征有（ ）
   A. 虫体椭圆形，头胸腹愈合为躯体
   B. 颚体位于躯体前端，从背面可见到
   C. 颚体位于躯体前端腹面，背面不可见
   D. 雌蜱盾板小，雄蜱盾板大
   E. 气门板在第 4 对足的后外侧

2. 硬蜱的生活史特点为（ ）
   A. 分卵、幼虫、若虫和成虫 4 期
   B. 分卵、前幼虫、幼虫、若蛹、若虫、成蛹和成虫 7 个时期
   C. 成虫吸饱血后离开宿主，落地产卵
   D. 雌蜱一生产卵一次
   E. 若虫 4 对腿，只有 1 个龄期

3. 硬蜱的生态习性（ ）
   A. 仅雌蜱吸血
   B. 雌蜱、雄蜱、若虫及幼虫均吸血
   C. 吸血持续时间长、吸血量大
   D. 90% 以上为三宿主蜱
   E. 嗅觉敏锐，对动物的汗臭和 CO_2 很敏感，多白天侵袭宿主

4. 软蜱的形态特征为（ ）
   A. 颚体位于躯体前部腹面，背面不可见
   B. 背部无盾板，雌雄蜱外形不易区别
   C. 体表具颗粒状小疣、皱纹、盘状凹陷
   D. 须肢长杆状，各节均可活动
   E. 有触角 1 对

5. 软蜱生活史及生态特点为（ ）
   A. 生活史分卵、幼虫、若虫、成虫 4 期
   B. 属单宿主蜱
   C. 雌蜱需多次吸血，多次产卵
   D. 多夜间侵袭宿主，吸血持续时间短
   E. 寿命长

6. 硬蜱传播的疾病有（ ）
   A. 森林脑炎　　　B. 新疆出血热
   C. 蜱媒回归热　　D. 莱姆病
   E. Q 热

7. 蜱传播的疾病有（ ）
   A. 森林脑炎　　　B. 流行性出血热
   C. 地方性斑疹伤寒　D. 莱姆病
   E. Q 热

三、名词解释

1. 一宿主蜱
2. 二宿主蜱
3. 三宿主蜱
4. 多宿主蜱
5. 蜱瘫痪

四、问答题

1. 比较硬蜱与软蜱生活史及生态习性的异同。
2. 蜱瘫痪发生的机制是什么？如何紧急救治？
3. 在由蜱传播的疾病中，哪些可经卵传递病原

体？说明这些虫媒病的病原体、主要传播媒介及传播方式。

参 考 答 案

一、单项选择题(A型题)
1. B　2. D　3. A　4. E　5. B　6. A

二、多项选择题(X型题)
1. ABDE　2. ACDE　3. BCDE　4. ABCD
5. ACDE　6. ABDE　7. ADE

三、名词解释
1. 一宿主蜱是指蜱从幼虫到成虫的各发育期都在同一个宿主身上完成，雌虫交配、饱血后落地产卵，如微小牛蜱。

2. 二宿主蜱是指蜱的幼虫和若虫寄生同一宿主，而成虫则寄生于另一种宿主，如残缘璃眼蜱。

3. 三宿主蜱是指蜱的幼虫、若虫、成虫分别寄生于三种不同的宿主，如全沟硬蜱、草原革蜱。90%以上的硬蜱为三宿主蜱，蜱媒疾病的重要媒介大多是三宿主蜱。

4. 多宿主蜱是指蜱的幼虫、各龄若虫需更换宿主，成虫需多次更换宿主。宿主多为中小型哺乳动物和鸟类。软蜱多为多宿主蜱，如乳突钝缘蜱。

5. 蜱瘫痪是指有些硬蜱在叮刺吸血过程中，由其唾液中的神经毒素注入人体而导致运动神经纤维传导障碍，引起肌肉麻痹的一种现象，甚至可因呼吸肌麻痹而死亡。

四、问答题
1. 硬蜱与软蜱的生活史均有卵、幼虫、若虫、成虫4个时期。它们的不同之处在于：

(1) 生活场所不同：硬蜱多生活在森林、灌木丛、草原等处；软蜱常栖息于宿主的巢穴。

(2) 若虫的龄期不同：硬蜱若虫仅1个龄期；软蜱若虫有1～6期不等。

(3) 吸血情况不同：硬蜱生活史各期只吸血1次，多在白天侵袭宿主，吸血时间较长，一般为几天至1周；软蜱成虫一生多次吸血，雌蜱每次产卵前都要吸血，多在夜间侵袭宿主，吸血时间短，数分钟至1小时。

(4) 产卵次数不同：硬蜱一生产卵1次；软蜱一生产卵多次。

(5) 更换宿主次数不同：硬蜱中有一宿主蜱、二宿主蜱、三宿主蜱；软蜱多属于多宿主蜱。

2. 某些硬蜱唾液中含有神经毒素，它们叮刺吸血时将毒素注入人体，使运动性神经传导障碍，引起肌肉麻痹，甚至可因呼吸肌麻痹而死亡。该病常发生在进入森林、草丛作战、作业、野营、旅游的人群当中。

在这样的环境里，发现自己的队友、伙伴突然发生发音不清、吞咽困难、步态蹒跚、肌肉松弛、肢体瘫痪、表情呆滞的情况时，应该想到蜱瘫痪的可能。这时应该询问患者被虫咬的感觉和部位，立即寻找仍在身体上的硬蜱。发现蜱后，滴上乙醚或氯仿将蜱麻醉后轻轻地摘除，或涂油剂将蜱窒息后摘除，或先将蜱轻轻摇动，再果断摘除，避免将蜱的口器断在患者皮内。同时应使用解毒药物。采取措施后病情可逐渐缓解。如有条件，在紧急处理之后，应送医院抢救、观察。

3. 在蜱传播的疾病中，病原体可经卵传递的虫媒病有：森林脑炎、新疆出血热、北亚蜱媒立克次体病、蜱媒回归热、Q热。

(1) 森林脑炎：病原体为森林脑炎病毒，全沟硬蜱为主要传播媒介，病毒在蜱的肠细胞和其他组织细胞中繁殖，通过叮咬吸血传播，病毒可在蜱体内长期保存，并可经卵传递1～4代。该病在我国新疆、东北林区伐木工人中流行。

(2) 新疆出血热：病原体为新疆-克里米亚出血热病毒(RNA病毒)，主要传播媒介为亚东璃眼蜱，病毒在蜱的肠细胞和其他组织细胞中繁殖，通过叮咬吸血传播，并经卵传递。该病在我国新疆牧民中流行。

(3) 北亚蜱媒立克次体病：病原体为西伯利亚立克次体，硬蜱、软蜱都是传播媒介，通过蜱叮咬或蜱粪污染伤口而感染，立克次体在蜱的肠细胞和其他组织细胞中繁殖，可经卵传递。该病在我国新疆、内蒙古、黑龙江等地有流行。

(4) 蜱媒回归热：又称地方性回归热。病原体为波斯包柔氏螺旋体和拉氏包柔氏螺旋体，其传播媒介分别为乳突钝缘蜱和特突钝缘蜱。病原体在软蜱的卵巢、涎腺、基节腺等肠外组织中繁殖。通过叮咬和基节腺液污染伤口而感染。病原体可经卵传递多代。该病在我国新疆流行。

(5) Q热：病原体为贝氏立克次体，在蜱的肠细胞和其他组织细胞中繁殖。硬蜱和软蜱均可传播，并可经卵传递。该病的传播以呼吸道吸入病原体为主要感染方式,也可通过蜱叮咬、蜱粪污染伤口而感染。我国新疆、内蒙古、黑龙江等地有该病发生。

第 2 节 螨 (Mites)

内容提要

1. 示教标本
   镜下观察:恙螨幼虫、革螨、尘螨玻片标本。
2. 自学标本
   镜下观察:疥螨和蠕形螨成虫玻片标本。
3. 实验操作
   检查蠕形螨。

【目的要求】

(1) 掌握疥螨和蠕形螨成虫形态特征。
(2) 熟悉蠕形螨的检查方法。
(3) 了解恙螨幼虫、革螨、尘螨的形态特征。

【示教标本】

1. 革螨(gamasid mites)(玻片标本) 低倍镜观察。

观察要点(图9-4):①体型较小,卵圆形,黄色或浅褐色,体壁膜质,具有角化的骨板,体表具有刚毛。体长一般为 0.2~0.5mm,大者可达 3.0mm。②虫体分颚体和躯体。颚基后侧有一分叉的胸叉。③躯体背腹均有骨板,雌虫腹部骨板分为数块(胸板、生殖板、腹板、肛板等),而雄虫往往愈合为一块称全腹板。④成虫有足 4 对。⑤气门 1 对,位于第 3 对足与第 4 对足基节间外侧,有气门沟通至第 2 对足基节前后。

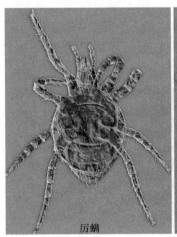
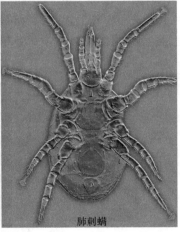

图 9-4　厉螨、肺刺螨

2. 恙螨(chigger mites)**幼虫**(玻片标本) 低倍镜观察。

观察要点(图9-5):①体小,一般 0.2~0.5mm。活的幼虫呈桔红或淡黄色,封片后为灰白色。②虫体椭圆形,体前端有颚体突出,其内侧为粗壮的螯肢,外侧为 1 对须肢。③躯体背面前端有盾板,其形状因虫种而不同。盾板上有毛及感器。盾板之两侧有眼。躯体上有横列背毛,其排列和数目,可作为分类依据。躯体腹面有足3对。

3. 尘螨(dust mites)(玻片标本) 低倍镜观察。

观察要点(图9-6):①虫体椭圆形,大小0.3~0.4mm。呈乳白色,表皮具细密的波状皮纹。②颚体部有螯肢、须肢各1对。螯肢呈蟹螯状,比较明显。③躯体前缘有狭长的盾板1块,色泽较深。躯体前端有长毛1对,后端有长毛2对,成虫和若虫有足4对,幼虫足3对,各足的末端有钟形吸盘和1个小爪。

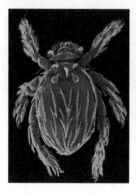
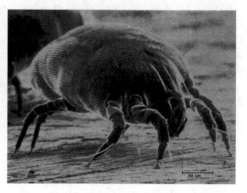

图9-5 恙螨幼虫　　　　图9-6 尘螨

【自学标本】

1. 人疥螨(*Sarcoptes scabiei*)(玻片标本) 低倍镜观察。

观察要点(图9-7):虫体甚小,肉眼仅能看到白色小点。镜下观察虫体外形似龟,乳白或淡黄色,体壁软而透明。雄虫长0.2~0.3mm,雌虫长0.3~0.5mm。虫体由颚体与躯体组成。颚体短小,位于躯体前方,有螯肢、须肢各1对,螯肢呈钳状。躯体背面隆起呈半球形。体表有波状皱纹、皮棘、刚毛等。躯体腹面有足4对,短粗,圆锥形,分前后2组。前2对足在躯体前方,各伸出1根细长的柄,柄的末端膨大形成膜质吸垫。后2对足在躯体后方,雌螨第3、4对足的末端各具1根长毛,雄螨的第3对足具有长毛,第4对足末端则为吸垫。雌虫产卵孔位于躯体腹面前2对足之后中央,呈一横裂缝状,雄虫外生殖器位于第4对足之间略后处。

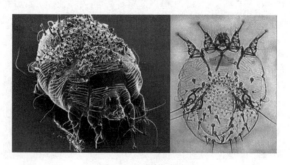

图9-7 疥螨成虫

2. 蠕形螨(demodicid mites)(玻片标本) 低倍镜观察。

寄生人体的蠕形螨有毛囊蠕形螨(*Demodex folliculorum*)和皮脂蠕形螨(*Demodex brevis*)。观察要点(图9-8):①虫体细长呈蠕虫状,乳白色,半透明,体长0.15~0.3mm。②颚体宽短呈梯形,位于躯体前方,螯肢呈针状,须肢缩成3节。③躯体分足体和末体两部分,足体较短,有

4对短粗的足,呈芽突状。末体体表有环状横纹。④毛囊蠕形螨虫体较细长,末体约占虫体的2/3以上,末端钝圆;皮脂蠕形螨较粗短,末体约占虫体全长的1/2,末端略尖,呈锥状。

【实验操作】 蠕形螨检查的方法有挤刮涂片法和透明胶带粘贴法。

1. 挤刮涂片法

(1) 材料:痤疮压迫器、酒精棉球、载玻片、盖玻片、酒精灯、花生油(或桃胶、甘油)等。

(2) 方法:用经火焰及酒精消毒过的压迫器刮取,或用手挤压,或用锐匙等器具刮取。从鼻沟或鼻尖等处轻轻刮出毛囊及皮脂腺的分泌物,置于已滴在载玻片上的1滴花生油(或桃胶、甘油)中,将分泌物摊开,加盖片,低倍镜检查。

2. 透明胶带粘贴法

(1) 材料:透明胶带,载玻片等。

(2) 方法:取透明胶带一条,长3～4cm,于晚上睡前贴在鼻尖、颊上部或两侧鼻翼处,次日清晨轻轻揭下,平贴于载玻片上,低倍镜检查。此方法与压迫法相比,可减轻疼痛,提高检出率,但检查时间较长。

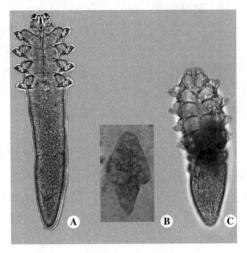

图9-8 蠕形螨
A. 毛囊蠕形螨;B. 毛囊蠕形螨卵;C. 皮脂蠕形螨

【实验报告】 写出蠕形螨检查结果及蠕形螨生活习性。

【复习要点】

1. 疥螨

(1) 生活史:疥螨生活史有卵、幼虫、前若虫、后若虫和成虫5个时期。

(2) 宿主:寄生人体的疥螨是人疥螨。

(3) 寄生部位:疥螨是永久性寄生螨,寄生在人体皮肤表皮角质层深处。多见于皮肤嫩薄处,如指间、腕屈侧、肘窝、腋窝、腹股沟、外生殖器、乳房下等处,儿童全身均可侵犯。

(4) 感染途径与方式:通过与患者的直接接触或间接接触而传播。

(5) 致病:疥螨对人体的损害主要是挖掘隧道时对角皮层的机械刺激和虫体产生的排泄物、分泌物及死亡虫体的分解物引起的超敏反应,主要表现为剧烈瘙痒、皮疹及隧道等。

(6) 诊断材料与虫期:用消毒针尖或刀片从皮损处取出疥螨,镜检确诊。

2. 蠕形螨

(1) 生活史:蠕形螨生活史有卵、幼虫、前若虫、若虫和成虫5个时期。

(2) 宿主:寄生人体的蠕形螨包括毛囊蠕形螨和皮脂蠕形螨2种。

(3) 寄生部位:蠕形螨是永久性寄生螨,寄生在人体皮脂腺发达的部位,以颜面部为主。毛囊蠕形螨寄生于毛囊,常多个虫体群居。皮脂蠕形螨常单个寄生于皮脂腺和毛囊。

(4) 感染途径与方式:通过与患者的直接接触或间接接触而感染。

(5) 致病:蠕形螨是条件致病螨,感染者一般无自觉症状,少数局部出现炎症。蠕形螨寄生是引起毛囊炎、脂溢性皮炎、痤疮、酒渣鼻等的病因或病因之一。

(6) 诊断材料与虫期:用透明胶纸粘贴法、挤刮涂片法,或二者结合取材,可从毛囊或皮脂腺分泌物中查获虫体诊断。

3. 其他螨类

(1) 恙螨：生活史中有卵、前幼虫、幼虫、若蛹、若虫、成蛹和成虫 7 个时期。仅幼虫营寄生生活,通常寄生在宿主体表皮薄而湿润的部位,刺吸宿主,以分解的组织和淋巴液为食,一般饱食 1 次;叮咬人可引起恙螨性皮炎,传播恙虫病、肾综合征出血热(流行性出血热)等病。恙螨幼虫宿主广泛,包括哺乳类、鸟类、爬行类,主要是啮齿类。幼虫活动范围小,常聚集呈点状分布,称为螨岛。其他各期均营自生生活。我国重要的媒介恙螨有地里纤恙螨、小盾纤恙螨等。

(2) 革螨：生活史中有卵、幼虫、第一若虫、第二若虫、成虫 5 个时期。寄生性革螨多数寄生在宿主体表,少数寄生在宿主体内;寄生性革螨按寄生习性不同可分为巢栖型、毛栖型和腔道型。革螨刺吸宿主,以血液和组织液为食,吸血多次。局部可引起革螨性皮炎,可传播肾综合征出血热(流行性出血热)、立克次体痘等病。重要的革螨有格氏血厉螨、柏氏禽刺螨等。

(3) 尘螨：生活史中有卵、幼虫、第一若虫、第二若虫、成虫 5 个时期。尘螨营自生生活。尘螨多生活在人居住场所和工作环境中,以人和动物皮屑、面粉等粉末性物质为食。尘螨及其代谢产物是强烈的过敏原,可引起尘螨性过敏、过敏性鼻炎、哮喘、皮炎等超敏反应性疾病。重要的尘螨有屋尘螨、粉尘螨、埋里欧尘螨等。

复 习 题

一、单项选择题(A 型题)

1. 恙螨生活史中营寄生生活的虫期是(　　)
   A. 雌螨　　　　　　B. 成虫
   C. 幼虫　　　　　　D. 若虫
   E. 幼虫、若虫及成虫

2. 恙螨幼虫在自然界的主要宿主是(　　)
   A. 人类　　　　　　B. 鼠类
   C. 家畜　　　　　　D. 家禽
   E. 爬行类动物

3. 恙螨幼虫传播恙虫病是通过(　　)
   A. 叮刺宿主时,病原体随唾液被注入
   B. 体表携带的病原体污染叮刺伤口
   C. 病原体随粪便排出后污染伤口
   D. 虫体被挤碎后病原体污染伤口
   E. 病原体污染食物,经口感染

4. 疥螨的交配在下述哪两者之间进行(　　)
   A. 雌、雄成虫
   B. 雄成虫与雌幼虫
   C. 雄成虫与第一期雌若虫
   D. 雄成虫与第二期雌若虫
   E. 雌成虫与第二期雄若虫

5. 疥疮常用的实验诊断方法是(　　)
   A. 透明胶纸粘贴法
   B. 血液涂片法
   C. 手持放大镜检查患处
   D. 免疫学试验
   E. 以消毒针头挑破局部皮肤取材镜检

6. 蠕形螨感染最多的部位是(　　)
   A. 胸部　　　　　　B. 腹部
   C. 颜面部　　　　　D. 颈部
   E. 四肢

7. 蠕形螨寄生于人体的(　　)
   A. 上皮细胞内　　　B. 皮肤隧道中
   C. 外周血液中　　　D. 淋巴系统内
   E. 毛囊或皮脂腺内

8. 蠕形螨的感染方式主要是通过(　　)
   A. 虫卵污染食物或饮水经口感染
   B. 媒介昆虫叮咬吸血感染
   C. 直接接触或间接接触感染
   D. 污染注射器经输血感染
   E. 以上均不是

9. 检查蠕形螨最常用的方法是(　　)
   A. 活组织检查法
   B. 挤刮皮肤分泌物涂片或透明胶纸粘贴法
   C. 皮肤分泌物培养
   D. 手持放大镜检查皮肤

E. 免疫学试验

二、多项选择题(X型题)
1. 对恙螨的描述下述哪些是正确的( )
   A. 幼虫细砂粒状,呈红、橙、淡黄色
   B. 幼虫躯体背面前部有盾板
   C. 幼虫营自生生活,以土壤中小节肢动物和昆虫卵为食
   D. 成虫和若虫营寄生生活
   E. 孳生地孤立分散,常呈点状分布
2. 疥螨具有以下哪些特征( )
   A. 虫体小,类圆形
   B. 有眼1对
   C. 前两对足末端雌雄均具吸盘
   D. 第四对足末端雄螨具吸盘,雌螨为长刚毛
   E. 躯体背面有波状横纹、皮棘及刚毛
3. 下列对疥螨的描述正确的是( )
   A. 常寄生于手指间、乳房下、腹股沟等皮肤薄嫩处
   B. 以皮肤角质和淋巴液为食,在表皮内开凿隧道
   C. 皮内隧道较长,每隔一段距离有小孔与体表相通
   D. 雄螨与第二期雌若虫在皮肤表面交配
   E. 许多哺乳动物身上的疥螨也可感染人,但引起症状较轻
4. 防治疥疮的原则应包括( )
   A. 注意个人卫生,避免与患者接触
   B. 讲究饮食卫生,防止误食疥螨卵
   C. 对患者的衣物要及时消毒处理
   D. 沐浴后用硫磺软膏涂抹患处
   E. 防鼠、灭鼠
5. 蠕形螨的形态特征为( )
   A. 虫体细长呈蠕虫状
   B. 躯体分为足体和末体
   C. 末体有环状细横纹
   D. 虫体乳白色,半透明
   E. 毛囊蠕形螨较长,末端钝圆
6. 能作为虫媒传播疾病的螨是( )
   A. 毛囊蠕形螨   B. 人疥螨
   C. 柏氏禽刺螨   D. 格氏血厉螨
   E. 地里纤恙螨

三、名词解释
1. 茎口
2. 螨岛

四、问答题
1. 简述恙螨对人体的危害。
2. 简述人疥螨致病机制。

参考答案

一、单项选择题(A型题)
1. C 2. B 3. A 4. D 5. E 6. C 7. E
8. C 9. B

二、多项选择题(X型题)
1. ABE   2. ACDE   3. ABCDE   4. ACD
5. ABCDE   6. CDE

三、名词解释
1. 恙螨幼虫叮刺宿主皮肤吸吮时,先将螯肢爪刺入皮肤,注入唾液,局部组织受溶组织酶的作用,发生凝固性坏死,在唾液周围形成一个环圈,并向纵深发展形成一条小孔道通到幼虫口中,称为茎口。
2. 恙螨幼虫活动范围很小,一般不超过1~2m,垂直距离10~20cm,常聚集在一起呈点状分布,称为螨岛。恙螨幼虫的孳生场所必须有幼虫寄生的宿主活动,并且有若虫自生生活所需要的湿度、食物等条件。

四、问答题
1. 恙螨对人体的危害有:①直接危害:恙螨幼虫叮咬人后,可引起恙螨皮炎。②传播疾病:恙螨可传播恙虫病和肾病综合征出血热。

2. 人疥螨的致病机制主要有两方面:一是挖掘隧道及虫体的机械性刺激;二是疥螨的排泄物和分泌物等抗原引起的超敏反应。近年来疥疮免疫学研究提示后者似乎更为重要。当宿主对疥螨产生免疫应答时,患者出现红斑、丘疹、风团、结节、水泡等,这些皮损主要是机体对疥螨抗原发生迟发性(IV型)超敏反应的结果。疥疮的主要症状是皮肤剧烈的瘙痒,以昼轻夜重为特点。由于搔抓可引起出血、严重的继发感染,出现脓泡,最后结痂。

(冯金荣　段义农)

第十章 寄生虫的采集、保存与鉴定

第1节 寄生虫的采集与保存

在寄生虫检验、寄生虫研究及教学工作中有时需要将新鲜虫体或含有寄生虫的宿主组织进行固定,制成永久性标本,使虫体保持完整的形态结构。因此,必须掌握正确的寄生虫标本采集、固定与保存的方法。

(一) 标本的采集

标本采集之前应先了解所要采集的寄生虫的形态、生活史、寄生部位、生活习性及地理分布。寄生虫的寄生部位因种而异,因此取材方法各不相同。

1. 体内寄生虫采集 寄生于肠道或腔道的原虫滋养体和包囊、蠕虫卵和某些成虫可从排泄物或分泌物中获取。大部分肠内蠕虫成虫需经药物驱虫后收集。血液与骨髓内的寄生虫可通过抽血或骨髓穿刺采集。寄生于肝、肺、脑等器官及肌肉组织者,则需要作活组织检查或尸体解剖来获取标本。如为人兽共患寄生虫,可从实验感染动物或保虫宿主采集。

2. 体外寄生虫采集 根据寄生虫出现的季节,从孳生地和栖息场所采集。有的虫种在自然环境中难以找到,尚需通过人工饲养收集。

标本采集注意事项:①做好详细记录:包括标本名称、采集地点、日期(有时须注明时间)、标本来源、宿主种类、寄生部位及采集人姓名等。对昆虫标本应记录采集场所的情况及气候等。②保持标本的完整性:操作要仔细,不可损坏标本的任何结构。如昆虫标本,虫体的腿、翅、体毛和鳞片等都是分类的重要依据,应力求完整,不能残缺。③防止感染:要了解寄生虫的感染期。在采集过程中必须采取适当的防护措施。解剖动物或尸检时,要戴橡皮手套,用毕的器械和实验台要消毒清洗。采集钉螺、解剖钉螺及接种动物时,应预防血吸虫尾蚴经皮肤感染。采集病媒昆虫时,应防止被叮咬。

(二) 标本的处理原则

采集到的寄生虫标本,须按标本的种类、大小、性质和制作的要求,尽快加以适当处理。如要进行人工饲养,应立即按所需条件妥善安排;如要制作标本,应先用生理盐水将虫体表面污物洗净,再分别固定。对染色标本,置生理盐水中的时间不宜过长(最好数分钟到半小时以内),以防因渗透压不同致虫体内部构造的损坏。如因故不能及时处理,须将标本放入冰箱内,但也不宜过久。总之,制作玻片标本的虫体或病理组织,最好尽快清洗、固定,置于合适的保存液(或固定液)中保存。对于干燥保存的标本,如淡水螺类等,要注意防潮、防霉、防虫蛀。

保存的寄生虫标本,一定要详细记录,除按照上述采集的记录外,尚需注明固定液(或保存液)的名称。标签应牢固地贴在容器上。字迹要清晰,最好用碳素墨水书写。

(三) 标本的固定与保存

寄生虫标本的固定与保存，是将采集到的新鲜标本经适当处理，置一定成分的溶液中，使细胞内的物质沉淀或凝固而不溶解，以保持其基本形态结构。这种固定的标本，可较长时间地保存，便于随时用于检查、教学或科研。有些标本经固定后才能染色显示其形态结构。需要固定的标本愈新鲜愈好。应根据标本的种类、检验和制作的方法，选用合适的固定液和固定方法。

1. 线虫 采集到的线虫应立即用生理盐水或 2% 盐水振荡洗净后固定。水洗时间不宜过长，否则线虫表皮在水中易膨胀而裂开。洗净后的虫体用加热至 60℃~80℃ 的 70% 乙醇溶液、巴氏液、5% 甲醛溶液固定，待虫体自行伸直冷却后保存于 70% 乙醇溶液、巴氏液、5% 甲醛溶液中。为防止虫体破裂，可于固定液中加少许氯化钠。小型线虫宜用甘油酒精（甘油 5ml，70% 乙醇溶液 95ml）加热固定，保存于 70% 乙醇溶液中，也可用冰乙酸固定约半小时后移入 70% 乙醇溶液或甘油酒精中保存。微丝蚴可制成玻片染色标本封片保存。

2. 吸虫 用清水洗涤虫体，再放入生理盐水中。固定前将虫体压薄，或用薄荷脑酒精（薄荷脑 24g，95% 乙醇溶液 10ml）麻醉虫体，使虫体组织松弛，自然死亡后再固定。大型吸虫固定时，先将虫体夹在 2 张载玻片之间，将玻片两端的橡皮筋逐渐扎紧，但勿用力过猛以防虫体破裂。待虫体压扁至适当厚度，即可浸入 10% 甲醛溶液中，固定 2~3 天。其间应掀开玻片 2~3 次，使固定液渗入虫体。然后保存于 5% 甲醛溶液中。血吸虫等细长柔软的虫体应置于载玻片上，加 1 滴鲍氏液并立即覆加盖玻片，在固定液中过夜。随后将玻片浸泡于清水中，待盖玻片分开，再将虫体依次置于 30%、40%、50%、60% 乙醇溶液中各 30 分钟，最后保存于 70% 乙醇溶液中。吸虫标本也可直接用 70% 乙醇溶液固定 0.5~3 小时，保存于 70% 乙醇溶液中。

3. 绦虫 大型绦虫用清水洗去其表面的污物，再浸泡于清水中 8~12 小时，待虫体完全伸展后，将虫体浸入 5% 甲醛溶液中，或将虫体缠绕于玻板或玻璃圆筒上，再加入 5% 甲醛溶液，使之浸没虫体。固定 1~2 天后，再换 5% 甲醛溶液，长期保存。绦虫头节应在清水中浸泡充分松弛，置于载玻片上，摆正后再覆以载玻片，用线扎紧，投入 5% 甲醛溶液中固定 24 小时，取出头节保存于 5% 甲醛溶液中。小型绦虫（如短膜壳绦虫）可按吸虫固定方法处理。囊尾蚴、裂头蚴等从组织中剥离后应立即或待虫体伸展后置于 5% 甲醛溶液中固定与保存。如要制作玻片标本，则将虫体夹于两张载玻片之间，浸于 70% 乙醇溶液中固定 1~2 天，保存于 70% 乙醇溶液中。棘球蚴砂可从棘球蚴中抽出囊液而获得，离心沉淀后，将沉渣固定保存于 5% 甲醛溶液中。

4. 蠕虫卵 一般常用 5% 甲醛或含 5% 甘油的酒精为固定液。对含有毛蚴或其他幼虫的卵，可将固定液按比例加入虫卵悬液内，使甲醛的最终浓度为 5%。1 天后换新的固定液保存。若虫卵内为卵细胞，则需将固定液加热至 70℃ 后再加至虫卵悬液中，以避免卵细胞继续发育。1 天后换液保存。

5. 肠道原虫 将含有原虫的粪便在载玻片上涂成薄片，不待干即放入肖氏液中固定 30~60 分钟（如固定液加热至 40℃ 后固定只需 5 分钟），再浸入碘酒中脱汞，最后保存于 70% 的乙醇溶液中。如为阿米巴包囊，则先用 5% 甲醛溶液将粪便调成混悬液，滤去粗渣，自然沉淀 3 小时以上，弃上液，换 5% 中性甲醛溶液保存。

6. 血液内原虫 将含虫血制成厚血膜或薄血膜。厚血膜过夜后加蒸馏水溶血，薄血膜晾干后用甲醇固定。已固定的血膜需及时染色，若搁置 1 个月以上则染色效果不佳。

7. 组织内原虫 骨髓、淋巴结、肝、脾等组织的印片或涂片,其固定保存方法与血液内原虫相同。

8. 医学昆虫 昆虫标本可用70%乙醇溶液固定24小时,再换1次新的70%乙醇溶液保存于有橡皮塞的玻瓶中。若需作玻片标本短期封存,可用皮氏(Puris)液并加盖玻片。配方:阿拉伯胶8g,用乳钵研为粉状,置小烧杯中加蒸馏水10ml,放入80℃水浴,用玻棒搅动使胶完全溶解,再加水合氯醛30g,溶解后依次加入甘油7ml,冰乙酸3ml,搅匀,放入50~60℃温箱内过夜,以薄棉层过滤即可使用。

（四）常用固定液配制

1. 甲醛溶液 甲醛是一种无色、有强烈刺激性气味的气体。易溶于水、醇和醚,通常以水溶液形式出现。35%~40%的甲醛水溶液叫做福尔马林(formalin),是常用的寄生虫标本固定保存液。常用浓度为5%~10%甲醛溶液(10%甲醛溶液是取10份40%的甲醛溶液加90份蒸馏水配成),除用蒸馏水配制外,还可用生理盐水和磷酸缓冲液。此液穿透力强,固定后的标本细胞核着色甚好。小型寄生虫和小块组织在5%~10%甲醛溶液中数小时即被固定好。大型虫体和大块组织则需要固定1~2天。

2. 乙醇 乙醇具有固定、保存标本及脱水作用。但由于吸收水分,易使标本收缩,使标本表面变硬,不易渗入组织深部,故不宜固定大块标本。常用70%~75%乙醇溶液保存标本。又因乙醇溶液可逐渐氧化为乙酸,所以保存的标本应每2年换液1次。

3. 甲醇 固定作用与乙醇相似,主要用于固定血液及骨髓穿刺液涂片,固定时间一般为1~3分钟。固定薄血膜仅需几秒钟。此液固定的标本不经水洗即可染色。

4. 乙酸(醋酸) 纯乙酸在16.7℃以下就会凝结成冰状固体,故又名冰乙酸。固定时间为1小时。它能沉淀核蛋白,是很好的染色质固定剂,故对染色体的保存尤佳。

5. 升汞(氯化汞) 常用饱和溶液(为7.5%~8%升汞溶液)或接近饱和溶液(5%升汞溶液)。能充分固定细胞质和细胞核,并可增强对酸性染料的亲和力,有助染作用,使标本能较好地被卡红、苏木素等染色。适用于固定小型虫体。

6. 鲍氏(Bouin)液 苦味酸饱和溶液(约1g苦味酸晶体溶于75ml蒸馏水中,配时将苦味酸加入水中以防爆炸)75份,甲醛溶液25份,冰乙酸5份。因苦味酸为氧化剂,故宜在临用时配制,不宜久藏。此液渗透力强,适于固定任何种类和不同大小的标本。小型虫体固定4~16小时,较大者12~24小时。固定后的标本在染色前需用70%的乙醇溶液浸洗10小时以上,以脱去黄色的苦味酸。

7. 聚乙烯醇(PVA) 95%乙醇溶液62.5ml,升汞饱和液125ml,冰乙酸10ml,甘油3ml,聚乙烯醇粉10g。前四种成分混合后加入聚乙烯醇粉,不要搅拌,塞紧瓶盖过夜,再缓慢加热至75℃,搅拌成乳状匀浆,通常只需30秒。本液适用于固定粪便中原虫滋养体、包囊及部分蠕虫卵。

8. 肖氏(Schaudin)**固定液** 饱和氯化高汞水溶液66ml,95%乙醇溶液33ml,冰乙酸5ml。适用于固定肠道原虫。

（五）标本的邮寄

1. 液浸标本 用70%乙醇溶液或5%~10%甲醛等固定液保存的标本,装于大小适当的玻璃瓶或塑料管(瓶)内,附上铅笔写的记录标签,加满保存液,不留空隙,盖紧瓶(管)塞,用蜡封口,随后放于木盒内,四周用棉花或泡沫塑料塞紧,将木盒盖钉上,盒面注明瓶子朝上端的记号,即可邮寄。

2. 干制标本 主要是干制昆虫标本,单个针插于玻璃管内,如昆虫量多时可直接存放于玻璃瓶(管)内,按上法包装后放于木盒内邮寄。

3. 玻片标本 一般可将两张玻片背对背的合并,然后在玻片两端用厚纸片或竹签(火柴杆)隔开,每20~30张玻片,用纸包好,用线(或橡皮筋)扎紧,同上述方法放在木盒(小木箱)内邮寄;也可置于玻片标本盒内,在玻片之间用棉花或软纸塞紧,再装于木盒内邮寄。

4. 活体标本 ①活蚊卵,先将产在潮湿的滤纸或尼龙纱上的蚊卵置室温中经48小时,待卵发育成熟后,再将带有活蚊卵的潮湿的滤纸或湿尼龙纱放在薄膜塑料袋里,直接放于信封快件邮寄;②蜱螨类标本,放入含潮湿沙土和滤纸的木盒内(应钻有通气孔)邮寄;③活钉螺,可用尼龙窗纱网袋包好,外覆盖多层纱布后,放在信封内快件邮寄。

第2节 寄生虫的鉴定

临床上寄生虫病的诊断主要依靠实验室的病原学检查和免疫学检验等。病原学检查是寄生虫感染的确诊依据。寄生虫的种类繁多,生活史各异,各期形态不同,为了能够正确地诊断,必须掌握各种寄生虫的形态结构特征和鉴别要点,同时还要与非寄生虫的杂物相区别。

寄生虫寄生于人体的各种脏器和组织内,其一定的发育阶段则随人的粪、尿、痰等排泄物、分泌物排出,或在血、脑脊液等体液中出现,通过实验室检查常常可以明确诊断。有时从患者皮下结节、包块、深部组织活检到虫体,或者从患者的腔道排出虫体,需要进行鉴定,是不是寄生虫?属于何种寄生虫?如受条件限制不能鉴定的,还需要固定后送交有关专家鉴定。随着国内外人员交往的增多,当地原来没有的虫种也有可能出现,从而给病原检查工作增加了困难和复杂性。

因此,寄生虫的虫种鉴定是寄生虫检验中难度较大的技术,医学检验人员应具有坚实的寄生虫学、生物学知识,广博的动物学理论基础,熟练的检验技术、丰富的实践经验、正确的鉴定方法和优良的工作作风。

(一)粪检标本的鉴别

粪便检查是寄生虫病诊断中最常用的方法。多种蠕虫卵、幼虫、成虫或节片,原虫的滋养体、包囊、卵囊或孢子囊,以及某些节肢动物可随宿主粪便排出,应根据不同的结构特征加以区分。在粪便检查中蠕虫卵主要从5个方面进行鉴别:虫卵形状、大小、颜色、卵壳(厚薄与均匀程度,有无卵盖或其他特殊结构)、内含物等(表10-1,图10-1,彩图1)。

粪便中的酵母菌、白细胞或脓细胞、巨噬细胞、上皮细胞、脂肪滴、气泡、植物细胞及纤维等易与原虫包囊、滋养体、虫卵、幼虫等混淆,应注意区别(图10-2)。这些非寄生虫的杂物形状结构各不相同,大小不等,无固定颜色,无固定光泽或折光,无卵壳结构,边缘不整齐,内部无特定的结构。

表 10-1　常见人体寄生虫虫卵的形态鉴别

名称	大小(μm)	形状	颜色	卵壳	内含物
蛔虫受精卵	(45~75)×(35~50)	宽椭圆形	棕黄色	厚，外有一层凹凸不平的蛋白膜	1个卵细胞
蛔虫未受精卵	(88~94)×(39~44)	长椭圆形	棕黄色	较厚，蛋白膜较薄	大小不等的屈光颗粒
钩虫卵	(56~76)×(36~40)	椭圆形	浅灰色	很薄，卵壳与细胞间有明显间隙	分裂的卵细胞
蛲虫卵	(50~60)×(20~30)	不对称椭圆形	浅灰色	厚，一边较平，一边较凸	幼虫
鞭虫卵	(50~54)×(22~23)	橄榄形	黄褐色	厚，两端有透明栓	1个卵细胞
华支睾吸虫卵	(27~35)×(11~19)	芝麻形	淡黄褐色	厚，有卵盖，盖的两端有肩峰，后端有小突起	毛蚴
姜片虫卵	(130~140)×(80~85)	椭圆形	淡黄色	薄，有卵盖，卵盖小而不明显	1个卵细胞和20~40个卵黄细胞
卫氏并殖吸虫卵	(80~118)×(48~60)	椭圆形	金黄色	厚薄不均，有卵盖，卵盖大而明显，常略倾斜，卵盖对端卵壳增厚	1个卵细胞和10多个卵黄细胞
日本血吸虫成熟卵	(70~106)×(50~80)	椭圆形	淡黄色	薄，卵壳一侧有小突起，壳外有附着物	毛蚴
带绦虫卵	直径31~43	圆球形	黄褐色	卵壳已破，胚膜很厚，有放射状条纹	六钩蚴
微小膜壳绦虫卵	(48~60)×(36~48)	圆或椭圆形	浅灰色	薄，胚膜两端各有4~8条丝状物	六钩蚴
缩小膜壳绦虫卵	(72~86)×(60~79)	椭圆形	淡黄色	厚，胚膜两端无丝状物	六钩蚴

（二）组织切片中蠕虫的形态鉴别

病理组织切片检查时，在游走性皮下包块、内脏组织器官的切片中有时可发现寄生虫的虫体结构。由于在切片中只能见到虫体的横切面或纵切面，虫种的鉴定往往需要对虫体体表和体内的多种结构观察后，进行综合分析才能得出正确结论。通常首先根据虫体形态特征鉴别虫体属于哪个纲，再按寄生部位，虫体的某些特殊构造，子宫内虫卵或幼虫的形态，结合临床表现等作出最后的诊断。

常见人体组织内寄生的蠕虫分别隶属于线虫纲、吸虫纲和绦虫纲。下面将叙述各纲虫体在组织切片中的形态结构(图10-3)。

1. 线虫纲　线虫的横切面为圆形，体壁自外向内由角皮层、皮下层、纵肌层组成。角皮层光滑，无细胞结构，含蛋白质(角蛋白、胶原蛋白)、糖类及少量类脂等化学成分。皮下层由合胞体组成，在虫体的背面、腹面和两侧面的中央均可向内增厚，突出形成4条纵索，分别称背索、腹索和侧索。皮下层含丰富的糖原颗粒、线粒体、内质网及脂酶、磷酸酶等。纵肌层由单层排列的肌细胞组成。根据肌细胞的大小、形状和数量可分为3种肌型：肌细胞多而长的称多肌型(polymyarian type)，如蛔虫；肌细胞大而少的称少肌型(meromyarian type)，如钩虫；肌细胞细而密的称细肌型(holomyarian type)，如鞭虫。线虫的体壁与消化道之间

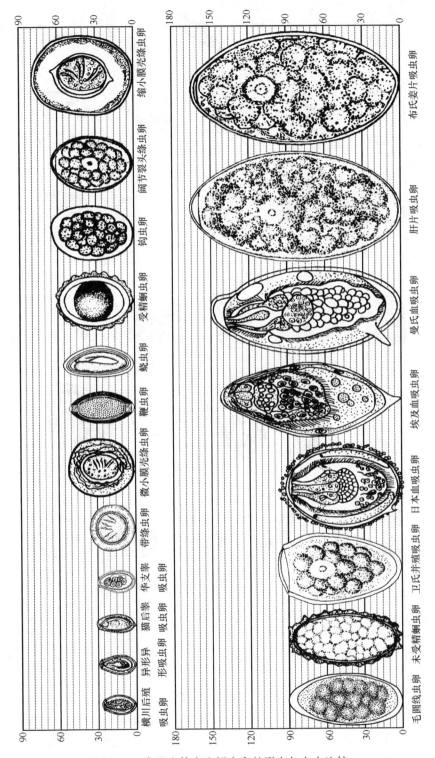

图 10-1　常见人体寄生蠕虫卵的形态与大小比较

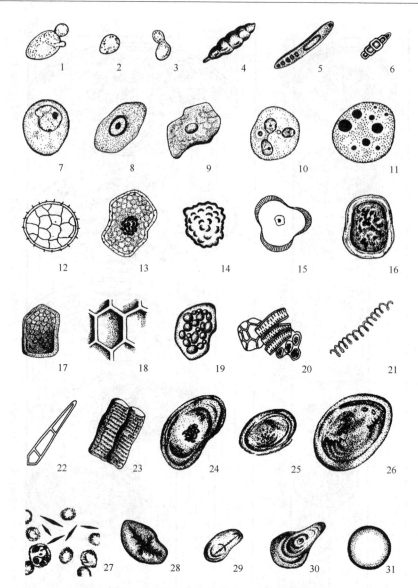

图 10-2 粪便中常见非寄生虫性物体

1~3. 酿酒酵母;4~6. 真菌孢子;7~9. 上皮细胞;10. 多核白细胞;11. 变性巨噬细胞;12~16. 花粉颗粒;17~20. 植物细胞;21. 植物螺旋管;22. 植物毛;23. 肌纤维;24~26. 纤维体;27. 夏科-雷登结晶;28~30. 淀粉颗粒;31. 脂肪滴

有腔隙,无体腔膜覆盖,故称原体腔(primary coelom),消化道及雌性或雄性生殖器官位于原体腔内。

切片中可见到的线虫有:蛔虫幼虫、钩虫幼虫、蛲虫成虫、丝虫成虫、旋毛虫幼虫、棘颚口线虫幼虫等。幼虫的原体腔内无发达的生殖器官。棘颚口线虫幼虫体表有棘,前端有4个发达的颈囊围绕着消化道。蛲虫有头翼和侧翼(角皮层向两侧形成突起)。雌性丝虫子宫内有含幼虫的卵和微丝蚴。

2. 吸虫纲 吸虫的横切面背腹扁平。由外向内包括以下各层:体被、肌肉层及实质组织。体被为合胞体结构,表面可有皱褶、凸起、陷窝、体棘、感觉乳突等,其形态、数量和分布因虫种、部位而异。肌肉层由外环肌、内纵肌组成。消化、生殖、排泄、神经系统分布于实质

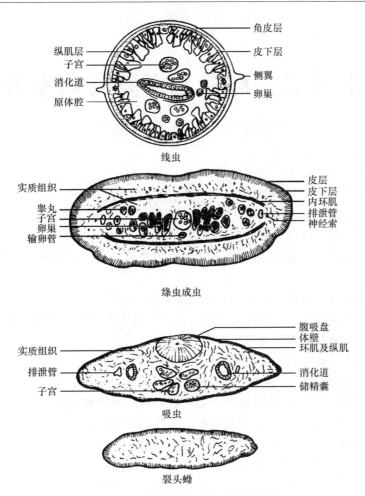

图 10-3 组织切片中蠕虫断面形态

组织中,缺少体腔。消化道多分为 2 支。不同切面可见到雌性或雄性生殖器官。在口、腹吸盘水平可见有肌肉发达的吸盘。

常见的人体组织内寄生吸虫有:日本血吸虫、斯氏并殖吸虫、卫氏并殖吸虫、华支睾吸虫和肝片形吸虫。

3. 绦虫纲 绦虫成虫的横切面背腹扁平,由外向内的各层组织为:体壁、实质组织、内环肌、实质组织。体壁较厚,包括皮层和皮下层。皮层外表面密布指状微毛,整个皮层无胞核。皮层与皮下层之间有明显的基膜。皮下层主要由表层环肌、纵肌及少量斜肌组成,均为平滑肌。此肌层下的实质组织中含有大量电子致密细胞(或称核周体)。再向内为内环肌,该肌层将雌、雄生殖器官与其他组织隔开。两侧有排泄管和神经索。无消化道,无体腔。

裂头蚴无生殖器官,内环肌不发达,虫体只有假分节,其余与成虫相似。猪囊尾蚴有囊腔,头节上有吸盘和小钩。棘球蚴中可见到原头蚴或游离的小钩。

组织切片中常见的种类有:曼氏裂头蚴、猪囊尾蚴、偶可见细粒棘球蚴或泡状棘球蚴。

(周 全 冯金荣)

第十一章 综合思考题与病案分析

第1节 综合思考题

1. 常见的人兽共患寄生虫病有哪些?
2. 中间宿主是人的寄生虫有哪些? 它们的感染期各是什么?
3. 在人体肌肉组织内寄生的寄生虫主要有哪些? 各是什么阶段?
4. 在人体循环系统内寄生的寄生虫主要有哪些? 主要致病期是什么?
5. 哪些寄生虫侵入人体后要经过不同的器官内移行才能到达寄生部位发育为成虫? 写出移行的途径。
6. 哪些蠕虫要经过血内移行才能到达一定的部位寄生?
7. 哪些寄生虫完成生活史须经过无性生殖和有性生殖两个世代的交替?
8. 艾滋病患者易感染哪些寄生虫?
9. 能引起腹泻的寄生虫主要有哪些? 其致病阶段各是什么?
10. 能引起肠道病变的寄生虫主要有哪些? 其致病阶段各是什么?
11. 能引起肺脏损害的寄生虫主要有哪些? 其致病阶段各是什么?
12. 能引起脾肿大的寄生虫主要有哪些? 其致病机制有何不同?
13. 能引起肝脏损害的寄生虫主要有哪些? 其致病阶段各是什么?
14. 能引起脑部损伤的寄生虫主要有哪些? 其致病阶段各是什么?
15. 能引起皮肤病变的长期性寄生虫主要有哪些? 各引起何种病变?
16. 能引起眼部损伤的寄生虫主要有哪些? 其致病阶段各是什么?
17. 能引起消化道出血的寄生虫主要有哪些? 简述其致病机制。
18. 能引起人贫血的寄生虫主要有哪些? 简述其致病机制。
19. 能引起肠梗阻的寄生虫有哪些?
20. 在粪便中可查见哪些寄生虫? 各是什么虫期?
21. 哪些肠道寄生虫不常用粪检虫卵进行诊断? 为什么?
22. 哪些寄生虫不寄生在肠道,但可在粪便标本中查到这些寄生虫? 为什么?
23. 哪些寄生虫寄生在人体血管内或血液中,但一般不采集外周血作病原学检查? 为什么?
24. 哪些寄生虫感染用活组织检查进行诊断? 各查见什么虫期?
25. 皮下结节活检可能查见哪些人体寄生虫? 简述其主要鉴别特征。
26. 以人作为唯一传染源的寄生虫有哪些?
27. 经口感染的寄生虫有哪些? 其感染期各是什么?
28. 经节肢动物叮咬可传播的寄生虫病有哪些? 传播媒介各是什么?
29. 在我国经皮肤感染的寄生虫病有哪些?
30. 哪些寄生虫可通过输血途径感染?
31. 患者的新鲜粪便直接污染食物、饮水等,可使人感染哪些寄生虫病?
32. 饮用生水或不洁水可造成哪些寄生虫病的感染或流行?

33. 哪些寄生虫病的感染或流行是由于生吃或半生吃某些食物造成的？
34. 猫可作为哪些寄生虫的终宿主或保虫宿主？
35. 家中豢养犬、猫可使人感染哪些寄生虫？应如何预防？
36. 在我国没有明显地方性流行特征的人体寄生虫有哪些？它们如何传播？

参考答案

1. 常见的人兽共患寄生虫病有黑热病、弓形虫病、隐孢子虫病、贾第虫病、华支睾吸虫病、布氏姜片吸虫病、卫氏并殖吸虫病、斯氏并殖吸虫病、日本血吸虫病、裂头蚴病、棘球蚴病、泡球蚴病、猪囊尾蚴病、微小膜壳绦虫病、旋毛虫病、马来丝虫病等。

2. 中间宿主是人的寄生虫虫名及感染期如下：弓形虫（卵囊、滋养体）；曼氏迭宫绦虫（原尾蚴、裂头蚴）；猪带绦虫（虫卵、囊尾蚴）；细粒棘球绦虫（虫卵）；旋毛形线虫（囊包）。

3. 在人体肌肉组织内寄生的寄生虫主要有刚地弓形虫包囊或假包囊、链状带绦虫囊尾蚴、旋毛形线虫幼虫囊包、细粒棘球绦虫的棘球蚴等。

4. 在人体循环系统内寄生的寄生虫主要有：间日疟原虫、恶性疟原虫、三日疟原虫、卵形疟原虫、刚地弓形虫、杜氏利什曼原虫、日本血吸虫、班氏吴策线虫和马来布鲁线虫。对人体的主要致病阶段分别是疟原虫的红内期裂体增殖阶段，弓形虫的滋养体，杜氏利什曼原虫的利杜体，日本血吸虫的虫卵、成虫及童虫，丝虫的成虫和微丝蚴。

5. 经过体内移行到达寄生部位发育为成虫的虫种及移行途径如下：①卫氏并殖吸虫：囊蚴经口感染→小肠中后尾蚴脱囊而出→穿过肠壁→腹腔→横膈→胸腔→肺→发育为成虫。②日本血吸虫：尾蚴侵入皮肤→转化为童虫→小静脉、淋巴管→右心→肺→左心→胃动脉和肠系膜上、下动脉→肠系膜静脉→肝内门静脉→雌雄合抱→肠系膜静脉→发育成熟、交配产卵。③似蚓蛔线虫：蛔虫感染性卵经口感染→小肠中孵出幼虫→肠壁小静脉、淋巴管→门静脉系统→肝脏→肝静脉→右心→肺毛细血管→肺泡腔→小支气管→支气管→气管→咽喉部→吞咽进入食道→胃→小肠→发育为成虫。④钩虫：丝状蚴（感染期蚴）钻入皮肤→小静脉、小淋巴管→右心→肺毛细血管→肺泡腔→小支气管→支气管→气管→咽喉部→吞咽进入食道→胃→小肠→发育为成虫。

6. 要经过血内移行才能到达一定部位寄生的蠕虫有：日本血吸虫、猪带绦虫、细粒棘球绦虫、多房棘球绦虫、蛔虫、钩虫、粪类圆线虫、旋毛虫、淋巴丝虫、广州管圆线虫等。

7. 生活史中经过无性生殖和有性生殖两个世代交替的寄生虫有疟原虫、刚地弓形虫、隐孢子虫、卡氏肺孢子虫、肝吸虫、肺吸虫、姜片虫、血吸虫和细粒棘球绦虫等。

8. 艾滋病患者易感染的寄生虫有卡氏肺孢子虫、隐孢子虫、刚地弓形虫、贾第虫、粪类圆线虫、等孢球虫、微孢子虫、利什曼原虫和人芽囊原虫等。

9. 能引起腹泻的寄生虫及致病阶段：溶组织内阿米巴滋养体、蓝氏贾第鞭毛虫滋养体、隐孢子虫裂体增殖阶段、结肠小袋纤毛虫滋养体、日本血吸虫虫卵、布氏姜片吸虫成虫、微小膜壳绦虫成虫、旋毛形线虫成虫、粪类圆线虫成虫、毛首鞭形线虫成虫。此外还有人毛滴虫滋养体、脆弱双核阿米巴滋养体、人肠肉孢子虫缓殖子、贝氏等孢球虫裂体增殖阶段，也可引起腹泻。

10. 能引起肠道病变的寄生虫及致病期如下：溶组织内阿米巴滋养体、蓝氏贾第鞭毛虫滋养体、隐孢子虫裂体增殖阶段、结肠小袋纤毛虫滋养体、布氏姜片吸虫成虫、日本血吸虫虫卵、曼氏迭宫绦虫成虫、链状带绦虫成虫、肥胖带绦虫成虫、微小膜壳绦虫成虫、十二指肠钩虫成虫、美洲钩虫成虫、似蚓蛔线虫成虫、毛首鞭形线虫成虫、蠕形住肠线虫成虫、旋毛形线虫成虫、蝇蛆等。

11. 能引起肺脏损害的寄生虫主要有：溶组织内阿米巴滋养体、刚地弓形虫速殖子、卡氏肺孢子虫滋养体、卫氏并殖吸虫成虫、斯氏并殖吸虫童虫、日本血吸虫虫卵、细粒棘球绦虫棘球蚴、多房棘球绦虫泡球蚴、猪囊尾蚴、丝虫微丝蚴、旋毛形线虫的幼虫、蛔虫幼虫、钩虫（十二指肠钩虫和美洲钩虫）幼虫、以及粉螨、尘螨等。

12. 能引起脾肿大的寄生虫主要有：①疟原虫感染后出现脾肿大是由于脾脏充血、单核巨噬细胞增生所致。②杜氏利什曼原虫无鞭毛体寄生于巨噬细胞内，使巨噬细胞大量破坏和增生，由于脾内巨噬细胞大量增生，导致脾肿大。③刚地弓形虫可寄生于脾脏有核细胞内，引起脾窦扩张充血，偶见点状坏死，可出现脾脏肿大变硬。④日本血吸虫成虫产出的虫卵在肝脏中沉积，导致虫卵肉芽肿形成，最后引起肝硬化，门静脉高压，脾脏瘀血，细胞增生，出现脾肿大。⑤华支睾吸虫重度感染者可并发肝硬化，引起门脉压增高、脾脏充血、增生，出现脾肿大。⑥棘球蚴和泡球蚴寄生于脾脏可引起脾肿大。

13. 能引起肝脏损害的寄生虫主要有：溶组织内阿米巴滋养体、杜氏利什曼原虫无鞭毛体、疟原虫红细胞外期、刚地弓形虫速殖子、华支睾吸虫成虫、肝片形吸虫成虫、卫氏并殖吸虫童虫、斯氏并殖吸虫童虫、日本血吸虫虫卵、细粒棘球绦虫棘球蚴、多房棘球绦虫泡球蚴、蛔虫幼虫、蛔虫成虫异位寄生等。

14. 能引起脑部损伤的寄生虫主要有：溶组织内阿米巴滋养体、耐格里属阿米巴滋养体、棘阿米巴滋养体、恶性疟原虫红细胞内期、间日疟原虫红细胞内期（少见）、刚地弓形虫速殖子、卫氏并殖吸虫童虫和成虫、日本血吸虫虫卵、曼氏迭宫绦虫裂头蚴、链状带绦虫囊尾蚴、细粒棘球绦虫棘球蚴、多房棘球绦虫泡球蚴、旋毛形线虫幼虫、广州管圆线虫幼虫。

15. 能引起皮肤病变的长期性寄生虫主要有：①血吸虫尾蚴经皮肤侵入人体，在皮肤引起尾蚴性皮炎。②钩虫丝状蚴经皮肤侵入，在局部引起钩蚴性皮炎，又称"粪毒"。③粪类圆线虫的丝状蚴经皮肤侵入人体，在局部引起炎症反应。④丝虫幼虫与成虫引起丹毒样皮炎和象皮肿。⑤溶组织内阿米巴引起皮肤阿米巴病。⑥杜氏利什曼原虫引起皮肤型黑热病。⑦疥螨钻进皮内引起疥疮。⑧蠕形螨侵入皮脂腺、毛囊引起蠕形螨病。⑨狂蝇的幼虫侵入皮肤寄生引起皮肤蝇蛆病，绿蝇、金蝇等的幼虫侵入皮肤创伤处，引起创伤蝇蛆病。

16. 能引起眼部损伤的寄生虫主要有：刚地弓形虫速殖子及包囊、棘阿米巴滋养体、并殖吸虫童虫、曼氏迭宫绦虫裂头蚴、链状带绦虫囊尾蚴、细粒棘球绦虫棘球蚴、结膜吸吮线虫成虫、旋毛形线虫的幼虫、蝇蛆、阴虱等。

17. 能引起消化道出血的寄生虫主要有血吸虫、肝片形吸虫、泡球蚴、钩虫、鞭虫、蛔虫、溶组织内阿米巴、疟疾等。发病机制：①血吸虫：晚期血吸虫病患者发生干线型肝硬化，门静脉压升高，导致食道、胃底静脉曲张破裂，从而引起上消化道急性大出血。胃、十二指肠血吸虫病伴有上消化道出血。②肝片吸虫：成虫对胆管上皮及周围组织的机械性损伤，可引起胆道广泛性的出血。③泡球蚴：寄生于肝脏，常因肝功能衰竭导致肝昏迷、门脉高压并发消化道大出血而死亡。④钩虫：钩虫以口囊咬破肠黏膜吸血，同时吸血创口处渗血；分泌抗凝素延长创口凝血时间；经常更换吸血部位，造成多处黏膜损伤，新旧伤口同时渗血；咬破小血管，或感染严重时可引起消化道大出血。⑤鞭虫：成虫头端侵入黏膜下层以至肌层，由于机械性损伤及代谢产物的刺激，使肠壁组织出现炎症、溃疡，导致局部渗血，当肠壁血管被侵蚀时，可引起消化道大出血。⑥蛔虫：成虫可进入胆道，穿破胆囊、胆总管、甚至穿破肝脏而引起大出血;肝蛔虫病引起肝脓肿,形成溃疡,发生继发性大出血。⑦溶组织内阿米巴:滋养体侵入肠黏膜及黏膜下层,引起脓肿及溃疡的形成,轻者出现黏液血便,重者肠黏膜大片坏死脱落,溃疡侵蚀血管可引起不同程度的下消化道出血,较大血管破坏时可造成大出血。⑧恶性疟患者胃肠黏膜可发生坏死,形成浅表溃疡,出现点状出血,甚至大出血。

18. 能引起人贫血的寄生虫主要是:

(1) 疟原虫引起贫血的机制:①疟原虫直接破坏红细胞。②脾肿大、脾功能亢进,大量吞噬正常红细胞。③免疫病理的机制,引起红细胞溶解、破坏或被吞噬。④骨髓造血功能受抑制。

(2) 杜氏利什曼原虫引起贫血的机制:①脾肿大、脾功能亢进,吞噬破坏红细胞的能力增强。②免疫病理的机制引起溶血。③骨髓造血功能受抑制。④血小板减少引起的出血。

(3) 钩虫引起贫血的机制:①钩虫以口囊咬破肠黏膜吸血,同时吸血创口处渗血。②分泌抗凝素阻碍创口血液凝集止血。③经常更换吸血部位,造成多处黏膜损伤,新旧伤口同时渗血。④咬破小血管,或感染严重时可引起消化道大出血。

此外下列寄生虫也可出现贫血:原虫包括溶组织内阿米巴、贾第虫、弓形虫等;吸虫包括日本血吸虫、肺吸虫、肝片形吸虫、华支睾吸虫、姜片虫等;绦虫含有阔节裂头绦虫、猪带绦虫、牛带绦虫、微小膜壳绦虫、细粒棘球蚴等;线虫含有鞭虫、蛔虫、丝虫、粪类圆线虫等。

19. 能引起肠梗阻的寄生虫有蛔虫、血吸虫、布氏姜片吸虫、牛带绦虫、阔节裂头绦虫、细粒棘球蚴、粪类圆线虫、溶组织内阿米巴、猪巨吻棘头虫等。

20. 在粪便中可查见的寄生虫及虫期:溶组织内阿米巴的滋养体和包囊、蓝氏贾第鞭毛虫的滋养体和包囊、隐孢子虫卵囊;华支睾吸虫卵、布氏姜片吸虫卵、卫氏并殖吸虫卵、日本血吸虫卵;曼氏迭宫绦虫卵、链状带绦虫与肥胖带绦虫的孕节和虫卵、微小膜壳绦虫孕节和虫卵。似蚓蛔线虫卵与成虫、蠕形住肠线虫卵(少见)、毛首鞭形线虫卵、十二指肠钩虫和美洲钩虫卵、粪类圆线虫的幼虫及虫卵;家蝇、金蝇、麻蝇、丽蝇、厕蝇的蝇蛆。

21. 不常用粪检虫卵进行诊断的肠道寄生虫有链状带绦虫、肥胖带绦虫、蠕形住肠线虫、旋毛形线虫。①链状带绦虫、肥胖带绦虫的孕节从链体脱落,随粪便排出体外,虫卵不排入肠腔,所以粪便检获虫卵的机会很少。临床上主要通过检查孕节诊断。牛带绦虫的孕节常常从肛门自动逸出,虫卵散在肛门周围,所以也常用肛门拭子法查虫卵。②蠕形住肠线虫雌虫产卵于人体肛门周围,不排卵于肠腔,所以主要用透明胶纸法和棉签拭子法检查虫卵。③旋毛形线虫直接产幼虫,幼虫产于肠黏膜内,移行至肌肉组织内寄生,故病原诊断常用肌肉活检。

22. 不寄生在肠道但可在粪便标本中检查到的寄生虫有:①卫氏并殖吸虫成虫寄生在肺脏,虫卵可随痰被咽下,进入消化道,随粪便排出体外。②华支睾吸虫成虫寄生在肝胆管,虫卵随胆汁进入肠道,随粪便排出体外。③日本血吸虫成虫寄生在肠系膜静脉,虫卵沉积在肠壁,卵内毛蚴分泌物透过卵壳,破坏血管壁,引起周围组织炎症和超敏反应,导致组织坏死,坏死组织破溃,虫卵随坏死组织进入肠腔,随粪便排出体外。因此,在粪便标本中可以查到这些寄生虫卵。

23. 寄生在人体血管内或血液中,但一般不采集外周血作病原学检查的寄生虫有刚地弓形虫、杜氏利什曼原虫、日本血吸虫。①刚地弓形虫滋养体寄生于人体有核细胞内,因虫血症极短,通常外周血液检查发现率极低,故不常采用。②杜氏利什曼原虫主要寄生在巨噬细胞内,常采用骨髓穿刺涂片染色镜检。血涂片检查阳性率很低。③日本血吸虫成虫寄生在肠系膜静脉和门静脉内,成虫较大,产出的虫卵又很快在肠壁和肝脏中沉积,所以在外周血液中不可能查到虫体或虫卵。

24. 活组织检查可诊断下列寄生虫感染:
(1) 原虫:可查见溶组织内阿米巴的滋养体;杜氏利什曼原虫的无鞭毛体;弓形虫的滋养体;卡氏肺孢子虫的包囊;结肠小袋纤毛虫的滋养体。
(2) 吸虫:可查见日本血吸虫的虫卵;卫氏并殖吸虫的童虫,偶见成虫;斯氏并殖吸虫的童虫。
(3) 绦虫:可查见曼氏迭宫绦虫的裂头蚴;链状带绦虫的囊尾蚴。
(4) 线虫:可查见旋毛形线虫的幼虫囊包;淋巴丝虫的成虫。
(5) 节肢动物:可查见疥螨各期;蠕形螨各期。

25. 皮下结节活检可能查见的人体寄生虫有:①并殖吸虫:虫体椭圆或梭状,红褐色,有口、腹吸盘。大多为童虫。成熟虫体内可见并列的睾丸及卵巢和子宫,是鉴别的重要依据。②猪囊尾蚴:呈乳白色、囊状、半透明、卵圆形、石榴子样。凹入的头节呈小白点状,在镜下可见吸盘及小钩等。③裂头蚴:乳白色,长条状,前端稍粗,呈指状,背腹面有吸槽各一个。④利杜体:单细胞,椭圆形,大小约为 $4.4\mu m \times 2.8\mu m$。经姬氏染色后,细胞质蓝色,核、动基体、基体及根丝体等呈红色。

26. 以人作为唯一传染源的寄生虫有:溶组织内阿米巴、疟原虫(间日疟原虫、恶性疟原虫、三日疟原虫、卵形疟原虫)、阴道毛滴虫、蛔虫、鞭虫、蛲虫、美洲钩虫、班氏丝虫、猪带绦虫、牛带绦虫等。在上述寄生虫中,有些虽然可以寄生在其他动物,但在流行病学上作为传染源的意义不大。

27. 经口感染的寄生虫及感染期:①原虫:溶组织内阿米巴(四核包囊)、蓝氏贾第鞭毛虫(成熟包囊),刚地弓形虫(卵囊、滋养体、包囊、假包囊),隐孢子虫(卵囊)。②吸虫:华支睾吸虫(囊蚴),布氏姜片吸虫(囊蚴),卫氏并殖吸虫(囊蚴),斯氏并殖吸虫(囊蚴)。③绦虫:曼氏迭宫绦虫(裂头蚴、原尾蚴),链状带绦虫(虫卵、囊尾蚴),肥胖带绦虫(囊尾蚴),细粒棘球绦虫(虫卵),多房棘球绦虫(虫卵),微小膜壳绦虫(虫卵、似囊尾蚴)。④线虫:似蚓蛔线虫(感染性虫卵),毛首鞭形线虫(感染性虫卵),蠕形住肠线虫(感染性虫卵),旋毛形线虫(囊包),十二指肠钩虫(丝状蚴)。⑤昆虫:家蝇、金蝇、麻蝇、丽蝇、厕蝇等的卵或幼虫。

28. 经节肢动物叮咬可传播的寄生虫病:①疟疾,主要传播媒介是中华按蚊、微小按蚊、嗜人按蚊、大劣按蚊。②黑热病,主要传播媒介是中华白蛉、长管白蛉、吴氏白蛉。③丝虫病,班氏丝虫的主要传播媒介是淡色库蚊和致倦库蚊;马来丝虫的主要传播媒介是中华按蚊和嗜人按蚊。

29. 在我国经皮肤感染的寄生虫病有疟疾、黑热病、血吸虫病、裂头蚴病、钩虫病、丝虫病、粪类圆线虫病、疥疮、蠕形螨病及皮肤蝇蛆病等。

30. 通过输血途径可感染杜氏利什曼原虫、疟原虫或弓形虫。这是由于对献血员体检疏忽等原因,输了这些寄生虫感染者的血液所致。

31. 在患者排出的新鲜粪便中,存在感染性的虫卵、包囊或卵囊,人可以通过污染的食物、水源、手指等方式,经口感染这些寄生虫病。具体虫种如下:在粪便中存在感染性虫卵的寄生虫有链状带绦虫,微小膜壳绦虫,偶可见蛲虫;粪便中有感染性包囊的寄生虫有溶组织内阿米巴,蓝氏贾第鞭毛虫,结肠小袋纤毛虫等;粪便中有感染性卵囊的寄生虫有隐孢子虫、贝氏等孢球虫等。

32. 饮用生水或不洁水可造成阿米巴痢疾、贾第虫病、隐孢子虫病、结肠小袋纤毛虫病、血吸虫病、姜片虫病、卫氏并殖吸虫病、曼氏迭宫绦虫裂头蚴病、囊虫病、棘球蚴病、蛔虫病、鞭虫病等的感染与流行。溶组织内阿米巴四核包囊、蓝氏贾第鞭毛虫成熟包囊、隐孢子虫卵囊、结肠小袋纤毛虫包囊、链状带绦虫虫卵、细粒棘球绦虫虫卵、似蚓蛔线虫感染性虫卵和毛首鞭形线虫感染性虫卵容易污染自然水体和自来水,而且抵抗力较强,自来水中余氯量不能杀死这些包囊、卵囊和感染性虫卵,经口感染。含日本血吸虫尾蚴的水称为疫水,如被人饮用,尾蚴可经口腔黏膜侵入人体。水生植物表面上的布氏姜片吸虫的囊蚴,溪蟹、蝲蛄体内的肺吸虫囊蚴有机会落入到水里,饮用生水也可感染。在湖塘中游泳,或饮用生水可误食含曼氏迭宫绦虫原尾蚴的剑水蚤而感染。

33. 由于生吃或半生吃某些食物可感染的寄生虫如下:

(1) 肉类:①食生的或未煮熟的许多种动物肉类,都可以感染弓形虫、旋毛形线虫,因为在多种动物肉中含有刚地弓形虫的滋养体、包囊或假包囊、旋毛形线虫的囊包。②食生的或未煮熟的猪肉,可感染猪人肉孢子虫、链状带绦虫、卫氏并殖吸虫,因为猪肉中含有猪人肉孢子虫的肉孢子囊、链状带绦虫的囊尾蚴,猪肉或野猪肉中含卫氏并殖吸虫的童虫。③食生的或未煮熟的牛肉可感染肥胖带绦虫(因牛肉内有囊尾蚴)、人肉孢子虫(牛肉中含有人肉孢子虫的肉孢子囊)。④食生的或未煮熟的蛙肉或蛇肉可感染曼氏迭宫绦虫的裂头蚴。

(2) 淡水鱼、虾:在淡水鱼、虾体内可含有华支睾吸虫的囊蚴,食生的或未煮熟的淡水鱼、虾可获得感染。生食、半生食淡水鱼类偶可感染棘颚口线虫、广州管圆线虫、阔节裂头绦虫等。

(3) 溪蟹、蝲蛄:在溪蟹、蝲蛄体内可有卫氏并殖吸虫囊蚴,食生的或未煮熟的溪蟹、蝲蛄可感染卫氏并殖吸虫。在溪蟹体内可有斯氏并殖吸虫囊蚴,食生的或未煮熟的溪蟹可感染斯氏并殖吸虫。

(4) 水生植物:在水生媒介植物的表面附有姜片虫的囊蚴,食生的或未洗干净的菱角、茭白、荸荠等水生植物可感染布氏姜片吸虫。生食水生植物也可感染肝片吸虫。

34. 猫可作为弓形虫、肝吸虫、肺吸虫、斯氏并殖吸虫、曼氏迭宫绦虫、多房棘球绦虫等的终宿主或保虫宿主。

35. 家中豢养犬、猫可使人感染的寄生虫及预防措施如下:

(1) 弓形虫:猫是弓形虫的终宿主,受感染的猫一般每日可排出1000万个卵囊,污染环境。卵囊抵抗力强,在猫粪中可存活1年。卵囊可通过污染的食物、水源等使人感染。预防措施:及时发现和治疗病猫。注意环境卫生、饮食卫生和个人卫生,防止食物、水源等被卵囊污染,饭前洗手,以免经口感染。

(2) 肠道寄生的原虫:贾第虫、隐孢子虫、人芽囊原虫及溶组织内阿米巴等,不但寄生在人体,而且可寄生在犬、猫等动物体内。虽然犬、猫不是重要的传染源,由于它们与主人关系密切,一旦犬、猫患有这些病,很容易通过污染的食物、水源等传染给人。因此,应及时治疗患病犬、猫,经常给犬、猫洗澡。注意环境卫生、饮食卫生和个人卫生,防止病从口入。

(3) 绦虫:①细粒棘球绦虫是犬的常见寄生虫,西北牧区家犬平均感染率为39.09%,个别地区高达78.13%。成虫寄生在犬的小肠,排出的虫卵可以通过污染的食物、水源等使人感染,引起棘球蚴病。②犬复孔绦虫是犬、猫的常见寄生虫,广泛流行于世界各地。成虫寄生在犬、猫的小肠内,中间宿主为蚤类、犬虱。人因偶尔误食病蚤而感染。患者多为9个月至2岁的婴幼儿,这与儿童与犬、猫接触机会较多有关。③水泡带绦虫的成虫寄生在犬、猫的小肠,排出的虫卵偶可感染人体,引起细颈囊尾蚴病。预防措施:对家犬、家猫进行定期检查,驱虫、灭蚤。经常给犬、猫洗澡。注意环境卫生、个人卫生和饮食卫生,教育儿童减少与犬、猫的接触机会。

(4) 结膜吸吮线虫:成虫主要在终宿主犬、猫等动物的结膜囊及泪管内寄生。偶可寄生于人的眼部,感染者以农村婴幼儿多见,可能与养狗、猫有密切关系。蝇是传播媒介。预防本病的关键在于注意个人眼部卫生,特别是幼儿要保持眼部清洁。灭蝇、防蝇。对病犬、病猫应及时发现与治疗。

(5) 疥螨:动物疥疮也是犬、猫的常见病。人不是动物疥螨的适宜宿主,但可短暂寄生,出现小丘疹、脱屑、痂皮和苔癣化等,一般不形成隧道。犬疥螨传给人的病例时有发生。预防措施:经常注意观察犬、猫有无脱毛、啃咬、搔痒等情况,发现患病,及时治疗。避免与有病的犬、猫直接接触。

36. 在我国呈全国性分布,不具有明显的地方性流行特点的寄生虫,主要是生活史属于直接型、传播不受自然因素(主要是气候条件、地理环境)、生物种群(中间宿主、媒介节肢动物)等影响或影响较小的寄生虫。根据全国人体寄生虫分布抽样调查的结果显示,蛔虫、鞭虫、蛲虫、溶组织内阿米巴和贾第虫等肠道寄生虫,虽然各地区感染率及感染度不一,农村感染率高于城市,但广泛分布于全国各省、市、自治区。钩虫虽非全国性分布,但在全国28个省、市、自治区存在。呈全国性分布的寄生虫还有阴道毛滴虫、耻阴虱、人疥螨、蠕形螨等。它们的传播途径:①蛔虫、鞭虫、溶组织内阿米巴和贾第虫:通过污染的土壤、食物、水源等途径进行传播。②蛲虫:通过肛门—手—口途径直接感染、人群间相互接触传播或经空气传播。③阴道毛滴虫、耻阴虱:通过直接性接触或间接接触传播。④人疥螨、蠕形螨:通过人群的直接接触或间接接触进行传播。

(段义农)

第2节 病案分析

一、线虫病

病例1

患者,女性,12岁。1月前,白天出现呼吸短促、轻度干咳,夜间症状加重,甚至出现端坐呼吸。2小时前突发哮喘入院。无肝、肾和糖尿病史,无药物过敏史。体格检查:T 37℃,P 80次/分,R 20次/分,BP 100/60mmHg,贫血貌,皮肤无出血点和皮疹。颈软,未触及肿大淋巴结。心界不大,心率80次/分,律齐。两肺均可闻及哮鸣音,肝脏有轻度肿大。辅助检查:胸部X线片见肺纹理增粗。实验室检查:Hb 75g/L,RBC $3.08×10^{12}$/L,红细胞平均体积(MCV)76 fl,红细胞平均血红蛋白量(MCH) 24 pg,平均红细胞血红蛋白浓度(MCHC) 26%,网织红细胞1.2%,WBC $8.0×10^9$/L,嗜酸粒细胞(E)0.63,大便隐血(+),尿常规(-),血清铁蛋白6 μg/L,血清铁 50 μg/dl,总铁结合力 450 μg/dl。粪检中发现大量的某种寄生虫卵。(正常参考值:Hb 成年男性 120~160g/L,成年女性 110~150g/L;MCV 80~90 fl;MCH 27~31 pg;MCHC 32%~36%。血清铁蛋白 男性 80~130 μg/L,女性 35~55 μg/L;血清铁 成年男性 61~167 μg/dl,成年女性 50~150 μg/dl,儿童 50~180 μg/dl)。

问题：
(1)患者可能感染了哪种寄生虫？
(2)诊断依据是什么？
(3)该种寄生虫对人体的主要危害有哪些？

病例2
患者，男性，9岁。因腹痛、腹胀、恶心、呕吐2天，加重1天入院。病初呈转移性右下腹痛，阵发性加重，无明显腹胀，肛门有少许排气、排便。曾在某医院诊断为急性阑尾炎，给予抗感染、对症治疗后未见好转，为进一步明确诊断来我院就诊。体格检查：T 37.8℃，P 75次/分，R 22次/分，BP 110/70mmHg。痛苦面容。心、肺检查未见异常。腹胀，未见肠型，中上腹压痛，无反跳痛及肌紧张。辅助检查：腹部B超检查示右下腹混合性肿块；实验室检查示 WBC 15.87×10^9/L，中性粒细胞(N)0.787；粪检可见大量的蛔虫卵。诊断：肠蛔虫症。(正常参考值：正常成年人 WBC 4.0×10^9～10.0×10^9/L；N 0.5～0.7)

问题：
(1)该患者可能经何种途径感染蛔虫？
(2)蛔虫病广泛流行的因素有哪些？

病例3
患者，男性，8岁。间断性食欲不振、恶心、呕吐、乏力、腹痛、腹泻及里急后重，伴黏液便2年。近1年，便后多有直肠脱垂，但能自行回复。本次脱出不能回复1天入院。既往史：(-)。体格检查：T 38.5℃，P 100次/分，R 26次/分，BP 115/75mmHg。发育正常，营养不良，贫血貌，皮肤黏膜苍白。直肠脱垂5.0cm，水肿明显。实验室检查：RBC 3.0×10^{12}/L，WBC 12.3×10^9/L，中性粒细胞(N) 0.48，淋巴细胞(L) 0.24，嗜酸粒细胞(E) 0.28；Hb 90g/L。粪便检查：黏液血便，WBC(+)，可见大量鞭虫卵。改用加藤厚涂片法，每克粪虫卵数19 200。拟诊：鞭虫感染、重度贫血、直肠脱垂。(正常参考值：正常成年男性 RBC 4.0×10^{12}～5.5×10^{12}/L，成年女性 3.5×10^{12}～5.5×10^{12}/L；正常成年人 WBC 4.0×10^9～10.0×10^9/L；Hb 成年男性 120～160g/L，成年女性 110～150g/L)

问题：
(1)鞭虫感染并发贫血的诊断依据是什么？
(2)该患者出现贫血的机制是什么？

病例4
患者，男性，10岁。突发恶心、呕吐、腹痛，呈阵发性发作并逐转移至右下腹，初诊为急性阑尾炎入院。体格检查：T 39℃，P 100次/分，R 25次/分，BP 90/60mmHg，患者呈急性病容，神志清楚、查体合作、发育尚可、营养一般，腹部平坦、无胃肠型、肠音未闻亢进，右下腹压痛点固定，无反跳痛，余无异常发现。既往史：(-)。实验室检查：WBC 18.8×10^9/L，中性粒细胞(N)0.90，淋巴细胞(L)0.07。(正常参考值：正常成年人 WBC 4.0×10^9～10.0×10^9/L；N 0.5～0.7；L 0.2～0.4)。进行阑尾切除术。切除的阑尾外观呈现明显的充血与肿胀，其长度为5.0cm，直径为1.6cm，经过对阑尾的解剖发现腔内有大量的疑似蛲虫，约100余条。为进一步确诊，将破碎的虫体送实验室镜检，蛲虫卵阳性。诊断：蛲虫性阑尾炎。

问题：
(1)该患者诊断为蛲虫性阑尾炎的依据有哪些？
(2)该患者的感染方式可能有哪些？

病例 5

患者,男性,17 岁,牧民。生食"野猪肉"后 10 天出现发热、腹泻、皮疹、皮肤瘙痒,全身肌肉、关节痛,颜面、双下肢水肿,进行性加重。在当地医院治疗无缓解,且上述症状渐重,遂来我院就诊。体格检查:神清、精神差、发热貌;T 40℃,P 110 次/分,R 24 次/分,BP 80/50mmHg;颜面、双上、下肢凹陷性水肿,颜面潮红、口唇无发绀,双肺呼吸音粗,无干、湿鸣音;心界正常,心率 110 次/分,主动脉瓣区及肺动脉瓣区可闻及Ⅲ级收缩期杂音;腹平坦,腹肌紧张,全腹均有压痛,无反跳痛,移动性浊音(+/−),肠鸣音减弱,腰肌、腓肠肌压痛明显。实验室检查:尿蛋白(+),尿隐血(BLD)++,WBC 20.2 ×10^9/L,中性粒细胞(N)0.9,淋巴细胞(L)0.08,肝、肾功能正常。心电图:①窦性心动过速;② 肢导联低电压。X 线片:心肺未见异常,腹部平片未见异常。腓肠肌活检:查见旋毛虫幼虫。诊断:旋毛虫病。

问题:
(1) 本病的诊断依据是什么?
(2) 该患者在当地医院诊疗中应吸取什么教训?

病例 6

患者,女性,60 岁,乏力、咳嗽、发热,反复下肢水肿 1 年余。体格检查:心肺正常,腹硬,肝在剑突下 3cm、右肋下 2cm 可及,脾在左肋下 2 cm 可及,腹水征(+)。全身浅表淋巴结无肿大,夜间 22 时至次日凌晨 4 时皮肤瘙痒,难以入睡。实验室检查:RBC 3.85 ×10^{12}/ L,WBC 11.2 ×10^9/ L,中性粒细胞(N)0.85,淋巴细胞(L)0.15,尿液呈乳白色,经乳糜尿试验证实为乳糜尿,尿蛋白(+),镜检 WBC 0~2 个/ 高倍镜,RBC 0~1 个/ 高倍镜。腹水检查:腹水外观乳白色,李凡它实验(++),WBC 0.15×10^9/ L,中性粒细胞 18%,单核细胞 74%,间皮细胞 8%。在送检的腹水中肉眼见到一细长(约 80×0.2mm)的寄生虫,虫体呈乳白色,外表光滑。在低倍镜下观察,虫体细长、弯曲,头端钝圆,尾部尖细,虫体内可见许多细胞核。初步诊断为丝虫病。

问题:
(1) 患者可能感染哪种丝虫?依据是什么?
(2) 患者出现乳糜尿的原因是什么?

(陈金铃)

二、吸 虫 病

病例 7

患者,男性,49 岁,从事渔业。2008 年 6 月初出现上腹胀痛、厌油腻和食欲不振,对症处理无效。12 月中旬,出现皮肤、巩膜黄染,消瘦,于 12 月 26 日入院。询问病史,有食生鱼肉的现象。体格检查:一般情况尚可,皮肤、巩膜黄染,肝肋下未触及,无扣击痛。实验室检查:嗜酸粒细胞 18%,总胆红素 128μmol/L,ALT 1048 IU/L。B 超检查:肝脏大小、形态正常,光点分布均匀,肝右叶的肝胆管内有多处大小不等之强回声,成串珠状排列,血管走行清晰,门静脉内径正常,总胆管 8.5mm。入院后做十二指肠液引流,在引流液中,发现 9 条似葵花子样虫体,淡红色,长 1~2 cm。又将引流液离心,取沉渣镜检,发现大量芝麻粒样虫卵,黄褐色,卵壳较厚,卵前端有一明显的卵盖,卵后端钝圆,有一个小的疣状突起,卵内含一条毛蚴。

问题：
(1) 请问该患者感染何种寄生虫？
(2) 该种寄生虫病的诊断依据是什么？
(3) 除对症治疗外，防治本病最有效的方案有哪些？

病例 8

患者，男性，22 岁，广东人，近 1 年来右上腹不适、消化不良、疲乏而入院。患者半年前曾有几次出现轻度黄疸症状，并有上腹部不适，尿的颜色变深，感到疲乏、头晕等。近年来发作次数较多，无饮酒史。体格检查：心肺正常，巩膜有轻度黄染，肝大在肋下 2cm，有轻度触痛，脾未触及。无腹水及四肢水肿。胸部 X 线检查正常。血常规检查：WBC $11.8×10^9$，中性粒细胞(N)0.56，淋巴细胞(L)0.45，嗜酸粒细胞(E)0.25，乙型肝炎表面抗原(-)；肝功能检查正常；粪便检查有形似芝麻的虫卵。追问病史：患者家乡人们有吃鱼生粥的习惯。

问题：
(1) 该患者可能患有哪种寄生虫病？
(2) 本病例的诊断依据主要是什么？
(3) 治疗本患者首选的药物是什么？

病例 9

患者，男性，41 岁，江苏如东县农民。间断性食欲不振、腹痛、腹泻、恶心、呕吐、乏力、面部浮肿等 2 年余，在当地经断续治疗不见好转，近阶段症状加重，浮肿由面部扩展到胸腹及下肢，肠蠕动亢进，肠鸣音增强，似"咕噜噜"声响，多在早晨空腹或饭后出现。上腹部，右肋下，有时脐部剧痛、绞痛，腹泻 1 天数次，稀便及正常便交替出现。患者精神萎靡，倦怠无力，住院。体格检查：患者颜面苍白浮肿，上腹部蠕动明显，腹部膨隆，全身浮肿伴腹水，T 38.7℃，P 96 次/min，BP 78/48mmHg，Hb 52g/L，RBC $3.0×10^{12}$/L，WBC $12.7×10^9$/L，血小板(PLT)$130×10^9$/L，尿常规(11 项)均正常。大便常规示稀便，并检到大量虫卵，用改良加藤厚涂片法计数虫卵，每克粪便虫卵数 216。患者自诉家门口有一长约 300 米，宽约 50 米的养鱼塘，塘内水边种植大量的红菱和茭白，该患者于数年前就有生食红菱和茭白的习惯。入院后患者经补充叶酸、维生素等营养辅助对症治疗后，又进行口服驱虫药正规治疗，并排出大量虫体，病情逐渐好转，1 周后康复出院。

问题：
(1) 请对该患者作出初步诊断。
(2) 解释引起患者一系列症状的可能原因及诊断的依据有哪些？

病例 10

患者，女性，江苏如东县人，24 岁，养猪专业户。因反复右上腹隐痛，伴低热、腹胀 3 年，加重伴呕吐、黄疸 6 天入院。体格检查：腹平坦，右上腹压痛、反跳痛明显，墨菲氏征(Murphy 征)阳性，肝、脾未触及。实验室检查：RBC $4.65×10^{12}$/L，Hb 110g/L，WBC $6.8×10^9$/L，中性粒细胞(N)0.61；血沉 18mm/h。入院以来反复腹痛和腹泻，并表现消化不良，排便量多，稀薄而臭，或腹泻与便秘交替出现，有时出现腹部绞痛。经肠镜探查发现在小肠多处有点状出血。用生理盐水反复冲洗肠道，冲洗出 8 条硕大、肉红色的肥厚虫体，椭圆形，背腹扁平。后来补做大便常规，发现很多椭圆形虫卵。经服用驱虫药治疗 1 疗程，排出数条成虫，1 周后痊愈出院。

问题：
(1) 根据症状体征等对患者作出诊断。
(2) 诊断的依据是什么？
(3) 这种疾病的治疗方案是什么？

病例 11

患者，男性，50 岁，福建某卫生防疫站医师。主诉间歇性咳嗽 1 月余、伴右侧胸痛 1 周加重 3 天后急诊入院。住院后发热 1 天，咳嗽、气促、胸痛，伴嗜酸粒细胞增多。初诊为右胸膜炎，经抗感染、海群生治疗病情好转。1 个月后突然痰中带血丝、胸腔有胸水，施胸腔穿刺术，抽出红色液体 50ml，胸水涂片抗酸分枝杆菌(−)，结核菌 PCR 检测(−)。痰液中发现椭圆形虫卵。既往史：平时喜欢食腌蟹、腌虾等。给予吡喹酮治疗，病情逐渐缓解，症状消失而出院。

问题：
(1) 该患者可诊断为何种寄生虫病？诊断依据有哪些？
(2) 该患者除了药物治疗，还须注意什么问题？

病例 12

患者，男性，49 岁，工人，主诉反复胸痛、咳嗽咳痰 8 个月，于今年 1 月入院。患者于去年 5 月不明原因出现畏寒、发热、双侧胸痛、咳嗽、咳白色黏液痰、食欲减退、消瘦，在县人民医院就诊。胸部 X 线片见左中肺有块状阴影，怀疑为肺转移癌，经对症治疗和化疗 1 个月，症状减轻，左中肺部阴影部分消失。今年 9 月胸痛、咳嗽、咳痰加重，到市医院就诊，胸部 X 线片示左上肺片状模糊阴影，诊断为肺结核，经抗痨治疗 3 个月无效，来院就诊，以肺结核住院。体格检查：一般情况尚好，表浅淋巴结不大，右腰部触及 1 个 2.5×4cm 包块，质中等硬度、无压痛，心肺无异常，腹部正常。痰抗酸杆菌(−)，胸部 X 线片示左上中肺野可见斑片状阴影，胸膜增厚。经抗痨治疗 1 个多月复查胸片，左中肺阴影消失，右下肺又出现片状阴影及胸膜增厚，怀疑原来的诊断不正确。追问病史：患者于去年曾自行生食小石蟹用于治疗关节炎。几个月后左胸部、右上腹相继出现过无痛性包块。对比发病以来每次胸片：肺部阴影形态、部位各异。查嗜酸粒细胞计数 $2.6×10^8$/L，血清肺吸虫抗体检查(对流免疫电泳试验)(+)，痰查肺吸虫卵(−)。考虑肺吸虫病(卫氏并殖吸虫病)。经杀虫治疗，患者所有症状消失，肺部阴影逐渐吸收，痊愈出院。3 个月后随访无异常，最后诊断：肺吸虫病。

问题：
(1) 肺吸虫病的临床表现有哪些？
(2) 肺吸虫病综合判断的依据有哪些？
(3) 治疗本病应选用哪些药物？防治本病的措施有哪些？

病例 13

患者，男性，28 岁，湖北人，主诉发热、腹痛、脓血便 1 个月。3 个月前患者由于天气炎热多次在河湖边洗澡洗脚，当时足、手臂等处皮肤有小米粒状的红色丘疹，发痒，有时出现风疹块，以为是蚊叮咬所致，几天后发烧、咳嗽、吐痰，吃了些治感冒药片，经几天就好了。大约 1 个多月后开始发热、"拉痢"、有脓血，每天 2～4 次，上腹部不适、疼痛，食欲减退、消瘦，曾到街道卫生所就诊，认为是痢疾，多次服药无效，后到镇人民医院就诊。体格检查：T 39℃，发育尚可，消瘦病容，神志清楚，心、肺(−)，腹部稍膨胀，肝剑突下 3cm，有压痛，脾可触及，四肢(−)，体重 60kg。实验室检查：WBC $15×10^9$，中性粒细胞(N)0.48，淋巴细胞(L)

0.35,嗜酸粒细胞(E)0.17。尿常规:正常。胸部 X 线片:正常。

问题:
(1) 根据上述病史、体检及化验结果,你怀疑患者是什么病?
(2) 你认为还应当进行哪些检查及化验以便确诊?
(3) 对患者应当如何正确处理?

病例 14

患者,男性,30 岁,湖北十堰人。以畏寒、发热伴乏力 1 周为主诉入院。患者于 1 周前因饮少量啤酒后感到上腹部不适、饱胀感,当晚出现畏寒、发热,体温达 38℃,无咳嗽、胸痛及咯血等症状。住院后以上呼吸道感染进行对症治疗而无效。实验室检查:嗜酸粒细胞(E)0.33;ALT 45U/L。患者于 10 年前患甲肝已治愈。入院后给予抗炎抗过敏治疗,初步诊断为"嗜酸粒细胞增多症、过敏性肺炎、急性肝炎"而转入解放军某医院肝炎科。患者转入肝炎科后静脉点滴促肝细胞生长因子,口服保肝类药物等,2 周后复查肝功能仍为异常,疑为某寄生虫病。追问病史,患者喜爱钓鱼和下河捕鱼,但从未生食过鱼虾。作粪便直接涂片,未查见华支睾吸虫虫卵。口服吡喹酮,2 周后血嗜酸粒细胞数和肝功能均恢复正常。

问题:
(1) 该患者可能感染哪种寄生虫?是怎样感染该寄生虫的?
(2) 为什么在粪便中查不到华支睾虫虫卵?
(3) 华支睾吸虫病和血吸虫病均可引起肝功能异常等肝炎的表现,在诊断上如何鉴别?

三、绦 虫 病

病例 15

患者,大学在读学生,某年 11 月发现大便中带有白色物,大小如宽面条状,有多节相连或单节,有时白色节片样物是破裂的,也有完整的单一片状,有微蠕动。该患者从粪便中取出白色片状物后去医院就诊。询问病史:患者在当年 7 月曾随父母去西双版纳旅游,自述在旅游中没有食过生猪肉,但吃过"云南过桥米线"。在傣族旅游区吃过猪肉的菜肴,猪肉菜肴为肉糜样,发白,由当地麻椒类的作料和盐、味精等搅拌而成,口感麻、辣、香、鲜。体格检查:颈软,未触及肿大淋巴结;心、肺、血压均正常;腹软,无压痛和包块。粪便检查:有带绦虫虫卵,对粪便中白色片状物检查后,发现其两侧呈分枝状。诊断:猪带绦虫病。

问题:
(1) 该患者可能通过什么途径感染猪带绦虫?
(2) 该患者经吡喹酮治疗后,如何确定驱虫疗效?
(3) 该患者驱出成虫后还应注意什么问题?

病例 16

患者,男性,30 岁,司机,湛江市人。2008 年 4 月患者解便时发现有活动白色片状物排出且片状物还不时由肛门逸出。除片状物逸出时患者感肛周不适外,余无其他症状。患者曾先后自服中药使君子和肠虫清驱虫未果,遂取样本送我室,经压片检查发现有近 20 个树枝状分支的节片。患者出生于湛江市,近几年来不曾离开湛江,发病前曾有喜吃烧烤牛肉史。

问题：
(1) 该患者可能患哪种带绦虫病？为什么？
(2) 详细介绍治疗该患者的驱虫方法？
(3) 湛江并不是带绦虫的流行区，为什么会发生这种疾病呢？

病例 17

患者，男性，36岁，江苏南通人，汽车司机，家中饲养一只来自青海的狼犬。因持续咳嗽半年余，间断咳血痰3个月，于2008年4月以"双肺阴影待查，先天性肺囊肿待排除"入院治疗。体格检查：心律齐，腹平软，肝、脾大小正常。左肺叩诊浊音，呼吸音减低，双肺未闻及干啰音及湿啰音。胸部X线片：右肺下野外带可见6.5cm×4.5cm的阴影，左下肺内带可见7cm×7.5cm及9cm×7.5cm大小的阴影，双侧阴影均边缘光滑，密度均匀一致，阴影周围清晰，未见钙化及浸润性病灶。患者入院后痰量增加，伴左侧胸痛和低热。经抗炎药治疗，肺部病灶无改变。后在B超定位下行左侧经肺内包块穿刺抽取少许液体。穿刺液内查到棘球蚴的原头节，包虫皮试和ELISA试验均为强阳性，诊断为肺棘球蚴病，即行左下肺切除术。术后给予阿苯达唑600mg/d，口服治疗，随访至今健康。

问题：
(1) 上述症状中哪些与包虫病有关？
(2) 包虫病是如何感染人体的？你对防治包虫病有何见解？
(3) 包虫病多流行在西北牧区，该患者出生和生长于南通市，未去过牧区是怎样感染包虫病的？

病例 18

患者，女性，62岁，新疆人。8个月前无明显诱因突发双下肢无力，不能行走，当地诊断为"脑积水"。患者于7个月前行侧脑室腔分流术，术后病情好转，但1个月后症状复发。体格检查：双下肢肌张力增高，双侧眼底可见视乳头水肿，考虑脑室端已堵塞。MRI(核磁共振)检查：双侧侧脑室明显扩张，侧脑室周围可见异常阴影信号。仔细读片后发现，双侧侧脑室体部清晰可见囊性病灶，囊壁光滑，且部分与脑室壁重叠，脑室内壁可见阴影信号，提示有颗粒状物体。右侧囊性病变占位大小约7cm×3cm×2.5cm，左侧约6cm×2.5cm×2.5cm。手术及病理：术中可见双侧侧脑室内巨大囊肿，通过扩大的室间孔相连，呈哑铃形，囊壁乳白色半透明，与脑室壁无粘连，囊液淡黄色透明，约40ml，分流管脑室端位于囊外，引流孔已全部堵塞，与脑室壁粘连。

问题：
(1) 该患者诊断为何种寄生虫病？请写出诊断依据。
(2) 进一步如何治疗？治疗过程中有何注意事项？为什么？
(3) 请写出该患者感染此病的感染方式可能有哪些？如何进行防治？

病例 19

患者，女性，54岁，湖南湘潭人，2011年12月22日入院。右乳房包块已3个月，无红肿热痛，有时稍痒，检查：右乳房外上象限有一包块，大小约3cm³，质硬、界限不清，压痛不明显，腋窝淋巴结未肿大，疑诊为"乳腺癌"。2011年12月28日于硬膜外麻醉下拟先经快速石蜡切片证实再行乳腺癌根治术。活检时见一白色虫体，长约10cm，宽0.4cm自包块附近蜿蜒而出。病理诊断为"寄生虫性肉芽肿"。追问病史发现，患者7年前按民间方法吞食活青蛙治疗关节炎，曾数次吞食活青蛙，每次7只。近5年来背、腰、腹、颈等处常有转移不定的硬结,有时伴瘙痒。

问题:
(1) 本病诊断为何种寄生虫感染? 是怎样感染的?
(2) 本病为何被误诊为乳腺癌?
(3) 本病的主要预防方法是什么?

(秦永伟)

四、原虫病

病例 20
患者,男性,48 岁。反复腹泻半年,近 20 余日来大便呈红色果酱样,大便次数明显增多,每日可达数十次。体格检查:T 38℃,一般情况较差,精神萎靡,下腹部压痛(+),肝大,表面不光滑,有波动感。腹部 X 线片见横膈抬高,以右侧为甚。患者于拍片后下楼时,不慎摔倒,突然面色苍白,四肢厥冷,经抢救无效,1 小时后死亡。尸检:心包显著扩大,18cm×17cm×12cm,内含暗红色液体约 1500ml。肝重 870g,左叶中部可见一 12cm×9cm×8cm 单房性囊腔,内含咖啡色黏稠液体,有似烂鱼肉的腐臭味。囊腔膈面肝组织及膈肌菲薄,与心尖部心包紧密粘连,并见一通向心包腔的穿孔(直径 1cm)。回肠末端有数个溃疡,形状、大小不一,最大者 6cm,边缘呈潜行性。腹腔内含草黄色液体约 700ml,肠系膜淋巴结普遍肿大,质软。镜检肝囊腔及肠溃疡周边部位查见阿米巴滋养体。

问题:
(1) 根据临床表现、实验室检查及尸体解剖检查结果,做出病理诊断并说明诊断依据。
(2) 试分析本病例的发生、发展经过。

(郎玉艳)

病例 21
患者,女性,29 岁,已婚,广东某单位职工。主诉阴道瘙痒、白带量多 2 年余。现外阴瘙痒剧烈,夜间更甚,带下量多色黄如涕状,腥臭,阴道分泌物涂片镜检发现滴虫。诊断:滴虫性阴道炎。

问题:
(1) 确诊患者患滴虫性阴道炎的依据是什么?
(2) 滴虫性阴道炎是如何形成的?

(赵 蕾)

病例 22
患者,27 岁,因在当地行剖宫产术,输血 200ml。患者术后 7 天切口 Ⅱ/甲愈合,但一直低热,T 37.6~38.6℃,无不适主诉,查体未见明显异常,术后第 12 天 T 37.4℃ 自动出院。患者术后第 14 天突感咽痛、寒战、高热 40℃ 再次入院。间断发热 T 39~42℃,热型不详,先后静滴青霉素、氨苄青霉素、先锋霉素及强的松,但高热不退,转入我院。体格检查:T 39℃,P 120/min,R 24/min,BP 14/10kPa。一般情况可,高热面容,无明显消耗体质,神清,巩膜略黄染,未见皮疹及出血点,无淋巴结肿大,心肺未见异常,肝脾未及,肝区叩痛(+)。实验室检查:血常规 RBC 450×10^{12}/L,Hb 85g/L,WBC 3×10^9/L,两次发热前查血厚涂片未见疟原虫。抗生素治疗 7 天中仍有间断发热,隔日 1 次,最高 42℃,发热前寒战,30~40min,热退汗出。因抗感染疗效不显著,血象三项进行性减少,骨穿涂片"见大量疟原虫"。追问病史,未到过疫区,分析可能为输血所致。临床诊断:疟疾。

问题:

(1) 此患者最可能感染哪种疟原虫?

(2) 疟原虫感染的方式主要有哪些?此患者最可能是哪种?

病例 23

1984 年 Tomos 报道一母亲在受孕 3 个月时自觉疲倦、低热和颈部淋巴结肿大。妊娠第 31 周分娩,娩出 3 个胎儿,3 例均为女性,体重分别为 1420g、1200g 和 1450g。3 个胎儿均被检查证实为先天性弓形虫病,1 例死亡,2 例存活。存活者 1 例头围 33cm,右眼小,双侧视网膜炎及贫血,CT 扫描显示广泛脑积水及脑钙化,脑脊液中找到弓形虫,分娩时母亲血清 IgG、IgA 抗体(+)。

问题:试述先天性弓形虫病的典型临床表现。

(杜娈英)

五、节肢动物性疾病

病例 24

患者,女性,83 岁,因左鼻反复出血并发现蝇蛆 3 天于 2011 年 11 月 8 日就诊。检查发现:外鼻无畸形,左鼻前庭红肿,左鼻腔有大量肉芽组织,下鼻甲与鼻中隔粘连,左鼻腔下鼻甲、下鼻道、鼻中隔、中鼻道可见大量瘘管,内有大量蛆样虫体,右鼻腔有较多肉芽组织,鼻咽部有大量脓性分泌物及肉芽组织,鼻咽后壁及双侧咽鼓管也见蛆样虫体。鼻腔分泌物培养出金黄色葡萄球菌,入院后先后 6 次用丁卡因进行鼻腔黏膜麻醉,在鼻内镜下取虫,共取出 82 条虫,经抗炎、激素治疗、输血、鼻腔冲洗治疗 10 天后连续 3 天检查鼻腔及鼻咽部无蝇蛆且鼻腔黏膜恢复正常形状而出院。

问题:

(1) 该患者患何种寄生虫病?

(2) 根据此病例分析其感染方式。

病例 25

患者,男性,65 岁,主诉患眼疼痛、流泪、异物感、分泌物多、奇痒。检查:患眼视力 0.8~1.2,患眼眼睑痉挛,结膜混合性充血,翻转眼睑暴露穹隆结膜,在裂隙灯下,发现黑色点状物移动,仔细观察为虫体,黑色部分为虫体的头部,体部为乳白色。一经暴露,虫体迅速向穹隆部移动。用棉签擦拭,虫体头部固定于结膜,不易擦掉。角膜、屈光间质及眼底正常,另眼无异常。患者自述与畜牧环境亲密接触,卫生条件差,苍蝇成群,头面部经常被苍蝇撞击。

问题:

(1) 诊断该患者可能患的疾病是什么?

(2) 诊断依据和致病因素有哪些?

病例 26

患者,女性,57 岁,家庭妇女,因左眼奇痒伴肿胀,偶有蚁行感,睫毛上发现异物 2 周余,来我室就诊。眼部检查：无倒睫，眼睑皮肤粗糙有痂皮，左上睑睫毛部可见细小点片状灰白色皮屑样物附着，用放大镜观察可见睫毛上有许多灰白色小点，用蘸取了少许生理盐水的棉签从睑缘取出该可疑物。将可疑物置于生理盐水中，用体视显微镜观察，可见活动虫体，扁平、灰白色、体形宽短、似蟹。虫体长约为1.5mm，头部有1对触角，胸腹部有足3对，胸部宽而短，前足及爪均细小，中后足胫节和爪明显粗壮，腹部前宽后渐窄。

问题：

(1) 该患者寄生的是什么虫种？患的是哪种寄生虫病？
(2) 这种寄生虫的主要传播方式有哪些？
(3) 这种寄生虫病有哪些防治措施？

病例27

患儿，女性，27天，足月顺产，母乳喂养。患儿因发热、流涕、咳嗽、周身起皮疹5天，以上呼吸道感染、过敏性皮疹入院。入院前曾口服安比先及退热药，无效。体格检查：神志清，T 37.5℃，P 110次/分。发育正常，营养良好。周身皮肤散在大小不等的暗红色丘疹，以面部、胸腹部为多。无黄染、出血点及瘀斑。浅表淋巴结无肿大。咽轻度充血。双肺呼吸音粗，无浊音。心音有力。腹平软，肝脾未触及。神经系统无异常。血象：WBC 23.5×10^9/L，中性粒细胞（N）0.38，淋巴细胞（L）0.62，Hb 99g/L，PLT 214×10^9/L。胸片：双肺纹理增粗。肝胆B超：未见异常。入院后给予静滴青霉素、氨苄青霉素、氟美松，4~5天后体温正常，胸腹部皮疹减少，停静脉用药，改口服用药。2~3天后，皮疹又增多，在胸部皮疹的顶部可见白色米粒大小疱疹。复查血象：WBC 16.6×10^9/L，中性粒细胞（N）0.48，淋巴细胞（L）0.52，考虑新生儿败血症。给予静脉滴注先锋霉素V、氨苄青霉素，皮疹仍不消退。后追述病史，患儿之姨系中学生，假期去患儿家中居住，与患儿之母同住一床。在此之前，患儿之姨周身起暗红色丘疹，有痒感，之后，患儿之母周身亦起同样之皮疹，后去市皮防所，经用硫磺软膏外涂6~7天痊愈。

问题：

(1) 诊断该患儿患何种疾病？有哪些特点？
(2) 诊断依据有哪些？
(3) 如何治疗这种寄生虫病？

病例28

患者，16岁，中学生，寒假回家休假住几天后，不明原因的皮肤瘙痒，未作特殊治疗。该同学新学期返校后，仍自感身上奇痒。当时认为是一般性过敏，在医务室进行抗过敏治疗，效果不佳，一直未引起注意，仍在学校按时上课及日常生活。几天后，同宿舍的舍友也出现类似症状。患者自述，他们宿舍共8人，床铺都是连在一起，几个人经常围坐在床上打扑克，同室的几个舍友是在他来校后1周出现和他相同的皮肤瘙痒症状，夜间尤甚。患者手指间、腋窝下、大腿内侧皮肤出现红色小丘疹、丘疱疹、小水疱、结节和结痂。后经皮肤专科医师诊治后，彻底治愈。该患者后来才知道，他的父亲也有上述症状。

问题：

(1) 该学生及其舍友感染了什么病原体？传染源可能在哪里？
(2) 皮肤科医师应如何规范治疗该病？

病例29

患者，女性，60岁，湖北人。2011年10月12日，出现发热，呈间断性不规则热，自测体温最高达39℃,伴全身酸痛、乏力、头痛、腰痛、腹痛、恶心无呕吐、腹泻(黄色水样便,6~7次/天),在家自服抗感冒和止泻药(不详)后腹泻缓解。11月10日到镇卫生院就诊。门诊检查:T 38℃,WBC $3.6×10^9$/L,RBC $2.77×10^{12}$/L,Hb 76g/L,PLT $68×10^9$/L,未做治疗遂转县人民医院。11月10日,县人民医院以"发热原因待查"收治入院。体格检查:精神差,皮肤有异常叮咬痕迹、瘙痒或疼痛。叮咬处有水肿性丘疹或小结节,红肿、有水疱或瘀斑,中央有虫咬的痕迹。未被叮咬的皮肤无瘀血瘀斑、无浅表淋巴结肿大。T 38.3 ℃,WBC $3.8×10^9$/L,RBC $2.99×10^{12}$/L,Hb 94g/L,PLT $63×10^9$/L,血沉61mm/h,实验室检测新型布尼亚病毒核酸(+),肝肾功能及尿常规检查未见异常,大便常规除颜色和性状改变外(黄色稀便)余未见异常。诊断为"发热原因待查,发热伴血小板减少综合征?"。给予左氧氟沙星、头孢噻肟钠抗感染治疗,同时输液补钾、补充维生素和能量等。治疗7天,患者精神状态较好,无全身酸痛、头痛、腰痛、恶心等症状,大便、体温、血常规及血生化检查均正常,于11月17日治愈出院。

问题:
(1) 诊断该患者是何种疾病?
(2) 诊断依据有哪些?
(3) 该病治疗原则有哪些?

(秦永伟)

参 考 答 案

病例1
(1) 患者可能感染了钩虫。患者有钩蚴性肺炎和成虫寄生引起的贫血等表现。
(2) 诊断依据:患者两肺出现有哮鸣音;嗜酸粒细胞增多;粪检中发现大量的寄生虫卵;缺铁性贫血等。
(3) 钩虫对人体的主要危害有:①幼虫引起的过敏反应。②成虫寄生导致的贫血。③成虫寄生导致的消化道症状及异嗜症。

病例2
(1) 患者因接触被虫卵污染的泥土、蔬菜,经口吞入附在手指上的感染期卵;或者食用被虫卵污染的生菜、泡菜和瓜果等而受到感染。
(2) 蛔虫病广泛流行的因素有:①生活史简单,无需中间宿主。②雌虫产卵量大。③虫卵对外界环境抵抗力强。④粪便管理不当,虫卵污染土壤机会多。⑤不良卫生行为,人接触被虫卵污染的泥土、蔬菜,经口吞入附在手指上的感染期卵;或者食用被虫卵污染的生菜、泡菜和瓜果等而受到感染。

病例3
(1) 鞭虫感染并发贫血的诊断依据:鞭虫主要寄生在盲肠和升结肠。重度感染时,其寄生部位可延及横结肠、降结肠及直肠。由于黏膜水肿,可发生直肠套叠,解便时直肠脱垂。本例经常便后直肠脱出,RBC、Hb严重降低,粪便检到大量鞭虫卵,故诊断为鞭虫感染并发贫血。
(2) 贫血是鞭虫病严重时的并发症。鞭虫成虫以其细长头端钻入肠黏膜乃至肠黏膜下层,以组织和血液为营养,加上分泌物的刺激作用,引起肠黏膜点状出血、炎症或溃疡,引起消化道出血,表现为粪便隐血或便血。一般认为鞭虫感染者不致出现贫血症状,若虫荷重或食物中铁摄入不足,可致贫血症候群。如果因痢疾或直肠脱垂而出现大量出血,则可导致严重的贫血。

病例 4

(1) 该患者蛲虫性阑尾炎的诊断依据包括手术前阑尾局部炎症的表现和术后检获成虫及虫卵的证据。具体是发热、右下腹痛,压痛点固定,血液检查白细胞增多,中性粒细胞达 90%。手术切除的阑尾外观呈现明显的充血与肿胀,阑尾腔内有大量蛲虫,并镜检到蛲虫卵。

(2) 该患者可能的感染方式包括:①通过肛门—手—口途径引起自身重复感染。②通过间接接触污染的食物、玩具等方式经口感染。③通过空气吸入随灰尘飞扬的虫卵而感染。④蛲虫卵还可在肛周自行孵出,爬入肛门,发育为成虫,引起自身重复感染,此种方式称为逆行感染。

病例 5

(1) 旋毛虫寄生于人体十二指肠及空肠上段肠壁,交配后雌虫潜入黏膜或达肠系膜淋巴结,排出幼虫。幼虫由淋巴管或血管到达全身,仅到达横纹肌者能继续生存,从而致病。本例有生食"野猪肉"史,先后出现发热、腹泻、肌痛、水肿、皮疹,WBC 总数显著增多,肌肉活检找到幼虫,可以诊断旋毛虫病。

(2) 该患者在当地医院诊疗中未能及时明确诊断,给患者带来更多的痛苦。在该病的初次就诊时应首先询问病史,有无生食动物肉的历史,同食者有无发病等情况,将有助于及早诊断。在流行区当患者开始表现"胃肠炎"症状,继而又出现发热、水肿、肌肉酸痛等典型的临床表现时,应该考虑到本病的可能。本病如能及早诊断,并用驱虫药治疗,可以防止患者出现并发症。

病例 6

(1) 我国只有班氏丝虫与马来丝虫两种丝虫。马来丝虫寄生于上、下肢浅部淋巴系统,而班氏丝虫除浅表淋巴系统外,还寄生于深部淋巴系统如腹腔、肾盂、阴囊、精索、腹股沟等处。此患者主要症状即乳糜尿,由班氏丝虫所致。

(2) 班氏丝虫寄生于主动脉前淋巴结或肠干淋巴结,导致淋巴回流障碍。从小肠吸收的乳糜液经侧支反流至腰淋巴干,使其淋巴管压力增高,引起肾乳头黏膜处毛细淋巴管破裂,淋巴液流入肾盂,混于尿中排出,出现乳糜尿。

(陈金铃)

二、吸 虫 病

病例 7

(1) 该患者感染了华支睾吸虫。

(2) 患者本身是从事捕鱼职业,又有生食鱼肉的病史;入院后经检查,十二指肠液引流发现成虫似葵花籽样、虫卵似芝麻状;实验室检查血中的嗜酸粒细胞增高;黄疸,同时伴有腹痛、腹泻。

(3) 华支睾吸虫病是由于生食或半生食含有囊蚴的淡水鱼、虾所致,预防和控制华支睾吸虫病应抓住经口传染这一环节,防止食入活囊蚴是防治本病的关键。做好宣传教育,不吃鱼生及未煮熟的鱼肉或虾,家养的猫、狗如粪便检查阳性者应给予治疗,不要用未经煮熟的鱼、虾喂猫、狗等动物,以免引起感染。加强粪便管理,不让未经无害化处理的粪便下鱼塘。治疗华支睾吸虫病的药物,目前最常用的是吡喹酮与阿苯哒唑。

病例 8

（1）华支睾吸虫病。

（2）诊断依据:患者来自肝吸虫病流行区广东,家乡有吃生鱼的习惯;嗜酸粒细胞增高是对诊断的有力启示;在粪便中查到华支睾吸虫卵,是确诊华支睾吸虫病依据。

（3）治疗本病目前首选的药物为吡喹酮。

病例 9

（1）拟诊为姜片虫感染,全身浮肿伴腹水。

（2）姜片虫寄生于人的小肠内,以十二指肠多见,吸盘肌肉发达,吸附力强。被吸附的肠黏膜及其附近组织可发生炎症、点状出血、水肿,以致形成溃疡或脓肿,并不断摄取人体肠道内的营养物质,遮盖肠壁黏膜,妨碍肠道对营养物质的吸收与消化,当感染虫数较多时,可出现不同程度的营养不良和消化功能紊乱,长期营养不良导致白蛋白减少,各种维生素、造血物质(如叶酸等)缺乏。患者可出现营养不良、消瘦、贫血、浮肿,反复感染或迁延的病例少数可因衰竭、虚脱而致死。根据患者的临床表现、生食媒介植物的习惯、粪便查到虫卵、经治疗后又排出大量虫体、病情逐渐恢复好转至痊愈等,可以诊断本病。

病例 10

（1）布氏姜片吸虫病。

（2）患者生活在姜片虫流行地区,有 2~3 年的肠道慢性炎症表现。肠镜检查发现多条肉红色的成虫。大便检查发现虫卵,经驱虫治疗后,排出成虫。根据上述描述可诊断为姜片虫病。

（3）姜片虫感染常用吡喹酮治疗,需全程足量,并结合对症支持等辅助治疗。

病例 11

（1）该患者可诊断为肺吸虫病。诊断依据:间歇性咳嗽、气促、胸痛,嗜酸粒细胞增多,喜欢食腌蟹、腌虾等,痰液中检到寄生虫卵。

（2）该患者除用吡喹酮驱虫治疗外,还要不吃生蟹或未熟的石蟹、蝲蛄,不饮生水,加强粪便管理,不随地吐痰,防止污染水源。

病例 12

（1）卫氏并殖吸虫的致病主要是童虫或成虫在人体组织与器官内移行、寄居造成的损伤及免疫病理反应。常累及全身多个器官,症状很复杂。临床上根据主要病变部位可分为:胸肺型、腹型、肝型、脑型、皮肤型及亚临床型等。如虫体寄生在肺部,X线检查可见肺部游走性病变,临床表现为咳嗽、咳铁锈色痰、胸痛等;在皮下可触及移行性包块或结节。

（2）卫氏并殖吸虫病常累及全身多个器官,症状较复杂。病原学诊断是以痰或粪便中查获虫卵确诊。但是卫氏并殖吸虫童虫或成虫常常在人体组织或器官内移行,故在临床上要综合判断,其依据是:①曾到过流行区或有生食石蟹、蝲蛄的历史。②临床症状不典型,血液检查嗜酸粒细胞增高。③X线显示胸膜增厚,肺部有移动性边缘模糊的浸润阴影。④血清学检测特异性抗体阳性。⑤皮下常可触及游走性、无痛性包块或结节。

（3）并殖吸虫病患者常用治疗药物有:①吡喹酮,具有疗效高、毒性低、疗程短等优点。②阿苯达唑。防治本病关键是不生食或半生食溪蟹、蝲蛄、转续宿主(如野猪)的肉类及其制品,不饮用生水。加强粪便和水源管理,防止虫卵污染水源。

病例 13

(1) 患者生活在血吸虫病流行区,发病前 3 个月曾有下水历史;当时足、手臂等处皮肤有小米粒状的红色丘疹,发痒,可能是尾蚴性皮炎;1~2 个月开始发热,"拉痢",大便有脓血;入院检查:T 39℃,肝剑突下 3cm 有压痛,血常规白细胞增高,特别是嗜酸粒细胞增高17%,根据上述情况初步怀疑为血吸虫病急性期。

(2) 血吸虫病的诊断包括病原诊断和免疫诊断两大部分。因疑为急性期,故以病原诊断为主,从粪便检查到虫卵或孵化出毛蚴即可确诊。

(3) 对此患者应即时处理,包括对症治疗和病原治疗。对症治疗:由于病人有明显的症状如发热、"拉痢"、食欲不振等,应给予对症治疗。病原治疗:首选吡喹酮,该药是一种安全、有效、使用方便的治疗药物。剂量:成人 40~60mg/kg 总量,分两次服用。

病例 14

(1) 该患者可能感染血吸虫病。由于患者喜爱钓鱼和下河捕鱼,又处在湖南、湖北等血吸虫病流行区,因此有机会感染。

(2) 该患者可能感染的是血吸虫,不是华支睾吸虫,所以粪便中查不到华支睾吸虫虫卵。

(3) 华支睾吸虫和血吸虫均可出现肝炎的临床表现,肝功能 ALT 轻度升高,二者的鉴别需要结合其他临床表现加以区分,确诊需依靠病原学检查。

三、绦 虫 病

病例 15

(1) 该患者曾到猪带绦虫病的流行区云南旅游,并且吃过"云南过桥米线"及傣族旅游区的猪肉菜肴。这些食物若含有猪囊尾蚴生猪肉片,在热汤中没有烫熟或生肉糜拌佐料食用,不能杀死其中的囊尾蚴,人们食入后可感染本病。

(2) 该患者经吡喹酮治疗后,根据是否排出完整虫体来确定驱虫疗效。粪便淘洗检查成虫有无头节。由于吡喹酮治疗后,有时虫体破碎,不完整。如未查到头节,应继续随访,若 3~4 个月内未发现节片和虫卵则可视为治愈。

(3) 由于猪带绦虫的虫卵对人具有感染性,可通过自体内、自体外感染引起囊尾蚴病,并且囊尾蚴病的危害较成虫严重。因此,对该患者要进一步检查是否有囊尾蚴寄生。通过病原学检查、免疫学检查及其他辅助检查(如眼底镜、核磁共振、CT、B 超、X 线等)确诊有无囊尾蚴寄生,如患囊尾蚴病应及时治疗。

病例 16

(1) 牛带绦虫病;白色节片自行从肛门逸出,活动度强,子宫分支大约 20 支,可以确诊是牛带绦虫感染。

(2) 用中药槟榔与南瓜子驱虫。清晨空腹嚼服南瓜子(带皮)100g,1 小时后服用槟榔50g(煎剂 300ml),再过 1 小时进服 30% 的硫酸镁溶液 100ml 导泻。患者服用硫酸镁溶液后约 1 小时,可排出虫体。驱虫 3 个月后随访,患者是否再排节片。

(3) 虽然患者近几年以来不曾离开湛江,本地非牛带绦虫流行区,且尚未见本地牛在本地受染的报道,故极有可能是已受染的外地牛(肉)及其制品输入湛江所致。这值得卫生检疫部门进行研究和监控。

病例 17

（1）咳嗽半年余，间断咳血痰、胸痛和低热。

（2）虫卵污染了环境或家畜，人与家畜和环境的密切接触，虫卵通过污染的食物、饮水等经口使人感染，在肝、肺等组织发育成棘球蚴。防治此病要注意：个人卫生（皮毛加工工人配戴防护装置，常洗手）；避免与家畜亲密接触；家畜的内脏不要随便乱抛；家畜可以定期服驱虫药等。

（3）虽然患者未到过包虫病流行区，但他饲养的狼犬来自流行区，患者与狼犬接触的过程中，狼犬排出的虫卵通过直接或间接途径使该患者感染。

病例 18

（1）该患者患脑棘球蚴病；诊断依据是脑部寄生，侧脑室体部清晰可见囊性病灶，囊壁光滑，且部分与脑室壁重叠，脑室内巨大囊肿，囊壁乳白色半透明，囊液淡黄色透明。

（2）首选方法以外科手术为主。术中应务必取尽棘球蚴，并避免囊液外溢而造成过敏性休克或继发性周围组织器官感染。对早期的小棘球蚴，可使用药物治疗，目前以阿苯哒唑疗效最佳，亦可使用吡喹酮、甲苯咪唑等。

（3）虫卵污染了环境或家畜，人与家畜和环境的密切接触，虫卵经口感染，在肝、肺、脑等组织发育成棘球蚴。防治此病要注意：个人卫生，饭前洗手；避免与家畜亲密接触；家畜的内脏不要随便乱抛；家畜可以定期服驱虫药等。

病例 19

（1）本病是裂头蚴感染。在手术中发现虫体后，追问病史时发现，患者于7年前按民间土方吞食活青蛙治疗关节炎而感染。

（2）入院时仅发现乳房包块，询问病史时没有了解患者是否食入生的或未熟的蛙、蛇肉等，包块是否游走，以排除裂头蚴病等寄生虫病的可能，以致误诊为乳腺癌。

（3）预防本病主要是不喝生水和不吃生蛙，摒弃用蛙、蛇肉等敷贴来治疗疮疖的不科学的民间偏方。

（秦永伟）

四、原 虫 病

病例 20

（1）诊断为阿米巴病：肠阿米巴病、阿米巴肝脓肿、阿米巴性心包炎（心包积液）、阿米巴性腹膜炎（腹腔积液）。诊断依据：红色果酱样大便、回肠末端溃疡；横膈抬高、肝内有含有咖啡色黏稠液体的囊腔；心包扩大、含暗红色液体、肝囊腔有一向心包腔的穿孔；腹腔积液；镜检见阿米巴滋养体。

（2）成熟包囊被患者食入后在肠液作用下发育为滋养体→侵入肠黏膜溶解破坏组织，吞噬红细胞→肠壁溃疡→肠壁中的阿米巴滋养体经肠壁小静脉随门静脉入肝→溶解破坏组织形成阿米巴肝脓肿→周围突破→膈下脓肿、脓胸、肺脓肿、肝膈肺联合脓肿、阿米巴性心包炎、阿米巴性腹膜炎等。

（邴玉艳）

病例 21

（1）确诊依据：用生理盐水直接涂片法检查阴道分泌物发现阴道滴虫即可确诊。

（2）健康的妇女阴道内有乳酸杆菌的存在，产生乳酸，使 pH 维持在 3.8~4.4 之间，可抑制杂菌繁殖，称为阴道的自净作用。如滴虫寄生于阴道内，消耗糖原，妨碍乳酸杆菌的酵解作用，影响乳酸的浓度，从而使阴道内的 pH 变为中性或碱性，滴虫得以大量繁殖及促进细菌感染，加重炎症反应，引起阴道炎。

（赵 蕾）

病例 22

（1）此患者最可能是间日疟原虫感染导致的疟疾，因为患者在应用抗生素的过程中，发热为隔日一次，符合间日疟原虫在红细胞内的裂体增殖周期。

（2）疟原虫最常见的感染方式是有蚊虫叮咬经皮肤感染，其次是输血。此患者最可能是输血感染，因为患者没有到过疫区，剖宫产术中曾经输血 200ml。

病例 23

先天性弓形虫病典型表现：①脑积水、大脑钙化灶、脑膜脑炎和运动障碍。②弓形虫眼病：如视网膜脉络膜炎。③还可伴有发热、皮疹、呕吐、腹泻、黄疸、肝脾肿大、贫血、心肌炎、癫痫等。

（杜娈英）

五、节肢动物性疾病

病例 24

（1）该患者患鼻腔及鼻咽部蝇蛆病。

（2）感染方式可能为患者在农村生活，卫生条件差，经济条件差，原发病未能积极治疗，鼻腔金黄色葡萄球菌感染引起鼻腔恶臭，炎症向周围浸润、溃疡、渗出物引起伤口感染，腐烂，患者可能在熟睡时，嗜腐臭成癖的苍蝇进入鼻腔或耳廓未能察觉，致其在伤口逗留产卵并孵出蝇蛆而发病。蝇蛆侵犯左鼻腔、鼻咽部及双侧咽鼓管，并有大量窦道形成。

病例 25

（1）该患者可能患眼蝇蛆病。

（2）患者与畜牧环境亲密接触，卫生条件差，头面部经常被苍蝇撞击，以致被成蝇产卵，感染眼蝇蛆病。虫体常寄生于眼穹隆结膜，虫体的机械刺激及其排泄的化学物刺激表现为结膜炎症状。该虫体多棘，有口钩吻，所以能钻入结膜，穿过巩膜进入眼球，引起眼内蝇蛆病，导致严重的全色素膜炎和视力低下。

病例 26

（1）该患者眼部寄生的是耻阴虱，患的是阴虱病。

（2）寄生于人体的虱包括人虱和耻阴虱两种，人虱又分人体虱和人头虱两个亚种。人虱主要通过人与人之间的直接或间接接触而散布，耻阴虱主要通过性接触传播，也可通过被污染的被褥、毛巾、座便器等物品传播。目前 WHO 已将耻阴虱感染列为性传播疾病。其流行水平同人们的卫生习惯、文明水平有密切关系。

（3）耻阴虱感染的治疗多采用剔除阴毛及睫毛等寄生毛发，清除虫体及虫卵，酌情予抗生素或抗炎类药水、药膏即可,眼部一般不用灭虱药物。对虱污染的衣物被褥用开水烫洗等物理方法进行处理。需要注意的是阴虱属于性传播疾病,一定要追诊性伴侣,做到同时治疗,防止反复感染。同时应做好四勤:勤洗澡、勤洗发、勤换衣服、勤换洗被褥,洁身自好,防止耻阴虱感染。

病例 27

(1) 该患儿患疥疮。疥疮由疥螨寄生于皮肤引起,属于接触性传染病。如不注意预防,可在散居婴、幼儿及小儿集体机构中流行。典型皮疹为直径约 0.4mm 的丘疹,有的带有水泡,好发部位为皮肤薄嫩或潮湿处,如指间、胸部、四肢屈侧等。乳儿因接触其母乳头及胸腹部皮肤而传染,瘙痒为主要症状,尤以夜间明显。丘疹和疱疹因搔抓使皮肤继发化脓性感染。经过不适当治疗者,还可发生药物皮炎,使原有症状不易认识。

(2) 诊断依据:①婴幼儿皮肤的损害不偏重于指叉及手腕等部,有时遍及全身。②有明显接触史。③可进一步用钝口刀片轻刮新生的皮疹,可得少许液体与皮屑,置玻片的生理盐水上,于显微镜下检查,查到疥螨即可确诊。

(3) 治疗:婴幼儿常用 5% 硫磺软膏涂擦全身,连用 3~5 天。还应注意疥疮是由于疥螨寄生于皮肤所引起的接触性传染病。如不注意预防,可在散居婴幼儿及小儿集体机构中流行。

病例 28

(1) 该学生及其舍友感染了疥螨,传染源是该同学的父亲,他身上可能也有疥螨,在该同学寒假回家后被父亲身上疥螨感染的。

(2) 本病以外用药物治疗为主,最常用的外用药物是 10% 硫磺软膏(儿童为 5% 硫磺软膏)。用法如下:先用温热的水洗澡,之后换上一身干净的衣裤;再外用 5%~10% 硫磺软膏涂抹(涂抹部位从颈部以下涂遍全身,包括手缝、脚心、乳房、腋窝下、大腿根部、肛门及外生殖器等部位都要涂抹均匀)。需要注意无皮疹的部位亦要涂遍;有皮疹的部位多抹一些,之后反复按摩一会儿。每日 1~2 次,连续 3~5 天。然后洗澡,换上清洁衣裤。通常 1~2 个疗程可以治愈。治疗后 1~2 周内如有新疹发生,需再治疗 1 个疗程。

病例 29

(1) 可诊断为蜱虫叮咬后新型布尼亚病毒感染致发热伴血小板减少综合征。

(2) 诊断依据:患者体温最高达 39℃,伴全身酸痛、乏力、头痛、腰痛、腹痛、恶心无呕吐、腹泻;RBC 2.77×10^{12}/L,Hb 76g/L,PLT 68×10^9/L,都低于正常值;皮肤有虫叮咬痕迹;实验室检测新型布尼亚病毒核酸阳性等。

(3) 治疗方面主要是对症支持治疗,适当补充白蛋白和血小板悬液,适当使用抗生素,该病的病程自限,预后较好。

(秦永伟)

主要参考资料

段义农．2005．人体寄生虫学实战考试题解．北京：人民军医出版社
李雍龙．2008．人体寄生虫学．第 7 版．北京：人民卫生出版社
沈继龙．2012．临床寄生虫学与检验．第 4 版．北京：人民卫生出版社
夏超明．2010．临床寄生虫学检验实验指导．北京：中国医药科技出版社
殷国荣,叶彬．2007．医学寄生虫学实验指导．第 2 版．北京：科学出版社

附录　寄生虫学常用网站

1. 综合性网站

（1）美国疾病预防和控制中心（CDC）有关寄生虫网址：http://www.dpd.cdc.gov/dpdx/HTML/Para_Health.htm

（2）寄生虫世界网址：http://parasites-world.com/

（3）The Parasitology Resources Page：由法国Pasteur研究所的Charlie Roth（croth@pasteur.fr）主持的寄生虫学资源，主页内容多、覆盖面广、颇具特色。从该主页不仅可以迅速查到各种寄生虫学信息资源，还可以与MEDLINE、ENTREZ、BANKIT（GenBank）以及各种相关学术杂志等相连。网址：http://www.pasteur.fr/ip/easysite/pasteur/en

（4）WHO所属血吸虫相关网址：http://www.who.int/topics/schistosomiasis/en/

（5）寄生虫百科分类网站：里面汇集了各类寄生虫分类后的全部链接。网址：http://www.diplectanum.talktalk.net/purls/parasite.htm

（6）寄生虫虚拟图书馆网址：http://www.diplectanum.talktalk.net/purls/

（7）寄生虫学网站：http://parasitology.com/

（8）Ohio大学寄生虫学主页：有180种、550多张寄生虫学形态、生活史图片，树形目录，查找方便。网址：http://www.biosci.ohio-state.edu/

（9）寄生虫诊断服务网：提供各类寄生虫的诊断和实验室鉴定。网址：http://www.parasite.com.au/

（10）全球哺乳动物寄生虫数据库网址：http://www.mammalparasites.org/

（11）寄生虫基因网：欧洲生物信息学研究所（EBI）寄生虫基因数据库和寄生虫基因研究网。网址：http://www.ebi.ac.uk/parasites/parasite-genome.html

（12）Sanger中心基因组计划：含有原虫、蠕虫及蝇基因组信息。网址：http://www.sanger.ac.uk/

（13）美国寄生虫学家学会网址：http://amsocparasit.org

（14）寄生虫病诊断网：属于疾病预防控制中心（CDC），有关寄生虫病诊断方面信息很全。网址：http://www.dpd.cdc.gov/DPDx/Default.htm

（15）国立变态反应和感染性疾病研究所（NIAID），包括寄生虫所致过敏性疾病研究。网址：http://www.niaid.nih.gov/labsandresources/labs/aboutlabs/lpd/pages/default.aspx

（16）寄生虫相关网站链接网址：http://www.k-state.edu/parasitology/links

（17）各系统寄生虫病网址：http://www.cdfound.to.it/HTML/atlas.htm

（18）微生物寄生虫网址：http://www.nigerianbioscientist.com/Biotools/subject/Microbiology/

2. 热带医学网站

（1）WHO热带病控制署网址：http://www.who.int/en/

（2）图兰热带医学网址：http://www.sph.tulane.edu/tropmed/

（3）热带病研究培训网网址：TDR home page：http://www.who.int/tdr

（4）热带医学和寄生虫学年鉴网址：http://www.liv.ac.uk/lstm/annalshome.html

3. 寄生虫专业性网站

（1）MVI疟疾疫苗专业网站：http://www.malariavaccines.org/

（2）非洲疟疾疫苗实验中心网址：http://www.cnomy.com/?dn=amvtn.org&pid=1PONU28HS&prvtof=8b2VkUqfXDCVzkFKuBl%2BMqsI8SeM

（3）Ontario昆虫学会网址：http://www.entsocont.com

（4）Victoria昆虫学会网址：www.entsocvic.org.au

4. 寄生虫学图片资源网站

（1）美国疾病控制中心寄生虫图片资源网址：http://www.dpd.cdc.gov/DPDx/HTML/Image_Library.htm

（2）吸虫图片网址：http://www.med.cmu.ac.th/dept/parasite/trematodes/Frame_fluke.htm

（3）绦虫图片网址：http://www.med.cmu.ac.th/dept/parasite/cestode/frame_tr.htm

（4）线虫图片网址：http://www.med.cmu.ac.th/dept/parasite/nematode/framene.htm

5. 寄生虫学期刊网站

（1）Experimental Parasitology：http://www.sciencedirect.com/science/journal/00144894

（2）Japanese Journal of Parasitology：http://www.tmd.ac.jp/med/mzoo/parasites/Opening.html

（3）Journal of Eukaryotic Microbiology：http://www.blackwellpublishing.com/journal.asp?ref=1066-5234

（4）The Korean Journal of Parasitology：http://www.parasitol.or.kr/kjp/

（5）Molecular and Biochemical Parasitology：http://www.elsevier.com/locate/molbiopara

（6）Parasitologia al Dia：http://www.scielo.cl/revistas/pd/eaboutj.htm

（7）Systematic Parasitology：http://www.springer.com/life+sci/zoology/journal/11230

（8）Trends in Parasitology：http://www.cell.com/trends/parasitology

（9）免费医学杂志（1460种）网址：http://freemedicaljournals.com/

（10）寄生虫杂志网址：http://www.blackwellpublishing.com/journal.asp?ref=0141-9838

（11）寄生虫研究相关文献网址：http://www.springerlink.com/content/100447/

（12）寄生虫免疫学杂志网址：http://www.blackwellpublishing.com/journal.asp?ref=0141-9838

（13）分子和生化寄生虫杂志网址：http://www.journals.elsevier.com/molecular-and-biochemical-parasitology/

（秦永伟）